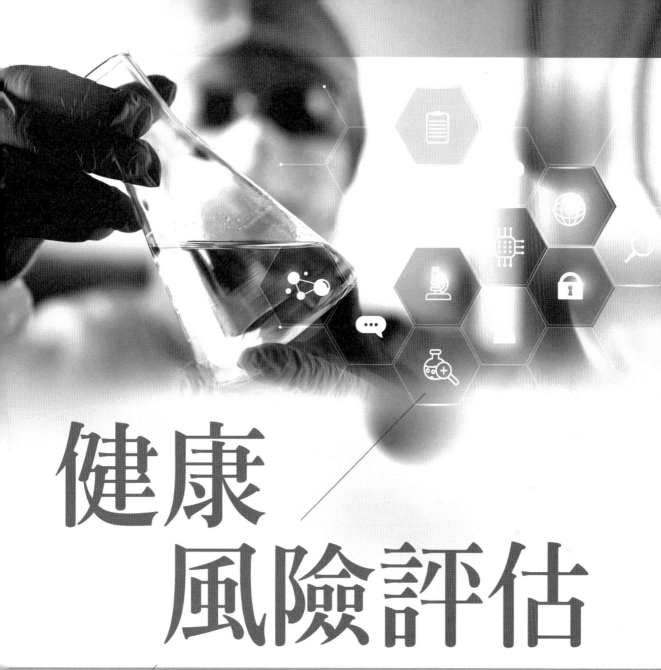

健康風險評估

科學決策之基礎

HEALTH RISK ASSESSMENT

The Foundation for Scientific Decision-Making

國立臺灣大學公共衛生學院教授

吳焜裕——著

國家圖書館出版品預行編目資料

健康風險評估／吳焜裕編著. －初版.－
新北市：新文京開發，2020.12
　　面；　公分

ISBN　978-986-430-672-5（平裝）

1. 健康風險評量　2. 健康法

412.5　　　　　　　　　　　　　　109014984

健康風險評估：科學決策之基礎　　（書號：B437）

著　　　者	吳焜裕
出　版　者	新文京開發出版股份有限公司
地　　　址	新北市中和區中山路二段 362 號 9 樓
電　　　話	(02) 2244-8188（代表號）
Ｆ　Ａ　Ｘ	(02) 2244-8189
郵　　　撥	1958730-2
初　　　版	2020 年 12 月 18 日

在北卡蘿萊納大學教堂山分校(UNC-CH)攻讀環境工程與科學碩士學位時，因為修 Stephen Rappaport 教授（現為加州大學柏克萊分校退休教授）開的高級暴露評估課程，啟發作者對研究化學物質暴露對健康影響的興趣。這對曾有 5 年化學工業工作經歷的作者而言意義重大，能利用數學統計方法評估預測化學物質對健康危害的機率，以幫助維護長期在化工廠工作的同學與同事的健康安全。因此申請博士班時，就決定攻讀化學物質健康風險評估領域。沒想到在 UNC-CH 環境工程與科學系數十位教授中，卻找不到適當的指導教授，只好休學變成學生眷屬，每天去學校圖書館看風險分析(Risk Analysis)期刊與風險相關的書籍。基於興趣，雖然家裡只靠著內人一份獎學金的收入，還是硬擠出 400 塊美金，讓作者去買蒙地卡羅模擬軟體(Oracle Crystal Ball)，自學機率風險評估與人群藥物動力學。過了一學期，在作者內人的鼓勵下，去請教她的指導教授 Dr. James A. Swenberg，為當時 UNC-CH 醫學院毒理學研究所所長，以從事化學致癌研究聞名國際的學者，在 1992 年曾接受中研院邀請來臺灣評估致癌研究計畫，他也對健康風險評估很感興趣。就這樣誤打誤撞進入毒理研究室，開始從事利用質譜儀分析最小的致癌化學分子環氧乙烷誘發的基因鹼基共價鍵結物(DNA adduct)的研究，只是心裡還是常常想著怎麼充實健康風險評估能力。在 1996 年，畢業的前一年，研究室在準備投稿美國毒理學會(Society of Toxicology; SOT) 1997 年學術研討會的學生專業論文競賽時。James 原本建議作者報名參加致癌研究專業競賽，作者主動向他建議讓作者參加健康風險評估專業競賽。那年他有一名學生獲得 SOT 致癌專業競賽第一名，同時第一次他有學生獲得 SOT 風險評估專業競賽論文獎第一名。

畢業後，同年 8 月回中國醫藥大學職業安全與衛生學系任教，感謝郭憲文教授將研究所健康風險評估課程讓作者接手，在準備教材時，就思考應該要有完整與平衡的教材內容。希望能涵蓋健康風險評估的四個主軸(Hazard Identification; Dose-response assessment; Exposure Assessment; and Risk Characterization)，前半段(Hazard Identification 與 Dose-response assessment)內容需要用到毒理觀念與知識，以整合毒理資訊，但對修課的學生而言比較困難。卻很難找到一本適用的英文教科書，更遑論中文教材了。

在準備教材的過程，發現對許多評估的觀念與假設不完全了解，實作還有許多地方有待學習。因此勤讀美國環保署公告的風險評估相關規範，與美國國家科學院出版的風險評估相關的專書。在 2001 年，轉到國家衛生研究院後，有經費補助研究人員出國參加研討會，每年作者都選擇參加風險分析學會(Society for Risk Analysis; SRA)的年度學術會議，而且都提前一天抵達會場，便於自掏腰包參加 SRA 的繼續教育工作坊(Continuing education workshops)，一天 8 小時的課程至少要價 350 塊美金。也曾自花 1,500 美元，搭機前往美國學習劑量效應評估課程。教學相長，加上不斷自我充實，才學會如何整合當時的最佳科學資訊以完成專業的評估，同時比較完整的了解執行健康風險評估的意義。

為培養學生實際執行健康風險評估的能力，從 2010 年起，在臺大職業醫學與工業衛生研究所（目前改為環境與職業健康研究所）開健康風險評估實務課程；學生利用在健康風險評估課堂上學習到的方法，找一個國內的環保或食安議題進行評估。幾乎每位修課學生在完成期末報告後，都能投稿到 SRA 年度學術研討會發表，投稿學生都能獲 SRA 頒予 travel award。多篇期末報告也已發表於一流的國際環境與食品安全相關的學術期刊，這些成果也許可以驗證作者講授的課程內容應該是目前廣為國際風險評估學術界接受的評估方法。

但是每次上課時，心裡常常掛心著學生的學習成效，常常思考怎麼幫助同學提升學習效率？但因缺乏適當的教科書，補充材料內容又很多，美國環保署公告的評估規範常常超過 100 頁的文件。因此一直想寫一本教科書，以幫助學生提升學習成效，也可以作為國內修健康風險評估的學生與從事相關研究者參考。未料著手寫教科書實在比想像的困難許多，常因忙其他事情而遲遲未能動筆。一直到在立委任期快結束前，才下定決心要完成這本書，就這樣從 2020 年 2 月 1 日歸建臺大後，正好也遇到疫情，因此除到學校上課、開會、與作研究外，回到家就幾乎足不出戶，每天熬夜常常寫到凌晨兩三點才就寢，真是夙夜匪懈，終於在 9 月中完成初稿。難怪公衛學院的先進們聽到作者正在寫教科書，他們對作者說現在寫教科書就像是做公益，將拿寫論文發表的時間與心力投入寫教科書好像不是很值得。為何要堅持完成這本書呢？健康風險評估是作者 30 年來學術生涯中最感興趣的研究主題，寫這本書能享受溫故知新的樂趣，也能將累積 30 年的知識與經驗文字化，讓後學者能根據這本書學習比較完整的評估內容，也許可以幫助國內奠定專業健康風險評估發展的基石。

　　然而本書能夠出版，首先要感謝新文京林世宗總經理願意出版本書，與新文京編輯黃小玲小姐的幫忙與鼓勵。也要感謝幫助作者將本書開始文字化的前助理賴研茜小姐，臺北醫學大學食品安全系蕭伊倫教授幫忙文字修改與作圖，前助理盧恩萱小姐與目前的助理許品誼小姐幫忙作圖與校正。感謝中國醫藥大學公衛系何文照教授幫忙校閱流行病學相關的初稿，臺大環職衛所鄭尊仁教授的鼓勵。感謝 Dr. Stephen Rappaport 的啟發，讓作者意外的走進研究健康風險評估一途。衷心的感激博士班指導教 Dr. James A. Swenberg，願意幫助一位來自臺灣的窮學生完成博士班學業，給作者機會主修毒理學而能對健康風險評估理論與實務作完整的探討。感謝臺灣大學公共衛生學院與前職業醫學與工業衛生研究所同事們讓作者有學習的機會，才能了解根據預防原則執行健康風

險評估的意義。謝謝小女能諒解寫教科書時作者需要全心投入，感激內人從 30 年前起就縱容作者鑽研健康風險評估，可以不顧家裡經濟，只讓作者到法國餐廳打工洗碗一個月，奠定作者追求專業健康風險評估的基礎。最後這本書獻給在天上的父母，感謝他們當年辛勤做工，縮衣節食，供給作者求學與追求學術專業的機會。

最後因限於筆者拙於文字的表達，文學素養淺薄，加上倉促完成本書。如有文字、措辭、與專業內容的缺失或錯誤，全要歸咎作者的不足。

吳焜裕　謹識

吳焜裕

　　吳焜裕教授現為臺灣大學公共衛生學院公共衛生系、環境與職業健康科學研究所、與食品安全與健康研究所教授。在 1982 年他從清華大學化學工程系畢業後，先進到工業界服務；曾任職印刷公司、鞋廠作鞋底研究、臺灣塑膠公司從事化工廠擴建與碳素纖維廠試車操作、與工研院前化工所建試驗工廠等共 5 年。於 1987 年進陽明大學醫學工程研究所攻讀碩士，1989 年六月畢業，8 月前往美國就讀北卡蘿萊納大學教堂山分校醫學工程博士班，隔年降轉環境工程與科學系碩士班主修工業衛生。感謝系上教授介紹前往美國環保署位於北卡研究三角公園的氣膠實驗室，從事氣膠與生物氣膠的研究。博士班主修分子毒理學，為國際上少數開發質譜儀分析基因鹼基共價鍵結物(DNA adduct)的先驅，於 1997 年 5 月畢業。

　　同年 8 月回中國醫藥大學職業安全與衛生學系任教，四年後因對學術研究的執著，於 2001 年 8 月轉到位在高雄醫學大學的國家衛生研究院環境衛生與職業醫學組(簡稱國衛院環職組)，持續利用液相層析儀加串聯式質譜儀分析生物指標與 DNA adduct 的研究。於 2007 底受委託執行美國進口帶骨牛肉健康風險評估，領先國際根據狂牛症致病機制建立數學統計模式以完成評估。結果不僅發表在 Risk Analysis，據說幫助某個國家贏得國際貿易組織仲裁。在 2008 年 8 月，轉到臺灣大學公共衛生學院的職業醫學與工業衛生研究所任教。不巧，於該年 9 月中臺灣受三聚氰胺事件牽連，當時在臺北署立醫院負責篩選兒童腎臟結石的王怡人醫師找作者諮詢，就根據王醫師篩選的資料，建立新的健康風險評估方法，由國衛院陳主智研究員估算兒童三聚氰胺的安全劑量。在前食品衛生處的推薦下，作者代表出席 2009 年亞太經合會的食品安全論壇發表論文，評估方法受到與會的國際衛生組織代表肯定。在作者的三聚氰胺風險評估文章於 2011 年發表後，國際食品法典於 2012 年調降三聚氰胺的安全劑量標準。

當年作者接受國衛院環職組的邀請前往任職時，很重要的任務就是協助成立健康風險評估中心。因此從 2001 年起，他幾乎每年出席國際風險分析學會(Society for Risk Analysis; SRA)年會暨學術研討會，因很少臺灣學者參加這個會議，在會議期間，他也都出席 SRA 的區域組織代表會議(Regional Organization Meeting)，因此了解 SRA 要國際化。在 2005 年，前立法委員陳重信博士向作者提起健康風險評估很重要，應該成立一個學術團體加以推廣。故向陳立委建議成立風險分析學會臺灣分會(SRA-Taiwan)，並負責招募會員與幹部，由陳委員辦公室準備組織章程向總會提出申請。於 2005 年底，因陳立委太忙無法出席 SRA 年會，只好由作者代表臺灣分會參加 SRA 在美國佛羅里達州舉辦的年會，接受當時 SRA 會長 Dr. Christopher Frey 邀請參加審查臺灣分會申請案的執委會會議(Councilor meeting)，而促成風險分析學會臺灣分會的成立；為了在臺灣立案，於 2006 年，再成立臺灣風險分析學會。此後十多年，他都以分會祕書長或會長的身分出席 SRA 區域組織代表會議，一直到 2017 年會長任期結束。

　　繼三聚氰胺事件後，臺灣持續發生重大食品安全事件，如順丁烯二酸事件發生後，順丁烯二酸對健康危害的資料非常有限，他著手進行研究並發表多篇學術文章。同時也投稿報章雜誌談如何利用預防原則作好食品安全的工作，特別推崇歐盟成立食品安全局(European Food Safety Authority; EFSA)與日本設置食品安全委員會(Food Safety Commission; FSC)。這兩個單位負責執行健康風險評估與溝通的工作，以維護科學的獨立客觀性，取信於社會大眾，確保食安決策免於受政治干擾，且平衡食品衛生與農業單位間的關係。在 2015 年底接受民進黨邀請擔任不分區立委，於 2020 年一月任期屆滿，歸建臺灣大學。

　　因他對健康風險評的興趣、執著、努力、與付出，在 1997 年參加美國毒理學會健康風險評估學生專業論文獎競賽，獲得第一名最佳論文獎，為首篇用實驗證明基因毒性致癌物在低劑量下劑量效應關係為線性的論文。於 2002 年帶領研究團隊建立液相層析儀加串聯式質

譜儀方法分析基因氧化傷害，發表與免疫化學方法比較的論文，被廣為引用，於 2006 年獲湯森路透 Thomson Scientific 頒予引文桂冠獎 (Citation Laureate Award)。因長期對風險分析學術與會務的付出，SRA 總會於 2017 年會時，頒予傑出服務獎(The Richard J. Burk Outstanding Service Award)，為 SRA 成立 40 年，第二位來自亞洲的受獎者，也是第一位華人在國際風險分析學術領域獲得國際獎項者。在 2020 年亞洲成立風險分析學會亞洲分會，被選為備位會長，將於 2022 年接任風險分析學會亞洲分會長。

吳焜裕老師有多年工業界的經驗，加上紮實的化工、醫工、環工、與分子毒理的背景，為國際上少有的超領域(Trans-discipline)的風險分析學者。過去十年來，每年的 SRA 學術研討會，幾乎都是發表最多的文章者。借調立法院 4 年期間，仍持續回臺大上風險評估、風險分析、風險溝通、與健康風險評估實務等課程。雖然借調期間學術表現受到影響，卻因而了解臺灣在環保、食安、與民生用品安全決策亟需專業的健康風險評估作為基礎，故不辭辛勞撰寫這本書。

學　歷
美國北卡蘿萊納大學教堂山分校環境科學與工程博士
美國北卡蘿萊納大學教堂山分校環境科學與工程碩士
國立陽明大學醫學工程碩士
國立清華大學化學工程學士

經　歷
臺灣立法院第九屆不分區立法委員
臺灣大學公共衛生學院食品安全與健康研究所教授
臺灣大學公共衛生學院職業醫學與工業衛生研究所教授
臺灣大學公共衛生學院職業醫學與工業衛生研究所副教授
國家衛生研究院環境衛生與職業醫學組助與副研究員
中國醫藥學院職業安全與衛生學系助理教授
工研院化工所與台灣塑膠公司助理化學工程師

目錄 CONTENTS

根據科學專業以預防有害化學物質對人的危害

在 2020 年，歷史應會紀載臺灣防疫成功，在許多國家仍為控制新冠肺炎(COVID-19)疫情疲於奔命的時候，臺灣民眾生活完全回歸正常，繁榮的景象也已如往昔，國民生產毛額(GDP)不僅為亞洲四小龍之首，也是國際上少數 GDP 正成長的經濟大國。這應該歸功於決策者能尊重專業，根據預防原則，在有限的人傳人資訊傳來時，立即果斷決策執行防疫措施，政策並時時隨著新的資訊做滾動式檢討，落實超前部署，決戰境外。

但面對非傳染疾病，特別是與民眾健康息息相關的環境汙染、食品安全、與民生安全等相關的議題。汙染物或是有害化學物質不像是細菌或病毒，只要感染一次短時間內可能就會發病，危害人體健康的證據相當充分。但面對低濃度的有害化學物質，一般需要頻繁與長時間的接觸攝取才可能會造成健康危害，即使是診斷出疾病，卻很難建構因果關係。

為預防低濃度的有害物質威脅民眾健康，美國國家科學院在1983 年，建構根據當時最佳科學資訊以制定政策的架構，稱為健康風險評估與管理架構。目的與預防新冠肺炎一樣，希望整合當時最佳的科學資訊以保護民眾，免於受環境、食品、與民生用品中有害物質的危害。當然政策需要隨著科學的進步做滾動式的檢討，以期能妥善維護社會大眾的健康。根據預防原則的有害物質管理決策模式已廣為國際社會接受，甚至進一步應用到各領域。例如投資理財、資訊安全、生態保育、防患恐怖攻擊、溫室效應與防災、能源風險等等。

健康風險評估的定義為整合當時最佳的科學資訊，評估預測人群暴露一有害物質而可能造成未來健康危害的機率；雖號稱根據當時最佳的科學資訊，評估推論未來風險的過程仍常遇到資料

不足或缺乏的困境。這個時候需要根據科學做一些合理的假設以順利完成評估，選用的科學資料與假設必然影響評估結果，因此需要揭露評估過程如何整合資訊與作什麼假設？並討論其對評估結果的影響。評估結果一般稱為風險，這些潛在影響風險的因素稱為不確定性(Uncertainties)。

在我們社會，有些人認為科學不確定性就是風險，等科學資訊完整與釐清不確定性後，再來執行評估與制定政策才是上策。問題是等待完整的科學資訊將會遙遙無期，首當其衝受害的是社會大眾，或是造成國家社會的重大損失。以這次新冠肺炎為例，許多醫療水準很高與防疫能力很強的國家慘遭肆虐，其中一個原因在於未能根據有限的科學資訊，即時作決策採取嚴格防疫措施，造成社區傳染。

本書的副標題為科學決策之基礎，目的要呈現健康風險評估在決策過程的重要性。希望根據當時最佳的科學資訊制定能妥善維護社會大眾與消費者健康的政策，這個以科學作基礎的決策流程又稱為風險分析，包含風險評估（在本書中常以風險評估代表健康風險評估）、風險溝通、與風險管理，是一完整的流程無法獨立個別執行。評估報告不僅作為風險管理者制定政策的重要依據，也是溝通者進行有效溝通的重要內容，但前提是要能執行專業的健康風險評估。所以撰寫本書的動機，是希望為國內修課的學生準備一本涵蓋完整風險評估觀念與內容的教科書，並將國際專業風險評估作為介紹給國內有志從事這個領域的工作者。

從 1983 年的風險評估紅皮書，就揭櫫整合化學物質最佳的科學資訊與系統性的推理預測健康風險，結合風險管理以制定科學性政策的架構，特別強調維持科學完整性的重要性，因此建議風險評估單位應該獨立於決策行政單位之外。隨著科學的進步，化學物質的致病機制也逐漸被揭露，風險評估方法也順應最新科學資訊，不定時檢討改善，目的就是要降低不確定性以改善評估與政策的品質。因此本書就是根據下列影響健康風險評估的重要文

獻撰寫而成，希望將國際現行的評估方法引進臺灣。主要參考美國國家科學院歷年發表風險評估紅皮書、藍皮書、與灰皮書，美國環保署歷年公告的風險評估規範，國際衛生組織下的國際化學安全計畫(International Program for Chemical Safety; IPCS)與國際癌症研究署(Internal Agency for Cancer Research; IARC)發表的文獻。這些資料常常成為聯合國與歐美各國的環保與食品管理單位引用參考以執行風險評估。

　　本書在第一章介紹風險的基本觀念與限制，範圍相當廣泛橫跨多個領域；簡單介紹心理建構與社會風險理論、風險評估的四個主軸、討論健康風險評估的爭論性議題；第二章為因應鑑定有害物質的需要，簡易回顧毒理基本觀念與介紹常用的毒理料庫，對未修過毒理學者可能會有點挑戰；第三章與第四章主要參考美國環保署公告致癌、生殖和發育、與神經毒物風險評估規範，介紹致癌物質與非致癌物的鑑定與 IPCS 建構作用模式的論文。因這部分內容相當多，本書僅能就重點摘錄引用，建議對有害物質鑑定有興趣者閱讀原始的規範；第五章的劑量效應評估，基本內容應相當完整，對國內從事風險相關工作者可能比較陌生，尤其是根據作用模式決定接受有害物質是否有安全劑量的假設，這是 2005 年後國際上新的評估方法，國內比較少注意到；第六章暴露評估則為國內學生與相關工作者最為熟悉的內容，主要是計算公式很簡單或是根據電腦模擬結果執行之，因此內容上會著重於基本暴露與劑量觀念，與模擬計算根據的假設與代表的意義，特別是模式模擬結果的不確定性；第七章風險特性化中的估算風險應該很容易了解，但是在定性不確定性分析，與構成優質風險評估報告書的因素，是比較新的內容，對讀者可能比較陌生，卻是制定政策與執行溝通需要理解的內容；第八章主要是將健康風險評估運用在食品安全，食品安全是比較新的議題，希望這章的內容有助於釐清食品安全的問題，對國內食品安全管理有幫助；最後一章是將風險評估應用於環境汙染物的評估，雖然主要是以臺灣

環境影響評估中的健康風險評估技術規範為例作介紹，相關內容也可以應用在有害空氣汙染物、廢棄物燃燒設備、土壤地下水汙染、水汙染、與化學物質管理等，環境汙染物種類多與傳輸途徑複雜，建議針對假設與不確定性因素作表一一討論分析。

決策者需要了解健康風險評估，風險管理不應侷限於管理風險高低而作決策，因風險高低受評估過程的所作的假設、情境與參數、與選用的模式等因素影響。也需要考慮非風險的相關因素，如技術可行性、政策可行性、甚至非技術層面的因素，如在美國聯邦政府需要根據風險評估結果執行成本效益分析，決策者制定政策時一定希望執行政策的效益遠高於總成本。因此風險管理者需要根據專業的風險評估報告，了解評估報告受到限制與不足之處，也就是決策不只是管理風險、也要管理整個系統的脆弱度。需要完整的掌握影響政策的要素，預期與預防可能的灰犀牛事件，同時藉由系統管理將黑天鵝事件發生機率降到最低。

決策者為落實政策，在決策前應該執行風險溝通，執行風險溝通者一定要了解健康風險評估。國內許多推動風險溝通者，常常將風險溝通與風險評估視為互相獨立不相關的事件。風險溝通者應該思考為什麼需要進行溝通呢？為何溝通對象認為不安全，然而評估結果卻顯示安全呢？如果負責溝通者不了解評估結果的不確定性與限制，只是想盡辦法要讓溝通對象接受評估結果的安全性，但是溝通對象就是不信任評估結果才會提出質疑，兩者間沒有交集，當然很難看到溝通成效。其實在環境、食安、與民生安全議題的溝通，需要從了解溝通對象感到不安全的問題著手，這些問題常常就是風險評估中的不確定性，溝通的目的就是希望在溝通者與溝通對象間對這些不確定因素能夠有共識，又稱共識溝通。因此溝通者一定要了解健康風險評估的假設與限制，如果不根據評估結果溝通，無法理解溝通對象關心事項，就無法掌握溝通的重點而難收到溝通成效。

風險分析由風險評估、風險溝通、與風險管理組成的決策流

程，只有執行專業的健康風險評估，才能奠定有效率的溝通，制定高科學性的政策，以維護民眾健康的基石。專業的評估在民主社會中將扮演更重要的角色，因應決策民主化的需求，評估的過程需要透明公開，決策過程的每個流程漸漸需要民眾參與充分溝通。未來執行風險評估階段應該會加入民眾關切的事項，將會更有助於風險溝通。影響溝通成效的因素很多，其中最重要的因素則是獲得民眾的信任，代表一份風險評估內容與專業性能否為民眾信任？將決定風險溝通的難易程度。歐盟成立食品安全局(European Food Safety Authority; EFSA)，與日本成立食品安全委員會(Food Safety Commission; FSC)，都是為獨立執行風險評估與風險溝通的機構，很重要的目的是要執行專業的風險評估與維護科學的獨立性，以醞釀民眾信任的風險溝通環境。

在臺灣常常面臨環境保護與經濟發展或食品安全與國際貿易決策的巨大挑戰，導致政策延宕耗費社會成本。臺灣應該學習歐盟與日本建立一套決策程序，以制定兼顧環保與經濟或食安與國貿的政策實為當務之急。首要條件就是健康風險評估結果的科學客觀與完整性能為朝野政黨與關切團體和民眾接受，才可能做到環保、食安、與民生安全決策過程的資訊透明公開與充分溝通。因此建議朝野一起努力建立一個獨立機構以執行科學客觀的健康風險評估，與進行風險溝通而不必擔心受政治的干擾，才可能解決臺灣正面臨的決策困境。

本書主要介紹執行一份專業評估可能用到的基本知識、假設、與觀念、和評估結果可能含的不確定性，希望讀者能從本書學習到釐清一份風險評估報告的優缺點、科學資訊的限制、與可能改善之道。本書雖根據目前國際上執行健康風險評估常用的方法撰寫而成，因受限於時間、資源、與學識，未能完整介紹目前國際所使用的各種評估方法。正如美國國家科學院出版的藍皮書定義風險評估為一持續改善過程，國際風險相關的學術界與美國環保署都持續進行研究以改善現有評估方法，目的在於降低評估

的不確定性，以提升政策決策品質。也建議對新的評估方法感興趣者，需要持續追蹤美國 NRC、與環保署出版的書籍與規範。

　　健康風險評估發展約已有 40 年的歷史，是個非常年輕的領域，雖有基本架構與評估方法，仍有許多待改善進步的空間。這對數理基礎比較好的臺灣年輕學子而言，只要能了解現行風險評估方法的觀念、假設、與不確定性，研究整合科學資訊的原則與軟體、開發降低不確定性的評估方法、和創新的利用統計與數學方法以降低不確定性等，在學術研究發展都應該會有相當好的機會。因此只要國人願意終身學習，走向國際風險學術社群，持續學習掌握國際發展的趨勢。不僅能協助國家制定科學性的公共政策，在學術上一定會有亮眼的表現，將有發光發熱的機會。

CH

01 健康風險評估導論

本章大綱

1-1 健康風險評估的需求

1-2 風險的定義

1-3 健康風險評估簡介

1-4 健康風險評估的爭論議題

1-5 健康風險評估未來發展的趨勢

1-6 健康風險評估在國內的應用

●●

　　不論是社會大眾關心的環境保護（環保）或是食品安全（食安）相關的議題，為何民眾會關心呢？關心什麼呢？做環保或是食安最終的目的為何？其實這是一般民眾最卑微的祈求：「環境汙染物或是食品中的有害物質不要對健康造成危害或疾病纏身。」要預防汙染物或有害物質危害人體健康，很多人會說：「那就等流行病學研究結果出來、或是人體危害的證據出現，再來制定政策與法規加以管制，以維護民眾健康。」傳統上這樣做有什麼問題嗎？沒有！只是等這些物質已經對人造成傷害，代表著我們社會某些人因暴露這些物質已經失去健康或生命了，再制定政策來管理是否已稍嫌晚了點呢？根據預防醫學的原則，是否可能在還沒有危害民眾健康或影響之前、甚至在民眾還未接觸到這些物質之前，就制定政策與法規管理這些物質以維護民眾健康呢？這不就是疾病預防的基本原則：「超前部署，決戰境外！」在 1983 年，美國國家科學院(National Research Council)建構風險評估與管理架構之目的，就是希望整合當時汙染物或有害物質的最佳科學資訊，預測這些物質未來危害人體的可能性，供作制定政策或法規的參考，以維護民眾的健康。也就是希望決策者能根據最佳科學資訊提前部署，以達到對疾病決戰境外的預防目標。

1-1   健康風險評估的需求

　　近年來，健康風險已成為國人在日常生活中面對與健康相關議題時，常常會使用的詞彙，如環境汙染物或是食品安全等議題，例如管制空氣中細懸浮微粒 $PM_{2.5}$，雲林六輕附近橋頭國小許厝分校，學生是否因暴露致癌性的揮發性有機物氯乙烯而需要遷校等議題，都曾經為國內各大媒體爭相報導。其中最重要的議題就是如何評估健康風險？政府相關單位或是業者如何根據評估結果制定汙染物減量政策？希望藉此達到維護民眾健康的目標。

　　在早期，大概在 1960~1970 年間，臺灣政府為推動經濟發展，因此各地方政府大多會積極爭取工廠進駐以促進地方繁榮。直到 1980 年代，環保意識抬頭，自鹿港反杜邦事件開始，到反國光石化，許多民眾自動走出來抗議環境汙染。一開始民眾是以保護環境為主題，慢慢開始關切環境汙染對健康影響。這種演變可以從環保署環境影響評估法中對環境的定義內涵的變化看出來，從早期評估開發案對環境品質的影響，到近年來增加評估開發案對廠址附近居民健康的影響。可能在 1997 年前後，環保團體反對德國拜耳公司在臺中港投資設廠案，開始呼籲執行健康風險評估，持續在反焚化爐興建案中呼籲。一直到 2005年，在中部科學園區第三期園區開發案的環評審查過程中，因環評委員提出進駐廠商排放的揮發性有機物可能對附近民眾健康造成影響，科學園區主管單位國科會正式委託執行健康風險評估，從此重大開發案的環境影響評估開始執行健康風險評估。接著是 2010 年，國光石化廠投資案所執行的健康風險評估引起爭論，環保署根據環評法公告健康風險評估技術規範。因環保意識的抬頭，加上關切環境汙染物對人體健康的影響，健康風險已成為許多開發案是否能通過環評的重要議題。由於臺灣民眾教育相當普及、社會自由開放，民眾對自己健康的關切，加上網路媒體快速的傳播等因素，國人對環境汙染的關切已趕上國際潮流，從早期歡迎來地方開發投資，到最近幾年幾乎重大新投資案都受到民眾關切的程度，已與歐美各國的民眾關切環境汙染對健康影響的程度已不相上下。

　　自 2005 年政府開放加拿大與美國 30 個月齡以下的不帶骨牛肉進口以來，健康風險評估逐漸被用來作為政府制定食品安全政策的重要參考依據。在 2007

年政府出版的《食品安全政策白皮書》，健康風險評估被納作為制定食品安全政策的重要工具。到 2008 年 9 月中旬，因中國三聚氰胺(melamine)事件蔓延到臺灣，臺灣食品產業不僅受到波及，當時衛生署署長因宣布食品中三聚氰胺的殘留量標準，其安全性受民眾質疑而下臺，因此執行食品中有害物質的健康風險評估逐漸被行政單位重視。接著在 2009 年，政府進一步宣布開放美國帶骨牛肉及相關產品進口，評估結果顯示帶骨牛肉風險已相當低，風險溝通卻成為食品安全的重要議題。後續再發生塑化劑與毒澱粉事件，順丁烯二酸與三聚氰胺事件類似，當時國際上並未制訂允許攝取量的標準（Acceptable daily intake; ADI 或 tolerable daily intake; TDI），要如何制訂食品中有害物質的管制標準以維護國民健康呢？以順丁烯二酸為例，食品藥物管理署雖公告每天吃 500 公克含 400 ppm 順丁烯二酸的肉圓應該是安全，但民眾仍半信半疑。往後臺灣繼續發生假油與回收油事件，雖然這些油被懷疑潛在對人體健康有影響，健康風險評估報告是否能作為法庭的證據呢？應該進一步了解風險評估結果代表的意義才釐清其功能。

在 2012 年，政府遇到的更困難的議題：要如何評估萊克多巴胺(Ractopamine)的安全攝取量？雖然美國已根據動物實驗數據執行健康風險評估建議一安全攝取量，國際農糧組織(FAO)與國際衛生組織(WHO)的聯合專家委員會(JECFA)另外再根據六個人體藥物動力學試驗數據進行評估，也建議一安全攝取量。這兩份風險評估報告確實存有一些科學的限制，但政府如何面對這些科學的不確定性執行一份讓國人可以接受的風險評估？成為國內重要的議題。往後繼續發生的茶葉驗出 DDT 殘留，或是油包殘留多種重金屬，政府採用簡易風險評估的方法，其結果因有爭論，安全性受民眾的質疑。其實不僅評估環境汙染對人體健康的影響，與食品安全評估外，很重要的是民生用品有害物質殘留標準如何制定？職場中有害物質應該如何管理以充分維護從業人員的健康？政府應該如何制定與民眾或是消費者健康相關的公共政策呢？

臺灣在 1996 年舉行第一次總統直選後政治已經民主化，不過在政策決策的民主化將是臺灣民主深化的重要工程，特別是與民眾健康相關的民生議題，其中化學品的管理會關係到環境汙染物與食品和民生用品中有害物質潛在影響民眾健康的問題，也關係產業發展與廠商成本效益的議題，因此需要整合當時最

佳科學資訊以制定政策，希望能兼顧保護民眾或消費者的安全健康，與促進經濟發展。為維護民眾的健康，傳統上仰賴流行病學的調查研究證明化學物質對人體健康的危害，但是當流行病學作出一化學物質對人體造成危害時，就代表著已有人因暴露這個化學物質而得到某種疾病、甚至身亡。如果能將這些潛在會對人體健康造成危害的化學物質，提早在人群尚未暴露前制定標準作適當的管理，以保護民眾減少暴露，因而得倖免於害；後續的流行病學研究結果發現暴露民眾的各種疾病發生率與未暴露的民眾間沒有統計上顯著的差異，那就達到預防的效果。但是要怎麼作呢？可以整合當時最佳的科學證據作基礎，以制定潛在對人體健康造成危害物質的管理政策呢？

雖然號稱整合當時最佳科學資訊，但是不同人利用不同科學方法，怎麼制定管理政策？還是非常爭論。因此美國國家科學院(National Research Council; NRC)於 1983 年建立健康風險評估與管理架構，並出版健康風險評在聯邦政府中：《管理這個程序(Risk Assessment in the Federal Government: Managing the Process)》，因書皮為紅色，又稱為健康風險評估紅皮書(NRC, 1983)。這個架構發展到現在，雖稍有修正，再加入風險溝通，截至目前，已在國際上被廣為接受作為制訂化學物質管理政策的重要參考程序。國內面臨的問題是如何執行專業與高科學性的健康風險評估以取信於民眾？以作為風險溝通與風險管理的基礎以制定為社會上多數人接受的政策呢？這些都是國內行政單位，特別是負責環保、食品安全、與民生安全政策的權責單位亟需面對的問題。因此接下來幾節，就風險定義與健康風險評估面臨的限制與爭論作討論。

1-2　風險的定義

當然要根據專業健康風險評估基礎制定政策（在本書中健康風險評估與風險評估，兩個名詞代表相同意義），首先應該了解什麼是風險？為什麼風險成為我們日常生活中常使用的詞彙呢？如果找各種字典或網路資訊，就發現有許多不同風險的定義。人類開始使用類似風險的詞彙已有相當的一段歷史，甚至可追溯到古羅馬時代。在人類漫長的演化過程中曾面臨各種的風險，從各種天然災害，如水災、旱災、颱風、地震、火山爆發與傳染疾病等，經由生活經驗累

積逐漸能調適天然災害帶來的損失。工業革命後逐漸轉變需要面對人類活動帶來的災害，這種又稱人為風險(Man-made risk)，如因工業生產大量地使用煤礦與石化燃料作為能源而帶來的環境汙染、使用放射性物質作為武器或是發電帶來的輻射汙染、生產製造與大量使用化學品帶來對環境汙染與潛在的食品安全議題。進入二十一世紀後，風險進一步的全球化與複雜化，如 SARS、禽流感、茲卡病毒、日本福島因地震而引發的核災、因氣候變遷造成極端氣候而帶來前所未見的天災。晚近因人為風險益生複雜化，或是天然災害與人為風險交互作用形成複合式的災難、如資訊安全可能帶來化學災害、核災、甚至戰爭等風險，氣候變遷帶來天然災害、進一步可能造成各種傳染疾病的滋生、氣候變遷造成難民的遷徙而導致資源的爭奪，甚至引發戰爭的風險，導致跨國難民大量的遷徙造成收容國民眾生活上的風險，進而釀成政治風險等等。

　　就廣義的風險定義，風險是我們不預期發生的事件，或是出現不想要的結果之機率(Unexpected or undesirable results)。根據這個定義，其實風險就在我們日常生活中，如買一張彩券，當然希望能中獎，但開獎後，發現沒中獎就是一種風險。就比較狹義的定義風險可以為因人類活動而造成對環境、財產、生態、人類或人體健康負面影響(Negative effect)的機率，如在臺灣常常有颱風，颱風來常常帶來巨大的財產的損失。當然最狹窄的定義就是明顯的對受影響對象造成健康不良效應的風險，可以說因某一個活動而造成人體健康不良效應(Adverse effects)的機率，如暴露於某一環境汙染物、或是吃到含順丁烯二酸的肉圓可能對健康不良影響的機率。在這裡的定義並未說明效應的嚴重程度、影響範圍的多寡、也無時間或是時序的觀念。

　　就廣義而言，在一般人的日常生活中或是成長的過程中，每一次的選擇或決策，都隱含著有預期結果，如結果未能如自己原來的預期，反而出現非預期的結果、或是不想要的結果，就是抉擇所冒的風險，這也許可以解釋為什麼風險成為一般人的日常用語。然而在日常生活中，一般人怎麼會將某個事物、某件事、甚至某動作與風險聯結呢？根據文獻大略可分為三種理論(Lupton, 1999)：(1)心理建構(Mental construction; Mary Douglas, 1982)；(2)風險社會(Risk society; Ulrich Beck, 1992)；(3)實證理論(Evidence and realism)。

　　所謂心理建構理論，指的是風險並非一般人真正觀察到的現象，而是人的心裡建構出來的感知(Perception)，風險是則根據自己過去的教育、價值、觀察、生活、文化經驗等等所建構。譬如在臺灣，過去曾經發生豪雨導致土石流會造成很多人犧牲，一般人的感知上會認為土石流的風險很高。也有很多事物不一定親身經歷，可以經由不同訊息管道，如從電視或報紙、社群媒體、社會輿論、親友口耳相傳、家庭教育、與各種網路新聞影響形成。例如媒體常報導戴奧辛為世紀之毒、$PM_{2.5}$ 很危險，雖然一般人不一定親身經歷過戴奧辛與 $PM_{2.5}$ 的危害，社會上很多人認為戴奧辛與 $PM_{2.5}$ 很危險。國際經濟合作暨發展組織(Organization for Economic Cooperation and Development; OECD, 2003)發表文章解釋人為趨吉避凶而建構這樣的風險感知，目的是為了預防及降低可能面臨的風險，這為人類的自然反應，只要認知一件事物的潛在風險，就會想辦法去避開它——趨吉避凶的天性。

　　在 20 多年前，在臺灣執行的風險感知調查研究，在這個研究中，問一般人對問卷中所列的項目作直覺回覆風險的高低，研究結果與一份美國學者早期的研究結果有很高的一致性(Slovic et al, 1991)。約 50%、60%受訪民眾回答戴奧辛和多氯聯苯非常危險。相同的問題請問專家，這些專家指的是拿到毒理學博士，工作 3 年後，取得美國毒理學會認證的毒理學家(Diplomas of American Board certified Toxicologist; DBAT)。只有 10%左右的認證毒理學家認為戴奧辛和多氯聯苯非常危險，這個結果顯示專家和一般民眾間的風險感知差異很大。為什麼兩者間對物質的風險感知會差異這麼大呢？當然影響風險感知的因素很多，很重要的一項因素是一般民眾比專家較缺乏劑量的概念。例如，如果在教室擺上高流量(High-volume)的空氣採樣器，連續採樣 3~6 天，將樣本送去認證實驗室分析戴奧辛，分析結果將顯示教室內的空氣會含有非常低濃度的戴奧辛。類似的情形也存在食品中，將日常的食物或食品送去認證實驗室分析戴奧辛，一樣也可驗出非常低濃度的戴奧辛。因人為食物鏈的最上層，因此體內或多或少會存有累積來自各種食物的戴奧辛，但戴奧辛含量相當低，對人健康並無明顯的危害，所以毒理專家認為劑量觀念很重要，此觀念與毒理學之父——帕拉瑟爾舍斯(Paracelsus)說的劑量決定毒性的主因素(The dose makes the poison)一致。

　　但是一般人並非不理性，只是人類的天性會選擇趨吉避凶，甚至只是想保護自己與自己的家人健康免於受到傷害，因此有意識或是潛意識地建構自己對事物風險的排序。這種風險感知也會受到這個事項所帶來的利益所影響，當認為這事項對自己有利，其風險感知會比較低，相反的當認為這個事項對自己不利或是沒有利益時，其風險感知會相對的比較高(Slovic et al., 1991)（圖 1-1）。性別對風險感知是一項重要的影響因素，一般女性相對於男性對同一事物的風險感知比較高，這種性別的差異與專業不一定有關，反而與家庭教育、文化背景、或社會價值觀等等因素可能相關。

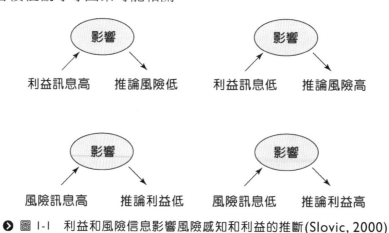

❷　圖 I-I　利益和風險信息影響風險感知和利益的推斷(Slovic, 2000)

　　Paul Slovic 為美國國家科學院院士，是風險感知(Risk perception)領域的大師，他於 1987 年在《科學(Science)》期刊發表影響民眾對事項風險感知的十個因素：自願承受的風險 (Voluntariness of risk)、有立即危害效應(Immediacy of effect)、對這項事物的風險了解程度(Knowledge about risk)、對這項風險事物的控制性(Control over risk)、事物的新舊(Newness)、長期－災難式後果(Chronic-catastrophic)、一般令人害怕(Common-dread)、後果的嚴重程度(Severity of consequences)、與風險分配的公平性(Fairness)。另外影響風險感知一個重要因素就是「信任」，當決策者的可信任度高，一般人就因信任而影響前面的因素而往風險感知低的方向移動。根據這些因素就可以解釋為什麼民眾不接受核能發電，因為它對於一般人而言是相對新的技術、了解非常有限加上非志願接受的風險、也是潛在無法控制且後果可能嚴重、更是分配不公而且信任低等等。核能發電廠發生爐心熔化的機率低，因為一旦出事帶來的災難很大，後果讓一般

人很難承受。加上風險分配不公平，例如核能廠的選址，在廠址附近的民眾可能承擔最大的風險，所以導致「鄰避現象(Not In My Back Yard)最為顯著。

風險社會理論主要是根據著名德國社會學家 Ulrich Beck 的名著《風險社會(Risk society)》一書衍生而來(Beck, 1992)，他針對 1980 年代國際上發生的重大的人為災難反思而寫的書，內容包含 1979 年，發生在美國賓州三哩島核能電廠部分爐心熔毀事故，是美國核能電廠有史以來最大的核電廠意外事件，雖未造成人員傷亡，但已引起國際相關團體關切核能電廠的安全性；1984 年在印度波帕爾(Bhopal)市，美國聯碳公司投資的印度聯碳有限公司(Union Carbide India Limited)的農藥工廠發生異氰酸甲酯(Methyl isocyanate)嚴重洩漏事件，造成估計約 1 萬 6 千人死亡與 57 萬多人受傷的慘劇(Eckerman, 2001)，為人類史上最嚴重的工安事件；1986 年發生於烏克蘭北部車諾比核能電廠第四號機的爐心熔毀，根據 2000 年的估計約 350 萬烏克蘭人受輻射影響，其中許多居民被迫撤離(Petryna, 2002)。事件發生後幾個月內，在丹麥、希臘、義大利等許多國家健康懷孕婦女因擔心輻射影響胎兒健康，估計增加 15 萬墮胎(Ketchum, 1987; Trichopoulos, 1987; Parazzini, 1988; Perucchi, & Domenighetti, 1990; Knudsen, 1991)，致超過 4 千人因癌症或白血病死亡(WHO, 2006)，造成的金錢損失難以估計。

他認為社會的演進並非沒有問題：工業革命或現代化的過程，藉由貨品的大量生產導致資產再分配。二次大戰後被視為後現代或後工業革命時代，很多貨品的生產潛在會對自然、環境、甚至對人造成危害，因為新的貨品或科技產品在上市前，對人體健康或是對環境負面影響等都未經完善評估，就已經上市，因此這些產品帶著潛在的風險，經由消費行為導致這些潛在風險重新分配。所以他提出後現代是風險再分配的社會，而政府、工業、與科學等機構要為這些潛在的風險負責。在資本主義社會，經濟發展往往是決定選票的一個很重要因素，以美國為例，通貨膨脹率與失業率高的時候，競選連任的總統不容易當選。很多新的科技產品，在還沒有完整的評估之前，造成人體健康的危害效應還不完全了解前，就已經上市。例如威而鋼剛上市時，藥廠獨占利潤，但經使用後才發現威爾鋼對某些心臟血管疾病患者產生顯著副作用。在國內最顯著的例子就是奈米科技，過去政府一直強調奈米科技在各產業應用的前瞻性與

發展性，但奈米材料對人的健康或是對生態環境的衝擊事實上未經妥善評估，但是過去一段時間來，很多毒理學相關研究一再再顯示奈米材質對人體健康有潛在危害，甚至可能會致癌。但是在市面上連奈米馬桶都有了，還有很多的化妝品與食品等等產品都可能含有奈米原物料。這些產品都已經上市上了，會經由消費行為導致潛在的風險再分配。新的科技產品在未經完善評估前上市，因此新產品潛存著風險與許多不確定性，可能經由消費導致風險與不確定性再重新分配。

在計畫管理與策略風險管理的文章，常將不確定性（風險也可以算是不確定性的一種）分為已知的已知(known known)、未知的已知(unknown known)、已知的未知(known unknown)、與未知的未知(unknown unknown)等四種(Courtney, Kirkland, & Viguerie, 1997)。其實在人類的日常生活中面對未來的不確定性，甚至在調適工程上(Boring, 2009)也都可以使用這四種不確定性來形容，其意義請見表 1-1。所謂灰犀牛事件比較屬於已知的已知與未知的已知(Wucker, 2016)，一般所謂黑天鵝事件(Black swan events)就常屬於未知的未知事件，代表著在人類的歷史上未曾發生過，所以缺乏知識與經驗或無法預期的事件，但是一發生會造成重大影響的事件。就像歐洲人原本認為天鵝都是白色的，一直到 17 世紀，荷蘭的水手到澳洲發現黑色天鵝才改變他們的看法(Pat´e-Cornell, 2012) 。因此新產品是否應完成所有對環境、人體健康、生態環境、甚至社會的影評估後才能上市呢？如果面對的是這種類似黑天鵝事件，如何執行事前的評估呢？這是非常值得討論與研究的議題。

表 1-1　Rumsfeld 的知識不確定性矩陣(The Rumsfeld matrix of epistemic uncertainty)

		感知的知識	
真實知識的狀態		已知道	不知道
	已知道	我們知道「我們已經知道」	我們並未了解我們自己經知道
	不知道	我們知道「我們仍不知道」	我們不知道「我們不知道」

實證理論則起源於流行病學研究與／或是毒理學研究的成果可作為風險評估的基礎，如烏腳病是最好的例子，經由臺灣公共衛生學界的前輩們鍥而不捨的努力研究，結果發現地下水的砷為烏腳病的致病源。在後續的追蹤研究，陳

建仁院士等人進一步研究發現砷的暴露會導致癌症發生率顯著增加，這組數據被國際風險評估單位引用以執行飲用水砷的健康風險評估，以制定飲用水砷含量標準(Chen et al., 1985; Chiou et al., 1995)。當然目前有流行病學研究的化學品數目非常有限，如果一化學品缺乏流行病學研究結果，一般會根據毒理試驗的資料，甚至根據一些體外試驗的結果以鑑定或評估化學物質對人體健康潛在的危害與風險。本書的主要目的就是要探討如何利用流行病學與／或動物試驗資料執行科學性的健康風險評估，以作為公共政策決策的參考。

　　不論風險的起源，一般人在日常生活中無可避免地都要面對各種風險，問題是要如何去面對風險？最理想的狀況當然就是避免風險，也就是將風險極小化，而不是風險為零。也許有人可能認為待在室內比較安全，就算待在室內甚至在自己的家裡就沒有風險。但是待在室內，還是會有摔倒的風險，國際衛生組織評估室內空氣汙染對人體健康的風險並不比室外空氣汙染物低。其實逃避風險並不一定是最好的方法，反而是面對風險，執行管理措施將風險極小化，應該是比較好的策略，因為面對風險如果能作好風險管理，反而常常帶來更大的機會。圖 1-2 將太極圖的陰陽換成風險與機會，代表著風險與機會是共生共滅，所謂道者，陰陽變化之理也，正也是風險與機會的變化。道也是宇宙運行，自然變化的法則，風險與機會的變化理應遵循自然法則。因此評估與分析風險則應根據自然科學法則，才能作好風險管理以追求更大的機會。在 2014 年初，出乎預期的，世界銀行出版《風險與機會》(World bank, 2014)一書，書中舉許多發展中國家，過去曾面對重大的天災的風險威脅，對人民生命財產造成重大損失，藉由妥善的風險管理，結果是帶來國家的進步繁榮。在生活中也相似，不論面對什麼樣的風險，最重要的是要去評估風險與管理風險，才有追求成功的機會。因此為維護民眾的健康，執行專業與科學性的健康風險評估，才能充分掌握影響健康風險的因素，才能作好風險管理的工作以創造最大的機會。

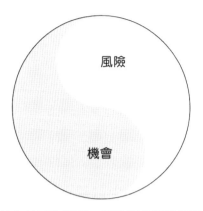

❷ 圖 1-2　風險與機會是共生共滅的關係，同時管理風險與降低風險，就可以提高機會

1-3　健康風險評估簡介

　　健康風險評估可定義為整合當時最佳科學資訊，定量的評估某一族群或個體因暴露有害物質而可能導致健康危害的機率，並揭露評估風險所含的不確定性。基本上，希望藉由科學性的預測評估，提供決策者制定科學性的政策，以預防有害物質對民眾健康造成的傷害。在 1983 年，美國國家科學院出版風險評估與管理的架構的紅皮書(NRC, 1983)。書中將健康風險評估分為四個主要步驟(Four pillars in health risk assessment)：

一、有害物質鑑定(Hazard Identification)

　　鑑定一汙染物或化學物質可能對人體健康造成的危害，包含鑑定其毒性，存在的狀態、傳輸介質、與暴露途徑，美國環保署曾公告致癌風險評估技術規範(US EPA, 2005)、生殖發育(US EPA, 1996)、與神經危害物質風險評估技術規範(US EPA, 1998)、國際衛生組織公告免疫危害鑑定規範(IPCS, 2012)。Hazard這個字可以翻譯成危害或有（危）害物質，在這裡建議翻譯為有（危）害物質比較適當，因為在我們生活環境中，人幾乎都暴露多種化學物質，一汙染物或化學物質被鑑定出可能對人體造成種健康危害，那就需要針對此有害物質執行健康風險評估。但是不同的化學物質可能造成相同的危害，如果從危害來看，不一定能釐清因暴露哪個化學物質而產生的危害。

　　在國內的作法，根據國際衛生組織或美國環保署的資料，將一汙染物或化學物質歸類為致癌物，或是對人可能造成某種危害，就直接引用這兩單位的分類資料，接著就執行暴露評估與風險特性化。但是隨著科學進步，國際上風險評估方法在 2005 年後已改變，不能只簡單的引用這兩單位對有害物質的鑑定分類，應該也要針對其造成的危害建構有害物質致病的作用模式(Mode of action)(US EPA, 2005)，因此國內過去的評估方法可能需要作一些改變。在國際上，根據毒理資料鑑定化學物質對人體健康的危害，往往需要仰賴一些假設，不同國家與國際組織可能作不同的假設，對有害物質鑑定的結果分類可能不完全一致。因此當執行健康風險評估時，還是要再對汙染物或是化學物質進行有害物質鑑定。

　　由於汙染物或化學物質對不同的暴露人群或動物物種可能造成不同的健康危害，故建議翻譯為有（危）害物質鑑定。有些人認為翻譯危害與有害物質意思很接近，甚至認為危害就等於危害物質。其實不然，危害物質與危害為因果關係，因暴露有害物質才會造成人體健康的危害，所以危害對人而言可能就是一種疾病或是身體的傷害，疾病怎麼會等於可能的危害物質（包含化學物質或是微生物）呢？為了釐清 Hazard identification 的意思，特別引用美國國家科學院出版的健康風險紅皮書一書中的英文定義供作參考："Hazard identification: the determination of whether a particular chemical is or is not causally linked to particular health effects. (NRC, 1983)"國際衛生組織與農糧署出版的風險評估手冊對 Hazard identification 的定義為："The identification of biological, chemical, and physical agents capable of causing adverse health effects and that may be present in a particular food or group of foods. (FAO/WHO, 2004)"根據原來英文的定義，確實要鑑定的就是化學物質或是化學性、生物性與物理性的物質，應該無庸置疑。

二、暴露評估(Exposure Assessment)

　　針對所評估的對象，估算有害物質經接觸而進入體內的劑量。一般是估算有害物質經由各途徑暴進入人體的劑量，因此需要取得各介質的濃度、暴露期間、暴露頻率、暴露時間與介質攝取量等資料，以分別估算每一暴露途徑的暴

露劑量。以食品安全評估為例,有時候可能需要考慮食用不同食物而攝取此有害物質的總劑量。因此要特別注意計算的結果其實是劑量單位,不是濃度單位。暴露定義:「有害物質跟人接觸而進入人體的量。」如果跟人接觸但沒有進入人體,那就不稱為暴露,這個觀念在工業衛生非常重要,這也是配戴個人防護具的重要性,以有效阻隔有害物質進入人體,而達到保護人體健康的目的。

三、劑量效應關係評估(Dose-Response Assessment)

評估暴露有害物質可能造成危害的機率,此機率理應隨著劑量高低變化。一般不論是引用流行病學或是動物實驗數據進行劑量效應評估,這些研究對象暴露的劑量都遠比在日常生活中暴露的劑量高,所以在這個階段最重要的工作就執行高低劑量的外插,將文獻資料的高劑量風險外插到低劑量以估算風險。美國環保署執行風險外差的方法分為線性外差與非線性兩種,線性外插方法根據無安全劑量(無閾值)的假設,非線性外差則基於具安全劑量(存在閾值)假設。在新的風險評估規範中,常將劑量效應評估改為危害物特性化(Hazard characterization)。

四、風險特性化(Risk Characterization)

最後綜合有害物質鑑定、劑量效應關係評估、與暴露劑量評估的結果,估算所評估對象在不同暴露條件下,預測未來產生某種危害效應的機率。同時需要完整說明評估過程中所使用的假設,與如何處理資料不完整與未知的致病機制、和選用數據資料與數學模式等,這些因素都潛在會影響評估的結果,造成評估結果的不確定性。因此不只要估算出風險值或統計分布,同時說明評估結果的不確定性,與未來可以作什麼研究調查以降低不確定性,進而改善風險評估的品質。

當將健康風險評估應用在評估環境汙染物造成的健康風險時,可以想像汙染物由汙染源排放、經傳輸與轉換、到最後與評估對象接觸而暴露的影像,這個架構可簡化如圖 1-3。首先需要掌握汙染物排放資料,汙染物、排放量、與排放濃度等,進而探討汙染物被排到環境後,經不同的環境介質傳輸而與人接觸?甚至在傳輸過程汙染物是否進行物理化學反應?回顧汙染物的各種毒理數

據與可能的流行病學資料，整合這些當時最佳的科學資訊，既可針對可能暴露的人群進行健康風險評估。

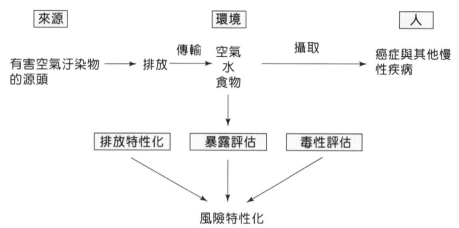

❷ 圖 1-3　想像從汙染物排放至與人體接觸到進入人體而造成危害的過程，與健康風險評估四個步驟評估做比較，將有助於了解環境汙染物的風險評估程序

　　圖 1-4 是美國國家科學院於 1994 年修改在 1983 年建構的架構，其實只增加了回饋的箭頭，其他都完全一樣。最左邊一欄是基本的研究，包含：實地研究如汙染場址的汙染物採樣分析與評估對象的調查，以執行暴露評估；實驗室的研究如長期慢毒性的動物試驗與體外細胞實驗研究造成不良效應的機制等等，以執行有害物質鑑定與劑量效應評估。最後整合這些資料，以執行風險特性化。然後將評估結果交給決策者（風險管理者），在制定決策時，不一定會完全遵循評估的結果，決策過程需要考慮社會政治、經濟、文化、社會、技術可行性、與成本效益等因素，而制定政策。如果萬一政策失敗，決策者應該負起政治責任。這個架構非常重要的一點是為維持風險評估的科學獨立客觀，建議將風險評估單位與風險管理單位分開，不隸屬於同一部門。目前國際在食品安全評估與管理的潮流，就是成立獨立的風險評估與溝通單位，而與負責風險管理的行政單位相互獨立，如歐盟的食品安全局(EFSA)、日本的食品安全委員會，有待觀察的是東協於 2016 年成立的食品風險評估中心。

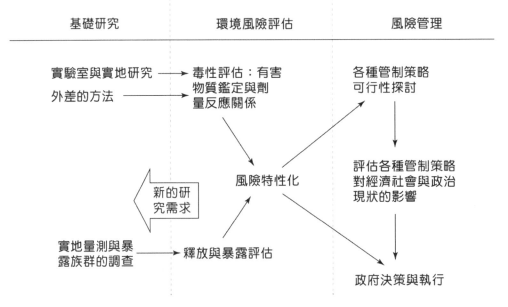

風險評估為一持續改善的過程

基礎研究	環境風險評估	風險管理

實驗室與實地研究 → 毒性評估：有害
物質鑑定與劑
外差的方法 → 量反應關係

各種管制策略
可行性探討

新的研
究需求

風險特性化

評估各種管制策略
對經濟社會與政治
現狀的影響

實地量測與暴
露族群的調查 → 釋放與暴露評估

政府決策與執行

▶ 圖 1-4　美國國家科學院建構之風險評估與管理架構(Science and Judgment in risk assessment; NRC, 1994)

在 1993 年，美國環保署根據美國國家科學院於 1983 年建立的架構執行風險評估與管理 10 年，再敦請美國國家科學院組專家委員會針對過去 10 年中，就美國環保署執行的健康風險評估與管理報告受到外界批評與所面臨的各種問題，和過去 10 年的科學進步作系統性的回顧與檢討。檢討結果只針對此架構增加回饋的箭頭，代表的意義就是針對健康風險評估中的不確定性因子，應該投入資源收集更詳細的資料與進行研究以探討未知事項。當重要的科學數據或是證據出現時，就應該重新執行評估，以降低健康風險評估的不確定性，進而可以改善決策品質，以妥善維護民眾健康(NRC,1994)。所以這本書就稱健康風險評估為一持續改善的過程(A continuous improving process)，只要重要的新科學證據或是新的資料出現，健康風險評估應該要重新執行，目的就是改善決策品質，也確保政策仍根據當時最佳的科學資訊制定。

當然這四個步驟反映出整合當今最佳科學資訊的過程，以評估有害物質可能對人體健康危害的機率。為什麼一個決策需要經由這樣的過程呢？在當時美國國家科學院建立這個風險評估與管理架構就寫到，在民主國家裡，如何制定公共政策的決策，比較能為社會上多數人所接受呢？就是以當時最佳科學資訊

為基礎的決策。在這本風險評估紅皮書的前言中，明確的說明執行風險評估與管理就的目的：(1)要建構科學與政府決策間正向的關係；(2)確保政府的法規是根據當時最佳的科學資訊制定；(3)一項公共政策的決策可能會損害某些人的利益，另外一些人可能獲利，在平衡政策造成的利益衝突時，最重要的事情仍是確保科學的完整性。執行風險評估的目的就是經由整合現有的最佳科學資訊，經由這個整合過程最後會產生新的知識，包含呈現風險的高低、影響範圍、與可能的不確定性等等。根據資訊整合過程，探討已掌握與未能完整掌握的科學資訊，讓我們能妥善管理已知的因素，同時規劃針對未能完整掌握的因素發生時，應該如何面對？甚至必要時應執行緊急應變的工作，這就是所謂的在資訊不夠充分下的決策(Decision-making under uncertainty)。

　　每一份健康風險評估報告所評估的風險，指的都是未來與尚未發生的事件，只有未發生的事件才是機率問題，其值介於 0 與 1 之間。因為已發生的事件機率就是 1，如果沒有發生的事件機率就是零。風險評估指的是評估未來事件發生的機率，但是執行評估者是人而非神，雖然號稱根據當時最佳的科學資訊，要評估未來事件所收集的資料總是不足，不夠了解不良效應發生的機制。再來，執行評估時往往面臨有限資源與資訊不足，資源包括：時間、人力、金錢，譬如政府執行健康風險評估的決策非常匆促，評估的時間很短，執行評估的專業人力非常有限。因此每一份評估報告都會受很多因素的限制，每份評估都一定會含有不確定性。另外在評估風險的過程中，受到科學數據的限制，執行評估者都需要作很多假設才能順利完成評估報告，因此每份評估報告都含有相當的不確定性，當然代表每個決策也都是在不確定性下所作的決策。相關單位對重要的政策需要投入資源，執行更多的研究，以了解更多的科學機制與收集更多的資訊，當重要的科學資訊出現，再重新執行健康風險評估，以改善健康風險評估的品質，進一步改善政策決策的品質。

　　就環境風險的特性而言，一般針對人群評估風險(Population risk)，也就是針對一個族群進行評估，只有少數特殊的情況下，才會評估個人風險。這種情況指的常常是最惡劣的情境(The worst case scenario)或是高端的風險(High-end risk)，評估在這種最壞的情境下，人可能受到健康危害的機率。一般的情況下，針對一個人群進行評估的結果可以是一項機率分布或單一數值，視所使用

的評估方法而定，國際上的潮流是走向機率評估，因評估結果為統計分布提供比較多的資訊供決策者參考。

但當評估結果為一機率分布時，這個結果能否代表真正的風險分布呢？因為在進行評估過程中，需要仰賴許多假設與資源受限情況下，評估的風險必含有不確定性，所以實際的風險和評估的風險差多少？當然就相當的不確定，簡單的說評估者並不清楚評估結果與真正風險間的差距。既然評估的結果要作為決策的基礎，而這個決策要確保能妥善維護民眾健康，因此在評估過程中，如果需要作假設，那一定根據科學資訊作合理高估風險的假設。如果有多組數據要選擇時，應該說明選取數據的科學根據，使得評估結果能合理與適當的高估風險。因此根據評估結果來制定決策，才能充分維護民眾的健康。在執行健康風險評估時，也不能毫無道理的高估風險，而是在現有的科學證據支持下，合理的高估風險，使得公共政策的決策能保護多數人的安全，這才是行政單位制定公共決策的目標。

1-4　健康風險評估的爭論議題

如上節提到風險評估仍評估未發生的未來事件，並受限於資訊與科學證據的不足，執行評估過程需要作一些假設，才得以順利完成評估。因此長期以來受到許多負面的批評，甚至質疑風險評估是否可以稱得上科學。因此本節主要針對幾個重要的爭論點，作一些說明，希望有助於從事風險評估者，面對外界質疑時能提出適當的解釋。

一、健康風險評估是不是一門科學？

怎麼樣才能算是科學呢？從我們的小學教科書裡，曾提到科學精神是「大膽假設、小心求證」，西方科學哲學的書籍中也寫到科學應該是可以驗證與具再現性。這與諾貝爾獎認定的科學原則一致，當有人提出理論時，必須經實驗證明理論的正確性才可能會獲獎。就像愛因斯坦不是因提出相對論獲頒諾貝爾獎，而是以光電效應獲獎。因健康風險評估所評估的是還未發生的未來事件，尤其是慢性疾病，例如癌症的潛伏期很長，可能是 10~20 年，在完成評估的當

下疾病尚未發生，當然不可能驗證評估結果。也就是說當執行評估時，既使評估對象已暴露所評估的有害物質，在執行評估的當下，評估對象可能還沒有疾病症狀發生，因此不可能驗證評估結果。而是要等一段時間後，藉著流行病學的調查研究，才可能比較驗證評估結果。因此健康風險評估的結果很難、或幾乎可以說無法作驗證，所以健康風險評估還不算是一門科學。

從另一個觀點來討論，既使根據當時最佳科學資訊，在執行評估的過程仍會受限於科學證據與資訊，為順利完成健康風險評估，常常需要仰賴一些預定假設(Default assumptions)，這些假設截至目前尚無法驗證。例如假設實驗動物為評估化學物質對人體健康危害的適當替代品；若缺乏證據，人與最敏感的動物一樣敏感、與具基因毒性的致癌物質沒有安全劑量等等(NRC, 1994; US EPA, 2005)，這些假設目前無法驗證。因此風險評估理論上還不算是一門科學，因為無法驗證，這是執行健康風險評估遇到的限制。

但執行評估的過程，使用的一些模式都可以驗證，甚至可能已經過驗證。另外所使用的數據也具有再現性，在不同時間或是由不同的人重新作實驗，某些實驗數據或是科學資訊具有再現性。所以部分的健康風險評估是可以驗證，所以它是一個整合科學資訊的過程。而且在有限資源限制下，整合科學資訊執行評估，難免遇到資訊不足或是證據不充分的情況，必須根據最佳的科學證據作合理的假設，以完成評估，並將不確定性盡量降低(Minimization of uncertainty)。這也是執行專業健康風險評估最重要的工作，在整合現有最佳的科學資訊過程，如何將不確定性降至合理可接受的程度。當然針對資訊不足的部分，應該繼續研究改善科學資訊，所以在 1994 年美國國家科學院出版《風險評估中的科學與判斷(Sciences and Judgment in Risk Assessment)》一書(NRC, 1994)，將健康風險評估定為一個持續改善的過程(A continuous improving process)，因為持續改善健康風險評估的科學性與品質。所以健康風險評估目前確實不是一門科學，但是為一個持續改善的科學整合活動與過程。

二、多準才算準呢？(How Accurate is Accurate Enough?)

如前面所述，每份健康風險評估或多或少含有相當的不確定性，評估的結果與真正的風險之間差異多大，也是未知數，甚至評估結果本身就不確定。在

了解執行健康風險評估的過程所受到的限制，與其衍生的不確定性後。對評估結果無法像量尺或是一般儀器設備一樣，可以建立一標準程序與方法，以估算量測的結果可能會有多少誤差，並估算量測結果的精準度。健康風險評估本質上與一般量測儀器設備不同，除缺乏標準可作校正比對外，每一項評估根據的科學資訊變異相當大，面臨的限制不一，所含的不確定性不盡相同。加上每份評估所作的假設不一定相同，其含的不確性也隨這些假設而變異。所以連準確與否都不確定，遑論要說到底多準確了。一份專業的健康風險評估只能盡量將不確定性降至合理可以接受的範圍，但無法說明到底多準確。

三、 健康風險評估像是算命嗎？
(Is the Risk Assessor a Fortunate-Teller?)

執行健康風險評估是在預測未來可能因暴露一有害物質而造成健康危害的機率或是可能性，這樣的工作與國內社會某些行業很類似。算命者似乎與健康風險評估的工作有部分雷同之處，同時也有一些相異之處。

相似之處：執行健康風險評估者與算命仙兩者都很努力預測未來的風險，兩者使用的資訊都受到相當的限制，雖然健康風險評估號稱使用當時最佳的科學資訊，但是資訊還是不足。算命所使用的資訊更是有限，只需要簡單的生辰八字，甚至更簡單的姓名、或是其他非常簡易資訊幾可算命，如卜卦、紫微斗數、手相、面相等等。當然在資訊的限制下，需要仰賴一些評估方法或是一些數學模式作為評估的工具以預測風險。例如執行環境健康風險評估需要使用空氣擴散與多介質模式等，在算命過程使用的工具可能更多。在執行評估或算命的當時都無法驗證，當然更無法說明預測結果的準確性，要等一段時間後才能驗證當時的預測與實際的差異，才可能探討預測結果的準確性。如果問執行健康風險評估者或是從事算命的人，他們從事的工作科不科學？他們都舉各種證據或是例子，以說明他們從事的工作非常具有科學性，而且非常專業，只是一般人很難判斷或是鑑別罷了。

相異之處：一般健康風險評估是評估預測人群的風險，比較少評估個人風險，相反的算命多數的情況是算個人未來的運勢，比較少算整體的風險，偶爾會算國家運勢，或是 4 年一次預測誰會當選總統。一般前者評估結果多數以半

定量或定量的方式呈現，目前定性的評估比較少用；相反的後者往往是以定性的方式表達，例如如果請算命者幫忙預測婚姻或是事業，多數的結果不是發生的機會多少，常常定性的描述與詮釋；評估結果的詮釋則有很大的差異，健康風險評估的結果詮釋比較不會因不同人而差異很大，但是算命結果詮釋可能因人而有相當大的差異；一般算命者會講正面的結果居多，比較不會講很負面的話，偶爾會表達要注意什麼事項；但是健康風險評估主要評估不良效應發生的可能性，所以評估結果主要是發生負面效應的機率；每份評估報告一定含有不確定性，這些不確定性受到所作的假設與選用的科學資訊影響，在執行風險特性化階段，需要說明這些不確定性；但是算命者如果說明這些不確定性，可能讓人誤解算的不準、不會受歡迎；最後很重要的差異在於國際上的健康風險評估方法日趨一致，有一定的規範可以參考；例如美國環保署公告規範，歐盟與國際衛生組織也陸續公告相關規範，甚至希望國際上的評估方法能調和 (Harmonization)，即使不同的人或是單位執行評估，其結果也會比較一致；但是算命常常因不同的人就有不同的算法，源自同一門派者的算法可能比較相近，但缺乏相關技術規範，遑論不同門派或是不同的方法衍生的各種差異，導致不同人或使用不同的算法，導致結果差異會比較大。

　　在這節就是要強調健康風險評估的科學性，要如何根據現有最佳科學資訊執行整合以完成一份高科學性的評估。如果不是整合科學資訊以執行健康風險評估，就容易讓外人誤解執行健康風險評估的作為。當然評估結果到底有多準？這可能不是很好的問法，也建議不要朝這個方向回覆。因為每一份評估報告必含有相當的不確定性，當執行評估的當下，無法得知真正值為何？更不要說探討評估結果的準確性。只能在執行評估的過程盡量降低不確定性，在各種資源限制下，盡量將風險降低到合理、可以接受的程度。這是執行評估者面臨的挑戰，如人力資源與經費非常有限、資訊不足、致病機制不夠了解、時間擠壓，在短時間裡要將不確定性降到最低，讓同行專業者與決策者能接受，這具備相當高的挑戰性。接著能根據評估結果作充分的溝通，協助一般人了解關切事項的風險，就非常值得肯定了。

1-5　健康風險評估的未來發展趨勢

　　隨著科學的進步與資料的累積，雖然健康風險評估的執行步驟依舊，執行的方法與內涵，已越來越科學化，需要評估的內涵也會越來越複雜，挑戰性也越來越高。以下就未來的幾項發展作簡單介紹：

一、 累積性風險評估(Aggregate Risk Assessment)

　　單一有害物質的累積風險評估(Aggregate risk assessment)指的是評估一有害物質經由不同介質傳輸和不同途徑與人群接觸而進入人體造成健康危害的機率。譬如評估焚化爐燃燒垃圾排放戴奧辛潛在對鄰近居民健康的影響，必須考慮戴奧辛經由空氣輸送、沉降下來、再經由土壤吸收到牧草與其他農漁牧產品。牛吃了牧草以後，戴奧辛會被吸收而累積在牛組織與牛奶。如果農產品被用於生產飼料，被雞吃了以後，戴奧辛就會累積在雞肉與雞蛋。因此執行焚化爐排放戴奧辛的健康風險評估，需要利用空氣擴散模式與多介質模式，才能周詳考慮到戴奧辛經由多介質傳輸與多途徑暴露的累積風險。所以執行累積性風險評估就是考慮有害物質經環境與生物累積，再經由多種的途徑與介質暴露所引發的風險，如只看空氣中戴奧辛的貢獻，其貢獻量小於 5% (Su, Harrington, Keenan, 1996)。

二、 多種有害物的累積風險評估(Cumulative Risk Assessment)

　　多種有害物質指的是包括物理性、化學性、與生物性的有害物質，經多種介質與多途徑與人群接觸，而進入人群造成的潛在健康危害。在現實的生活環境中，一般人同時會暴露多種有害物質，而不會是單一物質，例如可能同時暴露到有害空氣汙染物、紫外線、X 光、噪音、細菌、與病毒等。一些研究顯示噪音和溶劑的共暴露會惡化聽力損傷，有加乘的作用，要怎麼執行評估呢？美國環保署正在寫有害物質累積風險評估的規範，要執行多重有害物質累計性健康風險評估一定更困難，需要更多的科學資訊與健康效應相關研究。

三、整合性風險評估(Integrated Risk Assessment)

　　為國際衛生組織於 2003 年公告的一個風險評估規範，就是建議同時執行健康和生態風險評估，以提升執行評估的效率，節省評估所需要的資源(WHO, 2003)。臺灣目前沒有執行這種類似的評估，環境政策的制定考慮為人體健康與生態多樣性，建議可以執行整合性風險評估結果作為制定政策的參考。在執行環境健康與生態風險評估的過程中，需要模擬汙染物或是所謂生態壓力(Stressor)在多介質中的傳輸，再評估經由不同途徑的暴露劑量，這時候如果同時評估健康與生態風險確實可以提升評估的效率，減少重複評估而節省資源。其實這就是執行單一或是多種有害物的累積風險評估，分別針對人體健康與生態影響執行累積風險評估，僅需要改變評估對象，也就是改變評估對象的參數，其餘評估內容幾乎都相同，所以整合性風險評估，應該可以提升評估與決策溝通效率。

四、微生物性風險評估(Microbial Risk Assessment)

　　目前臺灣主要執行的評估為化學物質健康風險評估，一直到 2007 年底衛生署食品衛生處委託執行進口美國帶骨牛肉及相關產品健康風險評估，可能是第一次正式利用微生物健康風險評估的觀念建立評估模式(Chen et al., 2011)執行風險評估。目前臺灣亟需推廣微生物健康風險評估，微生物健康風險評估在食品安全扮演重要的角色，不僅是制定微生物殘留量的管制標準，還有在制定含微生物食品的儲存與運輸條件的標準。從 1983 年 Charles Hass 博士發表第一篇微生物健康風險評估文章以來(Hass et al., 1983)，過去 30 多年來進步神速。目前在國際上，包括國際衛生組織、美國環保署、美國食品藥物管理署都已公告微生物健康風險評估規範，顯見微生物健康風險評估的重要性。基本上微生物健康風險評估的架構和一般的化學物質健康風險評估的架構幾乎雷同，但最大的差別在於考慮微生物致病機制。人不需要每天都暴露感染微生物才會致病，而是感染一次後，因微生物在體內滋生累積，累積達到某一數目可能就發病。例如流行性感冒可能是經由飛沫傳染，但不需要每天都承受到飛沫感染才會得感冒，有可能在一次感染就會發病。新聞常常報導，某一中小學因校外教學而食物中毒，他們只是中午吃了一個便當就中毒。又如感染 SARS 或是武漢肺炎，

並不需要每天暴露 SARS 或是武漢肺炎的病毒，只要暴露一次就會被感染，因為微生物在體內會一直複製。這個觀念完全與執行化學物質健康風險評估不同，因為化學物質的評估考慮的是終生暴露，假設終生每天都暴露於這個化學物質。用於食品安全的化學物質健康風險評估也是一樣，假設終生每天吃這個食品，而暴露食品中含的有害物質。所以微生物健康風險評估和化學物質健康風險評估的觀念性差異，主要是暴露評估不同。微生物性風險評估只要評估一次的暴露劑量即可，當這個微生物進到人體，就會一直複製孳生，複製到超過某一個量，臨床症狀就會呈現。化學物質健康風險評估則要評估終生的暴露劑量。

五、計算毒理學(Computational Toxicology)

國內登記可以使用的化學藥品約 8 萬種，臺灣環保署列管的毒性化學物質約 300 多種，食藥署列管的添加物約 8 百種，有動物實驗數據可以供做風險評估的化學物質約在數千種左右，那其他化學物質怎麼管理呢？連動物實驗數據都不充分，無法執行健康風險評估。加上動物實驗常常受到動保組織反對，所以如何利用電腦模擬以預測一化學物質的毒性？已成為毒理學上重要的研究主題。在 2005 年，歐盟開始實施化學物質的登記、評估、與管制(Registration, Evaluation, Authorization of Chemicals; REACH)，並成立化學局負責評估與管理，REACH 規範，從歐盟境外進口超過一公噸的貨品，需要登陸貨品所含的化學藥品，並進行評估後決定如何管理。為實施 REACH，歐盟化學局思考面對缺乏動物實驗數據而無法執行健康風險評估的化學物質要如何管理？因此歐盟聯合研究中心(Joint Research Centre, JRC) 的消費者健康安全研究所開始發展計算毒理學。藉由電腦模擬來估算、預測化學藥品的毒性，歐盟化學局接受電腦模擬的結果。臺灣在這方面工作正要開始，臺灣面對化學物質究竟要如何管理？例如過去幾年食品安全事件層出不窮，因為許多化學物質沒有列管，也不知道它們對人體的危害，萬一它們存在於食品中，那要怎麼管理呢？這是我們政府可能面臨的很大挑戰。日本、韓國也都在發展 REACH，與歐盟幾乎同時，美國聯邦政府補助五個中心發展計算毒理學，其中使用一種方法稱為結構活性關係(Structure-activity relationship; SAR)，還其他很多的資料庫等，並整合了基因體

學、蛋白質體學、代謝體學以預測化學物質的毒性。當然目前計算毒理學仍在發展中，美國環保署與國家環境健康學研究所(National Institute of Environmental Health Sciences; NIEHS)都積極在發展計算毒理學。

1-6　健康風險評估在國內的應用(Application of Risk Assessment in Taiwan Government)

　　在臺灣，目前參考或依據健康風險評估以制定政策的政府單位，包含環保署各局處、衛生福利部食品藥物管理署、疾病管制局、國民健康署、農委會的防檢局、農糧署、與漁業署、勞動部的勞工衛生研究所與職業安全衛生署、與經濟部工業局與標準檢驗局等單位，或多或少也多曾執行健康風險評估。因此僅就各單位執行健康風險評估概況做簡單介紹。

　　環保署各個局處幾乎都應該執行健康風險評估，綜合計畫處針對環境影響評估（環評）法規範評估的內容，以評估開發案對環境定性的潛在影響，在1997 年拜耳案的爭論中，健康風險首次成為議題。2005 年的中科三期的環評案，首次執行健康風險評估，也因健康風險評估未在環境影響評案通過前完成審查，導致後來的行政訴訟中被判環評無效。在 2010 年的國光石化投資案，為降低環評的爭論，環保署公告環評的健康風險評估技術規範。國內第一個將健康風險評估放入法規的應該是《土壤與地下水防治法》，基本上模仿美國超級基金(Superfund)的法規，針對土壤與地下水汙染整治場址可以根據健康風評估訂定整治目標。只是針對國內列管的約 40 種汙染物執行評估，不評估那些未列管的有害汙染物，潛在有低估風險之虞。毒物與化學物質局應該使用健康風險評估來管理毒性化學物質，理論上在毒性化學物質的篩選需要根據健康風險評估結果，但是實際篩選過程因受計畫執行的限制，僅能仰賴所聘的諮詢委員提供意見；化學物質的管理一樣需要執行健康風險評估，根據評估結果制定管理的優先順序與策略。空氣品質保護與噪音管制處（空保處）制定有害空氣汙染物的管制標準，應該根據健康風險評估結果，空保處過去執行的工作住要在監測與空氣品質的維護；目前要管理有害空氣汙染物，基本上有害空氣汙染物的標準制定根據健康風險評估結果，根據新修訂的空汙法，已規定排放量達某規模者應設置風險評估專責人員。水質保護處（水保處）在廢水中汙染物的管理，

應該需要根據健康風險評估以制定標準。廢棄物管理處對於廢棄物的管理需要考慮處理的過程對環境與人體健康的影響，即使利用焚化爐處理家庭廢棄物，也應該評估焚化爐運作排放的戴奧辛與重金屬對周遭民眾健康的影響。

　　衛生福利部的食品藥物管理署（食藥署）與國民健康促進署應該需要使用健康風險評估作為決策工具，食藥署在醫療器材、化妝品、與食品安全等相關的管理都需要根據健康風險評估結果。尤其制定食品中有害物質的殘留標準，應該根據健康風險評估結果。食品安全衛生管理法中第四條明確規定由食品風險評估諮議會執行之，但是依這諮議會的成員背景與專業，這個諮議會不可能執行健康風險評估，所以需要進一步修法，以健全食品安全諮議會的功能；化妝品也需要就其所含的有害物質，如重金屬等化學物質，進行健康風險評估，作為制訂管制標準的依據，以維護消費者健康安全。另外衛福部國民健康署下的社區組，面臨社區居民健康潛在受到影響的問題時，健康風險評估常常可以扮演重要的角色以釐清環境汙染對人體健影響之關係。

　　臺灣為世界貿易組織(World Trade Organization; WTO)的會員國，譬如是否需要開放美國帶骨牛肉進口呢？如果臺灣政府不開放，美國政府可以去 WTO 告臺灣。WTO 將會根據科學證據來仲裁，也就是審核風險評估報告書。所以風險評估在國際貿易上扮演非常重要的角色。歐盟在狂牛症以後，於 2002 年成立獨立的食品安全局(European Food Safety Authority; EFSA)，日本政府於 2003 年成立食品安全評估委員會。中國在三聚氰胺事件以後，也成立食品安全評估委員會，東協於 2016 年也成立食品風險評估委員會。風險評估做得好，對內可以保障消費者食品安全，對外也打贏國際貿易戰的利器，否則萬一輸掉仲裁，將造成國家經濟的重大損失。

　　農業委員會（農委會）下的幾個單位農糧署、漁業署、動植物防疫檢疫局（防檢局）、與農業藥物毒物試驗所等單位，應根據健康風險評估以制定農藥與動物用藥殘留管制標準。農糧署應管理飼料中有害物質殘留量，確保使用飼料以飼養的家禽與家畜各產品所含的有害物質殘留量符合安全標準，進而維護消費者健康安全。漁業署需根據健康風險評估以制定水產品中的有害物質與藥物殘留量，以維護消費者健康安全。防檢局應負責執行動物與植物用藥殘留的健康風險評估，制訂管制標準，以維護消費者與民眾的健康安全。

　　勞動部下的職業安全衛生署與勞動與職業安全衛生研究所，基本上應執行健康風險評估，以建議職場有害物質的容許暴露濃度(Permissible exposure limits; PELs)。不論是新的化學物質或檢討舊有的 PEL，都需要經由勞動與職業安全衛生研究所提出建議暴露容許濃度(Recommended exposure limits; RELs)給職業與安全衛生管理署制定 PELs，基本上 REL 完全是根據職場健康風險評估的結果，再考慮其他非科學因素而制定 PEL。尤其職業安全衛生法已於 2013 年 8 月 1 日實施後，所以職場執行健康風險評估。很多企業是以執行暴露評估為主，仍根據個人採樣結果為主，所以目前還有很多改善空間。經濟部標準檢驗局需要針對民生用品有害物質殘留執行健康風險評估，以制定維護消費者健康的安全標準。工業局也應該評估選定的開發場址與投資案完成運轉後可能對其鄰近居民健康及生態的影響。

　　風險評估是一門跨領域整合的學問，臺灣這方面的專業人才很少。很多人都把風險評估簡化成暴露評估，風險評估應該是整合當時最佳科學資訊，暴露評估為風險評估的其中一個重要項目。暴露評估不完全等於風險評估，如果執行暴露評估就告訴民眾風險高低，詮釋上可能需要多注意其他不確定性。國際上風險評估已專業化，因為專業的評估才可能比較能取信於民眾，有助於政策溝通與制定。以食品為例，食品要做到色香味俱全，符合消費者的需求，但是前題一定做好食品安全的工作。食品安全評估仍利用健康風險評估的程序與方法，執行專業評估需要根據跨領域的專業如公共衛生、毒理、統計、數學、與環境科學及工程相關專業知識的人，如果能成立獨立專責機構，專責評估與溝通以確保科學的客觀性，將可以改善社會民眾對食品安全的信任。在環境議題方面，常面對環境保護與經濟發展的矛盾時，如果汙染物有可能影響健康的疑慮時，能執行一份專業與高科學性的健康風險評估，評估結果將有助於風險構通。當然有社會的需求，就會創造就業機會，社會上正缺乏專業的風險評估人才，鼓勵青年學子多了解社會對風險評估的需求。

總結

　　本章介紹健康風險評估的定義與重要性，在包含環保署各局處與衛福部食藥署與國健署等制定與民眾生活息息相關的環境保護與食品安全相關政策中扮

演重的角色，甚至在傳染疾病的防疫都是重要的參考依據。許多決策者與民眾都常琅琅上口「風險」兩字，雖然字彙一樣，但不同人講的風險意涵可能有天壤之別。每個人對事物風險的形成，約略可以三種理論來解釋：心理建構、風險社會理論、與科學專業。人的天性趨吉避凶，在腦海裡會針對一些事物、事件、與災害建立風險圖像，作為日常生活中作選擇或緊急應變參考。社會心理學家研究發現，一般民眾心理的風險圖像或知覺，與科學專業研究評估得到的風險相去甚遠，因此風險溝通成為科學決策程序中非常重要的一環。雖然風險評估為整合當時最佳的科學資訊，但是預測未來仍面臨許多的限制，不知道真正風險值，截至目前因風險評估的結果很難驗證而無法稱為一門科學，但確實是一個整合科學資訊的過程或活動。評估者在執行風險評估過程，應該發揮專業盡力呈現所使用的科學資訊與說明根據的科學原理與證據，科學才能區分出風險評估與算命的不同。健康風險評估仍持續隨著科學與技術的進步而演化與改善，目前在國際上不僅跨領域(Interdisciplinary)，實際上已演化成為超領域(Transdisciplinary)的一門專業。最後建議對健康風險評估專業感興趣者，需要持續學習新的評估方法與科學。

一、問答題

1. 一般風險的起源約略可分為哪幾種理論？請敘述各立論基礎。

2. 風險感知起於心理建構，請說明其與風險溝通之關聯。

3. 根據 1983 年美國國家科學院建構的風險評估與管理架構，闡述制定食品有害物質管制標準與其安全性之間的關係。

4. 請說明健康風險評估是否為一門科學？

5. 當有人質疑妳或你執行的健康風險評估結果不夠準確時，妳或你將怎麼回覆？

6. 美國國家科學院將風險評估定義為一個持續改善的過程，其代表的意義為何？

二、選擇題

1. 下列哪一項不在美國國家科學院 1983 年出版的紅皮書的風險評估與管理架構中？(A)風險評估　(B)風險溝通　(C)風險特性化　(D)風險管理　(E)田野調查。

2. 一般民眾與學者專家對物質危害性的感知(Risk perception)相去甚遠，主要差異為：(A)背景文化的差異　(B)教育程度的差異　(C)劑量觀念的差異(D)專業知識的差異　(E)對後果嚴重程度看法的差異。

3. 戴奧辛為燃燒副產物，一般民眾擔心戴奧辛暴露對健康的影響。請問人主要戴奧辛的暴露介質與途徑為何？(A)直接空氣吸入　(B)經吸入燃燒產生的 $PM_{2.5}$　(C)誤食燃燒地點附近的土壤　(D)經由飲用水暴露　(E)經食用農漁牧產品暴露。

4. 健康風險評估：(A)為一門科學　(B)不是一門科學　(C)還不算一門完整的科學　(D)視執行者而定　(E)視使用的資料而定。

5. 同時執行環境健康與生態險評估為哪一種評估方法？(A) Aggregate risk assessment　(B) Cumulative risk assessment　(C) Integrated risk assessment (D) Computation toxicology　(E) Multiple route assessment。

三、是非題

1. 新產品的潛在風險經消費行為將重新分配為科學專業風險的理論。

2. 一般人腦海裡會建構對各種項目的風險高低順序，為社會風險理論。

3. 執行健康風險評估者，與算命的人都會號稱自己的行業非常有科學根據。

4. 美國家科學院定義健康風險評估為一持續改善的過程，因為健康風險評估為一多層級的評估方法。

5. 降低健康風險評估的不確定性將可提高評估結果的精準度。

Beck, U. (1992). *Risk society, towards a new modernity*. Sage Publications.

Boring, R. L. (2009). *Reconciling resilience with reliability: The complementary nature of resilience engineering and human reliability analysis human factors and ergonomics society annual meeting proceedings*.

Chen, C. J., Chuang, Y. C., Lin, T. M. & Wu, H. Y. (1985). Malignant neoplasms among residents of a blackfoot disease-endemic area in Taiwan: High-arsenic artesian well water and cancers, *Cancer Research, 45*, 5895-5899.

Chiou, H. Y., Hsueh, Y. M., Liaw, K. F., Horng, S. F., Chiang, M. H., Pu, Y. S., Lin, J. S., Huang, C. H., & Chen, C. J. (1995). Incidence of internal cancers and ingested inorganic arsenic: A seven-year follow-up study in Taiwan. *Cancer Research, 55*(6), 1296-1300.

Courtney, H., Kirkland, J., & Viguerie, P. (1997). Strategy under uncertainty. *Havard Business Review*.

Douglas, M., & Wildavsky, A. B. (1982). *Risk and culture: An essay on the selection of technical and environmental dangers*. University of California Press.

Eckerman, I. (2001). *Chemical industry and public health. Bhopal as an example*. Nordic School of Public Health.

Food and Agricultural Organization and World Health Organization (2004). *Codex Alimentarius Commission, procedural manual* (14th ed.). FAO.

Haas, C. N. (1983). Estimation of risk due to the doses of Pahlavani, M.A., Richardson, A., 1996. The effect of age on the microorganisms: A comparison of alternative methodologies. *American Journal of Epidemiologyl, 188*, 573-582.

IPCS (2012). *Guidance for immunotoxity risk assessment for chemicals*. WHO Document Production Services.

Ketchum, L. E. (1987). Lessons of chernobyl: SNM members try to decontaminate world threatened by fallout. *Journal of Nuclear Medicine, 28*(6), 933-942.

Knudsen, L. B. (1991). Legally-induced abortions in Denmark after Chernobyl. *Biomedicine & Pharmacotherapy, 45*(6), 229-231.

Lupton, D. (1999). Introduction: Risk and sociocultural theory. In *Risk and sociocultural theory: New directions and perspectives*. University Press.

National Research Council, NRC (1983). *Risk assessment in the federal government: Managing the process*. National Academy Press.

National Research Council, NRC (1994). *Science and judgment in risk assessment*. National Academy Press.

OECD (2003). *Emerging risks in the 21st century*. OECD Publications Service.

Parazzini, F., Repetto, F., Formigaro, M., Fasoli, M., & La Vecchia, C. (1988). Points: Induced abortions after the Chernobyl accident. *BMJ, 296* (6615), 136.

Pat´e-Cornell, E. (2012). On "black swans" and "perfect storms": Risk analysis and management when statistics are not enough. *Risk Analysis, 32, 1823-1833.*

Perucchi, M., Domenighetti, G. (1990). The Chernobyl accident and induced abortions: Only one-way information. *Scandinavian Journal of Work, Environment & Health. 16*(6), 443-444.

Petryna, A. (2002). *Life exposed: Biological citizens after Chernobyl.* Princeton University Press.

Slovic, P., Flynn, J. H., & Layman, M. (1991). Perceived risk, trust, and the politics of nuclear waste. *Science, 254*, 1603-1607.

Slovic, P., Monahan, J., & MacGregor, D. G. (2000). Violence risk assessment and risk communication: The effects of using actual cases, providing instruction, and employing probability versus frequency formats. *Law and Human Behavior, 24*, 271- 296.

Su, S. H., Harrington, J. R., & Keenan, R. E. (1996) Uncertainty and variation in indirect exposure assessments: An analysis of exposure to tetrachlorodibenzo-p-dioxin from a beef consumption pathway. *Risk Anal, 16*(2), 263-277.

Trichopoulos, D., Zavitsanos, X., Koutis, C., Drogari, P., Proukakis, C., & Petridou, E. (1987). The victims of chernobyl in Greece: Induced abortions after the accident. *BMJ, 295*(6606), 1100.

UN News (2019, 26 April). *Chernobyl nuclear disaster-affected areas spring to life, 33 years.*

US EPA (1998). Guidelines for neurotoxicity risk assessment. *Federal Register, 63*(93), 26926-26954.

US EPA (2005). *Guidelines for carcinogen risk assessment.*

US EPA (1996). Guidelines for reproductive toxicity risk assessment. *Federal Register 61*(212), 56274-56322.

WHO (2003). *Integrated risk assessment.* Retrieved from https://bit.ly/3dSPOmJ

WHO (2006). *World Health Organization report explains the health impacts of the world's worst-ever civil nuclear accident.*

World Development Report (2014). *Risk and opportunity-managing risk for development.*

Wucker, M. (2016). The gray rhino: How to recognize and act on the obvious dangers we ignore. St. Martin's Press, New York.

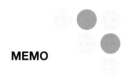

CH

02

用於風險評估的
毒理學資訊

本章大綱

　　風險評估需要整合當時最佳的科學資訊，雖然市面上的化學物質數百萬種、甚至千萬種，只有那些可能會對人體造成健康危害的物質，才是需要執行評估的對象。因此執行健康風險評估的第一步，就是鑑定環境汙染物、或食品添加或殘留的化學物質中，那些化學物質在長期暴露下可能會對健康造成危害，這些潛在的有害物質才是我們需要評估的對象。要怎麼鑑定一化學物質可能會對人體造成傷害？要根據哪些科學資訊？哪裡可以找到這些資料呢？找到這個化學物質的毒理或（與）流行病學資料之後，需要根據毒理學基本原理才能建立化學物質與危害之間的潛在關係，這就是本章的主要內容。

2-1　前言

　　執行健康風險評估，首先要知道有哪些化學物質需要評估？如何去選擇？國內登記使用的化學物質有 7~8 萬種之多，過去環保署毒物管理處列管的毒性化學物質約 300 多種，其中還包含幾十種的禁用農藥。而食品藥物管理署列管的食品添加物約 800 種，所以相對於國內合法可以使用的化學物質，國內列管非常有限的化學物質。過去臺灣發生的重大食品安全事件，如三聚氰胺、塑化劑、與順丁烯二酸等化學物質，因未被食藥署列管，不在例行檢驗項目中，即使被加入食品中，在一般檢驗中不會被檢出。以前臺灣石化廠發生重大工安事件，環保署毒化災緊急應變隊到了現場，檢測結果常常顯示沒有排放毒性化學物質，原因在於僅檢測列管的毒性化學物質。另外在 2011 年，因國內發生嚴重食品塑化劑事件，導致多種鄰苯二甲酸酯類的塑化劑被嚴格列管。國際上現有的塑化劑約 300 種，常用的塑化劑約 50 種，究竟哪些塑化劑需要列管呢？以全球來看，市面上的化學品有多少種呢？有人說數百萬種，甚至有人號稱有千萬種，缺乏精確的統計數字，只能說市面上現有的化學物質種類數量相當多。面對這麼多的化學物質，究竟哪些化學物質潛在對人的健康可能造成威脅呢？這些潛在對健康造成威脅的化學物質真的需要列入管理嗎？如果需要列管，那要怎麼管？

　　面對這麼多既存的化學物質，當使用或操作時，是否需要擔心哪些化學物質潛在對人體造成危害呢？即使已被列管，是否會質疑現有法規能充分維護使用者或是操作者的健康嗎？一般化學物質的管理，在國際上常根據風險評估的結果來制定管理政策(NRC, 1983, 1994)。執行健康風險評估的第一個步驟就是有害物質鑑定(Hazard identification)，目的鑑定一環境汙染物或食品中殘留的化學物質，潛在對人體會造成什麼樣的危害？以什麼狀態存在？經由何種媒介進入人體？如何進入人體？為了解一個化學物質可能對人造成的危害，需要根據此化學物質現有的流行病學與毒理學資料加以鑑定。因此接著便要整理這些資料，然後如何去整合詮釋？有些化學物質毒理資料很多，要選擇哪些資料作鑑定呢？

　　國內過去發生許多化學安全或是食品安全事件，政府官員常說「沒有人體證據證明此化學物質會造成人體健康的危害」。這樣的說法是反映當下的事實，並不代表這些物質對人體真的完全沒有危害性，實務上應該依據國際的預防原則(Preventive principle)，根據現有科學證據進行風險評估，根據風險評估結果來制定管理政策。國際上的作法是：如果動物試驗結果顯示一化學物質對實驗動物會造成某一健康危害，就會根據毒理資料建構該物質造成此健康危害的作用模式(Mode of action; MOA)，再評估此作用模式與人的相關性(Boobis et al., 2006; Boobis et al., 2008)；如果此作用模式在人體內有可能存在，代表此物質對人可能會造成類似的傷害。如果該物質的毒理資料足夠以執行健康風險評估，則會進行評估以作為制定該化學物質的管理政策之參考。即使毒理資料不足夠以執行健康風險評估，必要時政府單位還是要採取一些措施以維護民眾的健康，這種作法稱為預警原則(Precautionary principle)。在事件尚未發生前，也就是在尚未有證據顯示化學物質對人造成危害之前，就根據動物實驗數據執行健康風險評估，制訂政策妥善管理化學物質，以維護民眾的健康，這才是防患未然的預防原則。要等到有人體資料證明對人健康造成危害，才進行管理已經為時太晚了。因為表示某些人可能因暴露此物質失去健康、甚至是生命，已無法挽回，而且很難建立因果關係，這也解釋為何國際上都是根據預防原則加以管理有害物質。基本上根據動物試驗數據與毒理資訊建構作用模式與鑑定有害物質，整合這些科學資訊需要根據化學物質進入體內後被吸收、分布、代謝、與排出的原理（稱為毒物動力學），再根據其在體內與生物大分子作用而致病的機制（稱為毒效動力學），作為鑑定有害物質的基礎。因此本章將簡易介紹執行風險評估中常用到的毒理試驗與毒理學概念。

2-2　常用毒理試驗數據

　　根據健康風險評估結果以制定化學物質的管理政策，以保護民眾健康免於受化學物質的影響。政策目標在於保護民眾終生不會因暴露化學物質而健康受到影響，因此執行健康風險評估時，考慮的終生暴露的情境。一般認為最適當的動物試驗數據，則為模仿人終生暴露的毒理試驗的數據。在現有的毒理試驗

中，以慢毒性試驗也就是 1~2 年的實驗動物試驗數據最適合用於執行健康風險評估。但是要執行這種長期的動物實驗成本相當高，一般化學物質會先執行急毒性試驗(Acute toxicity test)，接著做亞急毒性或亞慢毒性試驗(Subacute or subchronic toxicity test)，再執行長時間慢毒性(Chronic toxicity test)。這類的動物試驗呈現化學物質經暴露被吸收後，進入循環系統被輸送到各器官而產生的毒性效應，又稱為系統毒性(systemic toxicity)。為了研究化學物質在不同暴露期間所造成的不同健康效應，傳統毒性試驗研究通常依照不同暴露期間分為這三種動物試驗，在本節就先介紹急毒性、短期（亞急性或亞慢性）、與長期（慢性）三類系統毒性試驗。

一、急毒性試驗(Acute Toxicity Test)

一般是 24 小時內以單次給予化學物質，通常是經由人可能使用或接觸此化學物質的途徑來暴露實驗動物。針對呼吸暴露試驗，所謂單次給予化學物質，則以連續呼吸暴露 4 小時。一般是經由口腔給藥，試驗觀察期間為 14 天，最常觀察的健康效為死亡。通常對一種新的化學物質需要進行的第一個毒性試驗就是急毒性試驗，急毒性試驗可評估該化學物質的本質毒性(intrinsic toxicity)，通常以 LD_{50} (50% lethal dose)或 LC_{50} (50% lethal concentration)表示，LD_{50} 代表化學物質經口腔處理導致 50%實驗動物死亡的劑量，LC_{50} 代表經呼吸暴露該化學物質導致 50%實驗動物死亡的濃度。急毒性試驗的優點是成本相對較低，並且實驗結果可以作為後續進行短期亞急性或亞慢性毒性試驗時研究設計與劑量選擇的參考。缺點是提供的毒理資料較有限（表 2-1），且使用動物的物種、年齡、性別、體重、與動物健康狀況等都會影響毒性試驗的結果（表 2-2），因此根據急毒性試驗結果比較化學物質的相對毒性時，需要謹慎解讀實驗數據。如果根據 LD_{50} 分類化學物質的相對毒性時，要注意所使用實驗動物的物種，因不同物種的動物其對同一化學物質的易感性（易感受性）可能不同，可能有極大的差異性。

表 2-1	傳統上約略可以根據 LD_{50} 作為毒性分級

級別	LD_{50} (mg/kg)	化學物質
超毒(Supertoxic)	≦5	戴奧辛
極毒 (Extremely toxic)	5~50	印防己毒素
高毒 (Highly toxic)	50~500	苯巴比妥
中毒 (Moderately toxic)	500~5,000	硫酸嗎啡
微毒 (Slightly toxic)	5,000~15,000	乙醇
接近無毒 (Practically nontoixc)	>15,000	水

資料來源：Zbindon, G., Flury-Reversi, M. (1981). Significance of the LD_{50}-test for the toxicological evaluation of chemical substances. *Archives of Toxicology 47*, 77-99.
Loomis, T. A., & Hayes, A.W. (1996). *Loomis's Essentials of Toxicology* (4th ed., pp. 24-25). Academic Press.

表 2-2	影響 LD_{50} 值變化的因素

物種	健康狀況	溫度
品系	營養	時間
年齡	腸道物質	季節
體重	給藥途徑	人為誤差
性別	飼養環境	

資料來源：Loomis, T. A., & Hayes, A.W. (1996). *Loomis's essentials of toxicology* (4th ed., pp. 24-25). Academic Press.

二、短期（亞急性或亞慢性）毒性試驗

　　需要重複投予化學物質，通常每天一次或每週五次，亞急性(Subacute)毒性試驗對囓齒動物的試驗期間一般約為 2~4 週。亞慢性(subchronic)毒性試驗的持續暴露試驗期間約是 10%的生命週期，即囓齒動物約 3 個月，對狗通常約 6 個月甚至 1 年。試驗結束時犧牲動物，採血液與尿液進行臨床生化分析，並作完整的組織病理學檢查。亞慢毒性試驗的優點為提供比較多毒理資料，可以觀察化學物質對各器官的影響，並提供劑量效應關係。其缺點為試驗成本增加、毒

理資訊仍不夠充足、與所使用動物的樣本數仍不夠大等。執行風險評估時不會優先選用亞慢性試驗的數據，除非缺乏慢毒性試驗或是慢毒性結果不理想。亞慢毒性試驗的數據很重要，可為提供執行慢毒性試驗前選擇適當劑量，以避免實驗動物在慢性試驗過程中因劑量過高導致死亡。

三、長期慢毒性試驗(Chronic Toxicity Test)

　　試驗期間為 52~104 週，實驗動物需要重複投予化學物質，一般可以選擇給 3~4 個劑量，加上對照組就總共有 4~5 個劑量，樣本數比較大，致癌試驗每個劑量一般使用 50 隻的老鼠，因此試驗成本相當高。如果是呼吸暴露的試驗，一個星期暴露 5 天，每天暴露 6 小時，工作人每天需要清理動物房，避免因化學物質殘留而影響試驗結果，因此呼吸暴露試驗比經口腔暴露試驗的成本更高。試驗結束時要作詳細病理檢查，可得到產生不良效應的標的器官及劑量效應關係。慢毒性試驗目的是要模擬人的終生暴露，所以執行健康風險評估會優先選擇慢毒性試驗結果。若一化學物質在動物兩年實驗中誘發不良健康效應，過去基本上可以就假設該化學物質在人身上可能會產生類似的效應。但是在 2005 年後，基本上是需要看這個效應在動物體內的作用模式(Mode of action; MOA)是否與人體內具有類似的作用模式(US EPA, 2005)，如果存在，則可以假設這效應可能會發生在人身上。一般在環境與食品的健康風險評估常常假設每天暴露與終生暴露的情境，但是職場中化學物質的允許暴露濃度（Permissible exposure limit; PEL，又稱有害物質容許暴露濃度），所指的終生暴露為每天 8 小時與職場工作期間（約 30~40 年）的暴露，不至於導致未來 70 年期間內健康受到危害。

　　另外執行健康風險評估時，也需要考慮化學物質的生殖／發育毒性(Reproductive and/or developmental toxicity)，因此需要簡單介紹生殖／發育毒性試驗。從毒理試驗的觀點來看，可分單一世代或多世代試驗(Multi-generation test) 。一般常使用大鼠，通常自 5~8 週大後開始暴露並於交配前持續 8~10 週。不含對照組至少需三個劑量。父母世代通常簡稱(P)，隨後的第一子世代則用 F_1 表示、F_2 代表第二子世代。第一子世代測試主要評估母世代及 F_1 世代直至斷奶的生殖/發育毒性。然而在多世代毒性實驗中，F_1 世代從斷奶至成年持續暴露，在成年時交配產生 F_2 世代(US EPA, 1996)。

　　因國際上對新化學物質上市前，要求附有初步的毒理數據。如歐盟要求新的化學物質要上市前，一定要附上急毒性試驗的數據。因此多數的化學藥品都可以找得到急毒性數據，慢毒性試驗數據就相對的比較少，當然有些化學物質需要額外執行生殖毒性試驗與發育毒性試驗，以上都是常見的毒理資料。除此以外，還有所謂的體外實驗(In vitro studies)，用以探討研究毒物的致病機制(Mechanism)，所以在建構化學物質致病的作用模式就需要根據體外實驗的結果。根據動物實驗數據不易鑑定化學物質的作用模式，因此很多人會執行體外實驗探討化學物質的致病機制。體外實驗的特色是劑量可以比較高，但是體外實驗觀察到化學物質的效應不能代表動物實驗或是人會有類似的效應，因為動物實驗，也就是所謂的活體體內實驗(In vivo studies)，不可能使用這麼高的劑量，所以體外與體內實驗觀察到的結果可能會相差很大。另外分析動物或是人的體液中之生物標記(Biomarker)也可以回推化學物質在動物或是人體內的代謝機制，進而可以比較化學物質在人體的致病機制是否與在動物體內的機制類似。相對於市面上的化學物質數目，有動物實驗數據的化學物質數目相對較少。因此國際上目前正在發展計算毒理學(Computational toxicology)，希望整合基因體學(Genomics)、轉錄體學(Transcriptomics)、蛋白質體學(Proteomics)還有代謝體學 (Metabolomics)等現有的各種科學數據，以估算化學物質可能的毒性，只是目前還在發展階段，估算結果不確定性還很高。

 練習題 2-1

　　請根據 Melnick 等人於 1984 年發表於《Toxicology and Applied Pharmacology》期刊的三聚氰胺(Melamine)動物試驗結果一文為例(Melnick et al., 1984)，整理三聚氰胺的急毒性、亞慢毒性、與慢毒性動物毒性試驗的結果。

2-3　不良效應的劑量效應關係簡介

　　動物毒性試驗中，會使用好幾組劑量，實驗結束後，會得到不同劑量處理下不良效應發生率的數據。將這些實驗數據作圖：X 軸代表劑量，Y 軸代表著

不良健康效應發生率，可以觀察到不良效應的發生率隨著劑量的增加而增加，將這些數據作圖會得一條曲線，一般稱為劑量效應關係(Dose-response relationship)曲線圖（圖 2-1）。以急毒性數據來說，根據其劑量效應關係才可以估算出 LC$_{50}$ 或 LD$_{50}$，這個圖顯示隨著劑量的增加，死亡率隨之增加，因此可以利用內插法估算出導致試驗動物 50%死亡的濃度或劑量。從實驗數據幾乎不可能直接觀察到 LC$_{50}$ 或 LD$_{50}$，因為在一般實驗中能準確選擇劑量，而在 14 天內就可以觀察到 LD$_{50}$ 或 LC$_{50}$ 的機率微乎其微。

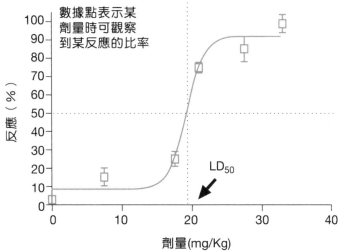

❷ 圖 2-1　不良效應的劑量與效應關係圖

　　在亞慢毒性試驗與慢毒性試驗中，可能會得到好幾個實驗組的不良效應發生率比對照組顯著增加的劑量效應關係，這時候最低的劑量稱做可觀察到不良效應的最低劑量(The lowest-observed-adverse-effect level; LOAEL)。另外也可能觀察到好幾個劑量的不良效應發生率與對照組不良效應發生率來比較，結果沒顯著差異的劑量效應關係，這時候最高的劑量稱為未觀察到不良效應的最高劑量(The no-observed-adverse-effect level; NOAEL)。傳統上常假設當劑量高於 NOAEL 時，化學物質實驗處理組(Treatment)的不良效應發生率開始在統計上顯著高於對照組(Control)的不良效應發生率，若劑量低於 NOAEL，則實驗組與對照組的不良效應發生率缺乏統計上顯著的差異。此 NOAEL 與 LOAEL 這兩劑量在傳統的風險評估中扮演很重要的角色，在目前除了具基因毒性與致癌性的化

學物質(Genotoxic chemical)外，假設其他化學物質都具有安全劑量，在早期（約西元 2000 年以前），就是利用 NOAEL 或是 LOAEL 估算化學物質的安全劑量。例如在食品殘留農藥與添加物的安全劑量，就是以每日容許攝(Acceptable daily intake; ADI)作為安全劑量，在過去都是利用劑量效應關係中的 NOAEL 除以安全係數來估算 ADI。當缺乏 NOAEL 時，則以 LOAEL 除以 10 替代 NOAEL。一般希望 NOAEL 或 LOAEL 是從兩年的慢毒性試驗獲得。下圖說明了 NOAEL 與 LOAEL 的差異（圖 2-2）。

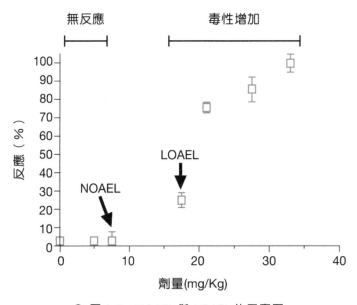

❷ 圖 2-2　NOAEL 與 LOAEL 的示意圖

練習題 2-2

　　根據練習題 2-1 整理得到的三聚氰胺之劑量效應關係中，請說明 NOAEL 的劑量為多少？

2-4 化學物質的代謝

　　當一化學物質經與人接觸後進入人體(Exposure)而被吸收(Absorption)進入血液循環系統，它可能會被輸送到各個器官，可能被排泄(Excretion)、累積(Accumulation)、或生物轉化(Biotransformation)。化學物質的生物轉化一般指的是化學物質的代謝(Metabolism)與去毒(Detoxification)的過程，在這個過程中，有些化學物質可能在代謝酵素作用下而被代謝活化(Metabolic activation)，產生活性代謝物質(Active metabolites)可能與體內生物大分子(Biomarcromolecules)產生反應，可能在體內經水解作用，也可能在去毒酵素作用下而形成去毒的產物。這一系列的代謝活化與去毒的作用，生物體將化學物質層層轉化（代謝）形成更容易溶於水的分子，目的在於加速將其排除於體外。然而就在將化學物質生物轉化的過程，特別是具基因毒性的致癌物質，產生的活性代謝物在被去毒前，也會攻擊體內的蛋白質、RNA、與基因(DNA)鹼基等的生物大分子，特別是與基因鹼基形成的鹼基共價鍵結物　又稱基因鹼基共價鍵結物(DNA adducts)，為一種基因傷害，可能是開啟化學致癌的一系列作用機制的起始步驟 (Wu et al., 2011; Hwa Yun et al., 2020)。請參考圖 2-3 具基因毒性致癌物質在生物體內的致癌反應流程。

　　在毒理學中，一般將化學物質的吸收(Absorption)、分布(Distribution)、代謝(Metabolism)、與排泄(Excretion)根據其英文單字簡寫成 ADME，可以根據質量均衡(Mass balance)原理，利用數學模式描述，這種模式又稱為化學物質在生物體內的藥（毒）物動力學(Pharmacokinetics; PK or Toxicokinetics; TK)的行為。

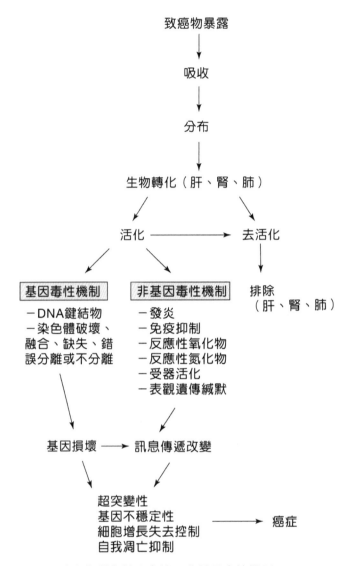

致癌物暴露

吸收

分布

生物轉化（肝、腎、肺）

活化 ──────→ 去活化

| 基因毒性機制 | 非基因毒性機制 | 排除（肝、腎、肺） |

－DNA鍵結物
－染色體破壞、融合、缺失、錯誤分離或不分離

－發炎
－免疫抑制
－反應性氧化物
－反應性氮化物
－受器活化
－表觀遺傳緘默

基因損壞 ──── 訊息傳遞改變

超突變性
基因不穩定性
細胞增長失去控制
自我凋亡抑制 ──────→ 癌症

❷ 圖 2-3　致癌物質的基因毒性及非基因毒性機制(Wu et al., 2011)

化學物質的代謝(Metabolism)

動物或是人體對化學物質進行代謝的主要目的為加速將化學物質排出體外，一般代謝可分為第一階段(Phase I)與第二階段(Phase II)的代謝反應。一般第一階段代謝反應產物的極性會增加，提高水溶性，也比較容易進行第二階段的反應。第一階段的代謝常常是化學物質活化的反應，形成的代謝產物因具極性或是具親電子性(Electrophiles)而具有與體內大分子反應的活性，進而造成基因傷害或細胞壞死等不良效應。第二階段的代謝反應往往是進一步的官能基化

或是與胺基酸的結合，反應產物會被去活化，但更具極性與更溶於水，而更容易被排出體外（請見表 2-3 至 2-5）。因大多數的第二階段反應會導致活性代謝物的去活化而具去毒的效果，因此第二階段的代謝反應又稱為去毒反應(Detoxification)。了解化學物質的代謝機制，將有助於鑑定該化學物質對人體造成傷害的機制，甚至有助於建立作用模式，藉此判斷此效應發生在人體的可能性。藉著作用模式可以判斷在動物實驗中觀察到化學物質造成的傷害發生在人體的可能性，又稱與人的相關性(Relevant to human)。當在動物身上觀察到化學物質誘發的傷害，如果毒理資料足夠建構造成傷害的 MOA，科學資料支持這個MOA 在人體內存在，則稱這個 MOA 與人相關。代表這化學物質在動物身上誘發的傷害，在人體內可能會發生，所以這個化學物質可以稱為潛在對人的有害物質，如此才需要針對該化學物質執行健康風險評估(US EPA, 2005; Boobis et al, 2006; Boobis et al., 2008)。萬一該化學物質的毒理資料不足以針對動物造成的傷害建構 MOA，這時候就會假設其對動物造成傷害，就可能對人體造成類似的傷害，也就是在動物觀察到化學物質暴露會誘發不良效應，該物質既可以稱為有害物質。因此了解化學物質的代謝反應與其代謝產物有助於建構有害物質致病的 MOA，因此在執行健康風險評估過程扮演很重要的角色，特別是在執行有害物質鑑定與劑量效應評估的階段。

　　表 2-3 列出化學物質在體內的一些第一階段與第二階段代謝反應機制，在第一階段代謝過程，將間接致癌物（在體外穩定不具反應性，在體內經第一階段活化反應後的產物，才具反應性、致突變性與致癌性）代謝產生具活性的代謝物。圖 2-4 以黃麴毒素(Aflatoxin)、氟乙醯胺(2-Acetylaminofluorene)、苯並芘(Benzo[a]pyrene)、1，2-二氯乙烷 (1，2-Dichloroethane)、與三氯乙烯(trichloroethylene)等物質為例，解釋它們在體內被代謝過程的反應與產物。第一階段的活性代謝物會攻擊基因的鹼基造成基因傷害，可能誘發基因突變而具基因毒性。第一階段代謝的產物經第二階段代謝的反應後失去活性，而失去誘發基因傷害與突變的能力，因此多數的第二階段代謝一般被視為去毒的功能。但仍然有少數的第二階段代謝反應，反而產生活性代謝物，會進一步與體內的大分子反應產生鍵結物而誘發基因毒性效應。

表 2-3　各種第一階段(Phase I)與第二階段(Phase II)的代謝反應

第一階段反應	第二階段反應
氧化(oxidation)	硫酸化(Sulfation)
還原(Reduction)	葡萄糖醛酸反應(Glucuronidation)
水解(Hydrolysis)	谷胱甘肽結合作用(Glutathione conjugation)
水合(Hydration)	乙醯化(Acetylation)
去鹵化(Dehalogenation)	胺基酸結合(Amino acid conjugation)
	甲基化　(Methylation)

　　黃麴毒素在體內，尤其在肝臟受 CYP450 酵素代謝下，於 Bay-region 區域產生氧化反應，產生具環氧(epoxide)官能基的代謝物。環氧官能基活性強，會與基因鹼基產生 DNA adducts，一般被認為是啟動黃麴毒素致癌的重要機制（圖 2-4）。1, 2-二氯乙烷與三氯乙烯（為 RCA 事件中造成土壤低下汙染與對其員工造成傷害的溶劑）在體內的代謝過程中直接經由第二相的谷胱甘肽(Glutathione S-transferase; GST) 結合反應，這個第二相代謝產物反而被活化造成毒性，是少數特例。2-乙醯氨基芴則是另一個類似化學物質，第二相的代謝物反而更具毒性

　　表 2-4 另外像乙烯一般直鏈具有雙鍵，包含 1, 3-丁二烯與丙烯等的化學物質，與溴苯(Bromobenzene)為苯環化學物質，都在體內一樣受 CYP450 酵素代謝，產生環氧官能基的活性代謝物。這種帶有環氧官能基的活性代謝物容易攻擊具有多餘電子對的原子，如基因鹼基上的氧與氮原子或是蛋白質胺基酸上具未共用電子對的原子，而產生共價鍵的產物（圖 2-4）。因此像氯乙烯及溴苯(bromobenzene)類的化學物質具有基因毒性且會致癌。

　　苯並芘(Benzo-a-pyrene; BaP)為一具多苯環的化合物，稱為多環芳香烴(Polycyclic aromatic hydrocarbons；PAHs)物質，幾乎是 PAHs 中致癌性最高的物質。圖 2-5 詳細寫出苯並芘代謝的過程，在第一相代謝的過程在 Bay-region 的雙鍵被氧化產生環氧官能基，容易攻擊基因鹼基而造成基因突變（圖 2-3）。因苯並芘具有多個雙鍵，因此在代謝過程中可以產生兩個環氧官能基，可以分別與基因鹼基反應兩次。

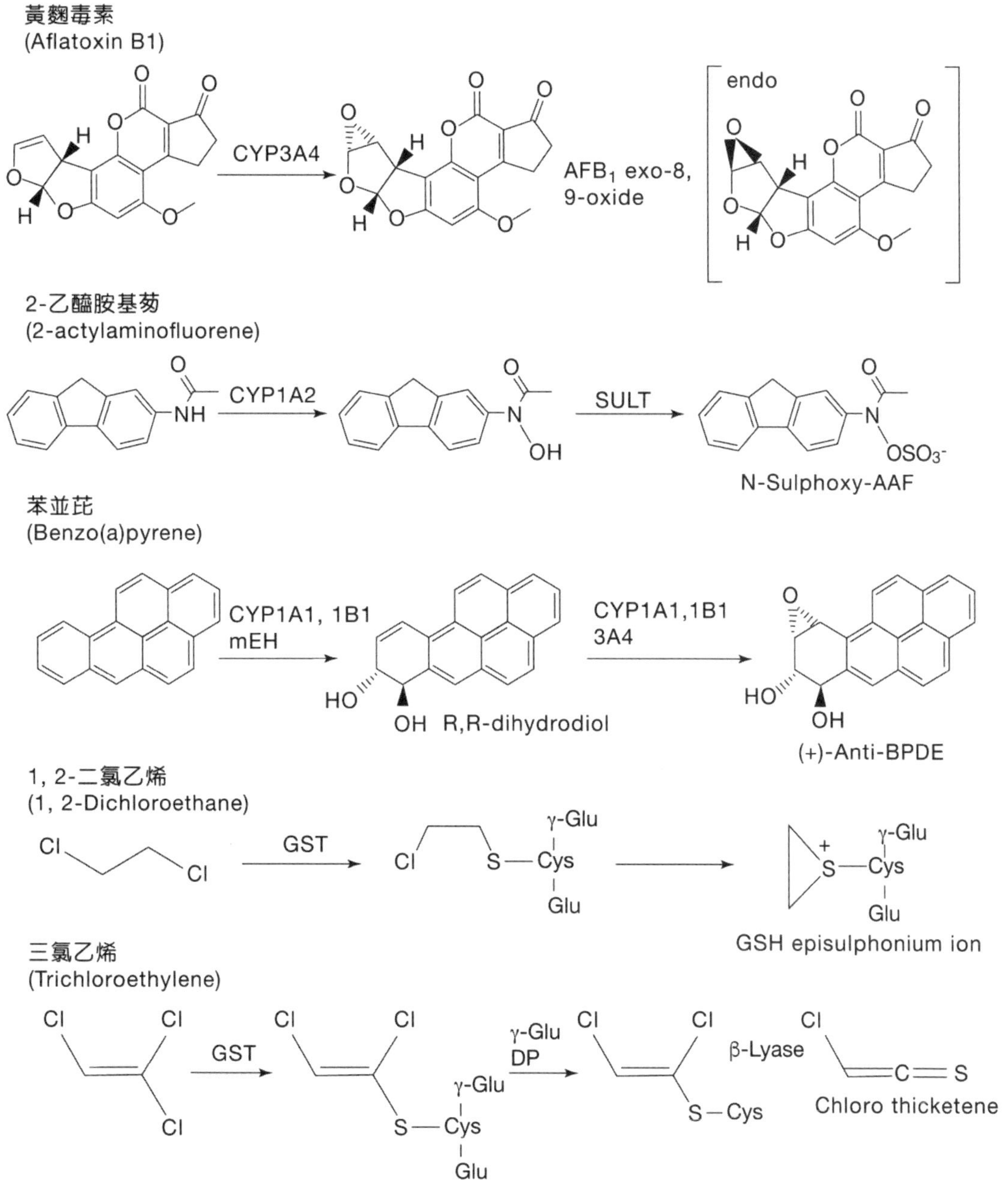

黃麴毒素
(Aflatoxin B1)

CYP3A4

AFB$_1$ exo-8,
9-oxide

endo

2-乙醯胺基莬
(2-actylaminofluorene)

CYP1A2

SULT

N-Sulphoxy-AAF

苯並芘
(Benzo(a)pyrene)

CYP1A1, 1B1
mEH

OH R,R-dihydrodiol

CYP1A1,1B1
3A4

(+)-Anti-BPDE

1, 2-二氯乙烯
(1, 2-Dichloroethane)

GST

γ-Glu

Cys

Glu

GSH episulphonium ion

三氯乙烯
(Trichloroethylene)

GST

γ-Glu

Cys

Glu

γ-Glu
DP

S—Cys

β-Lyase

Chloro thicketene

❷ 圖 2-4　代表性化學物質經第一階段與第二階段代謝的過程

表 2-4　化學物質經生物活化後的結構與毒性

Compound	Formula	Proposed R1	Type of toxicity
Bromobenzene			Liver necrosis
Vinyl chloride			Liver cancer
Aniline			Methemoglobinemia
Dimethylnitrosamine		CH_3^+	Carcinogenesis
Carbon tetrachloride	CCl_4	$\cdot\,CCl_3$	Liver necrosis
Chloroform	$CHCl_3$		Renal necrosis

表 2-5　第二階段代謝過程中化學物官能基進行的各種結合反應

反應種類	官能基種類
硫酸化(sulphation)	aromatic-OH; aromatic-NH_2; alcohols
葡萄糖醛酸反應(glucuronidation)	-OH; -COOH; -NH_2; NH; -SH; -CH
谷胱甘肽結合作用(glutathione conjugation)	Epoxide, organic halides
乙醯化(acetylation)	aromatic-NH_2; aliphatic-NH_2; hydrazines; -SO_2NH_2
胺基酸結合(amino acid conjugation)	aromatic-NH_2; -COOH
甲基化(methylation)	aromatic-OH; -NH_2; NH; -SH

　　圖 2-6 詳細列出二甲基亞硝胺（含二乙基亞硝胺）代謝機制，這類化學物質在體內受 CYP450 酵素的代謝下，會生成甲基離子（乙基離子）。這種離子代謝物的親電性遠高於環氧官能基而更容易攻擊具有多餘電子對的原子，包含蛋白質胺基酸與基因鹼基上具未共用電子對的原子，更易產生共價鍵產物（圖 2-3）。丁二烯、氯乙烯、丙烯、黃麴毒素、苯並芘、二甲基亞硝胺、與二乙基亞硝胺等物質，在第一階段代謝產生具化學反應活性的親電子物，會攻擊基因鹼基造成基因傷害，進而可能造成基因突變，都是很典型的具基因毒性的物質（圖 2-3）。

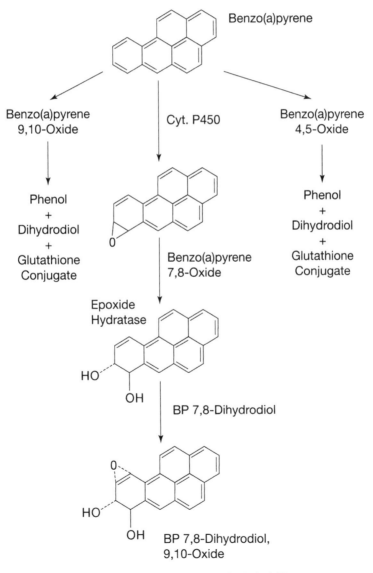

❷ 圖 2-5　苯並芘在體內的代謝途徑

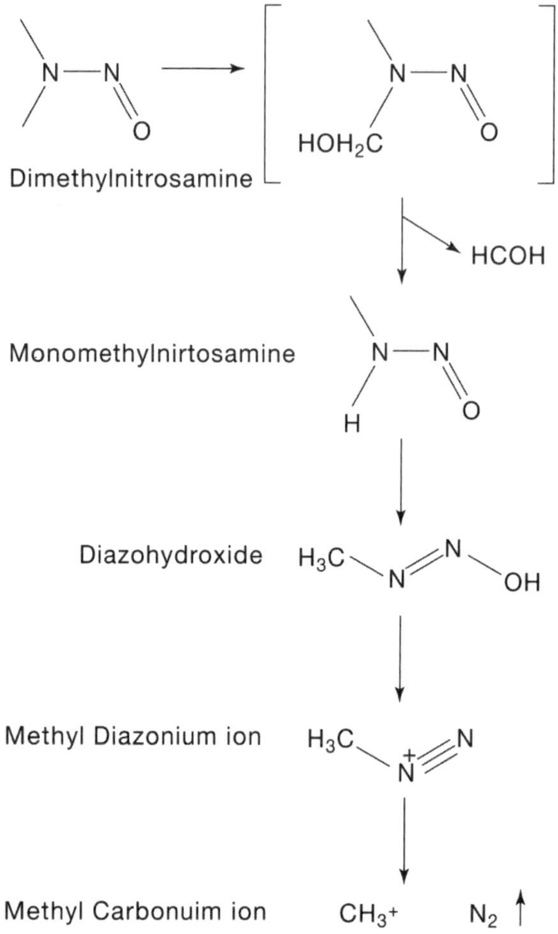

● 圖 2-6 二甲基亞硝胺(dimethylnitrosamine)在身體代謝後可產生致癌性的甲基離子(methyl carbonium ion)

　　丙烯醯胺(Acrylamide)為一廣泛使用的工業的化學物質，具神經毒性，在兩年的動物致癌的試驗中，一再被證明對動物致癌(NTP, 2012; Beland et al., 2015)。於 2002 年，被瑞典的環境化學家意外發現高溫處理含還原糖的食品會自發性的產生丙烯醯胺(Rosén & Hellenäs, 2002; Tareke et al., 2002)，為目前國際上公認很重要的食品安全問題。丙烯醯胺為何會致癌呢？因它具有一個雙鍵，在體內經 CYP450 代謝後產生帶有環氧官能基的活性代謝物，會攻擊基因鹼基產生鹼基的共價鍵結物（圖 2-7），在體外與體的實驗中證實丙烯醯胺會導致基因突變。在第二階段代謝會與谷胱甘肽結合，可經多次代謝後以代謝物硫醚尿酸(Mercapturic acid)經尿液排出(Huang et al., 2011; Huang et al., 2015)。

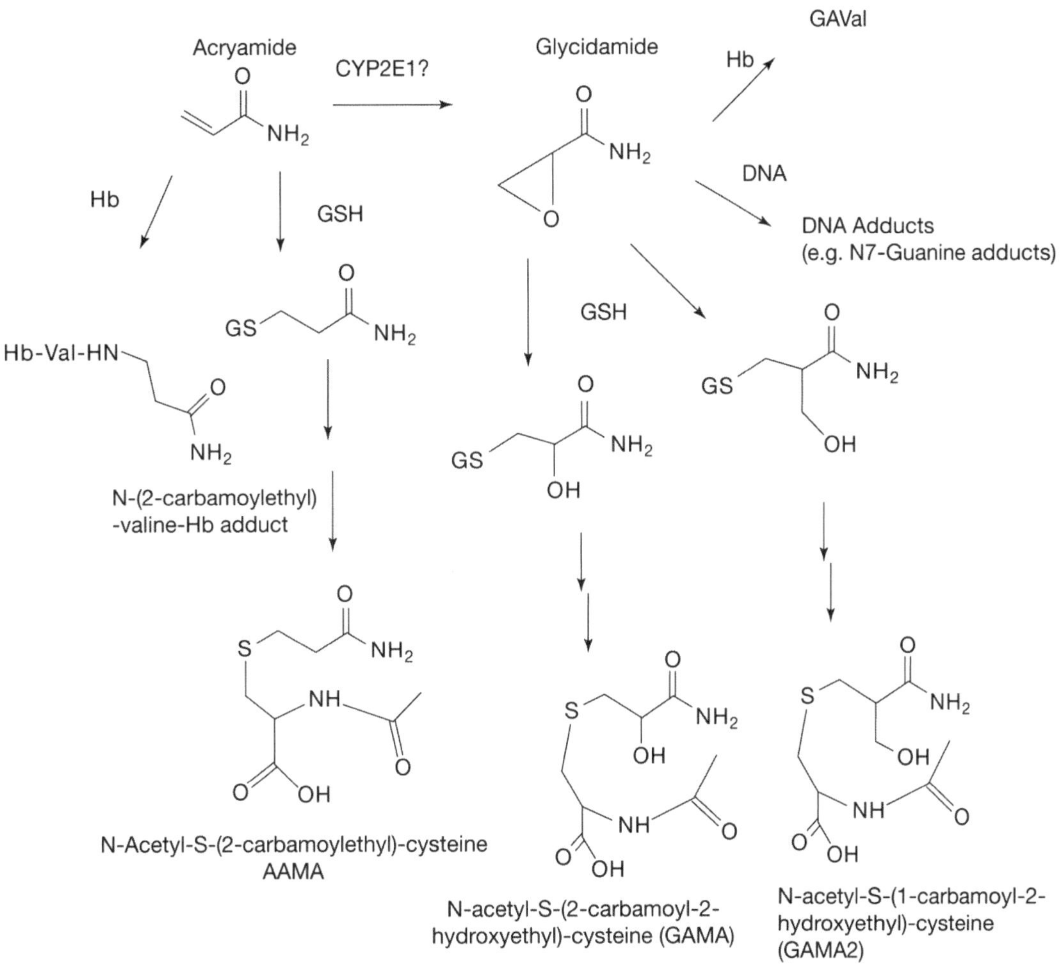

Acryamide
CYP2E1?
Glycidamide
GAVal
Hb
DNA
DNA Adducts
(e.g. N7-Guanine adducts)
Hb
GSH
Hb-Val-HN
GS
GSH
GS
N-(2-carbamoylethyl)
-valine-Hb adduct
GS
N-Acetyl-S-(2-carbamoylethyl)-cysteine
AAMA
N-acetyl-S-(2-carbamoyl-2-
hydroxyethyl)-cysteine (GAMA)
N-acetyl-S-(1-carbamoyl-2-
hydroxyethyl)-cysteine
(GAMA2)

❷ 圖 2-7　丙烯醯胺於體內的代謝與形成基因鹼基與蛋白質共價鍵結物的機制

　　乙醯化(acetylation)為比較少見的代謝機制，以異環胺為例，紅肉高溫加熱烹飪自發性形成的致癌物質。臺灣大腸癌發生率近年最高，文獻上常被懷疑與常食用經過高溫炒炸、燒烤的紅肉有關，這也是紅肉被國際衛生組織於 2015 年歸為動物致癌物的原因之一(IARC, 2015)。主要可能是高溫處理的紅肉含異環胺的緣故，而其代謝過程經由 acetylation 再進一步代謝產生具致癌性代謝物(Hwa Yun et al., 2020)。但國內較少這方面的數據，因為代謝過程較複雜（圖 2-8）。

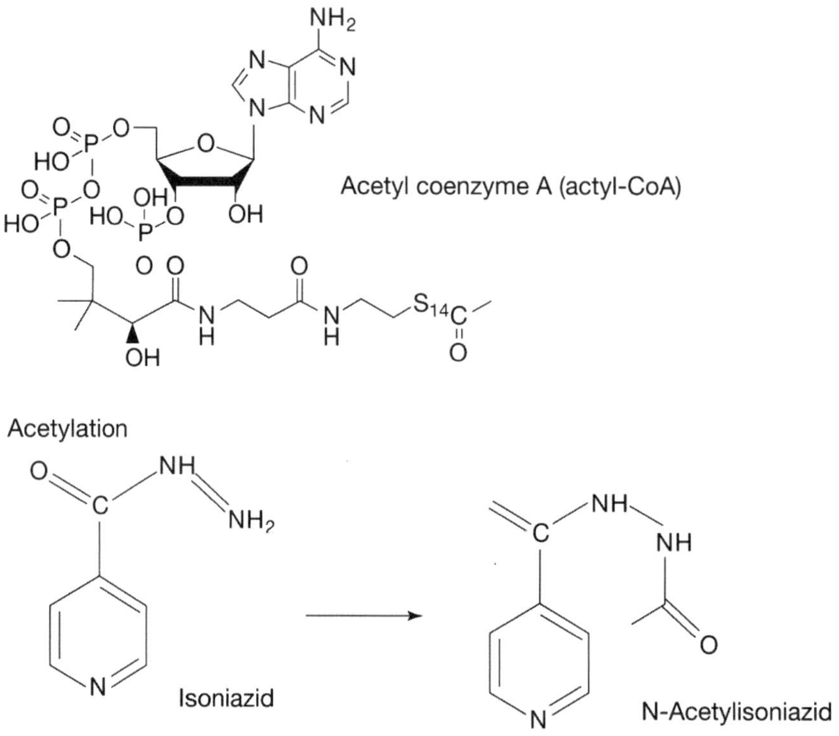

Acetyl coenzyme A (actyl-CoA)

Acetylation

Isoniazid

N-Acetylisoniazid

❯ 圖 2-8　異環胺類化合物經由體內乙醯化代謝

基因多型性對代謝的影響

　　有些人對某些化學物質的代謝比較快，有些人對某一類的化學物質代謝比較慢，許多研究顯示這個現象和人與人之人間代謝基因的多型性相關(Huang et al., 2011, 2012)。這也與有害物質對人健康影響息息相關，國內外許多研究也證明基因多型性確實和人與人之間癌症易感性顯著相關。而不同的人種間，在基因的多型性上可能存在差異，而造成代謝的差異（表 2-6）。表 2-6 列出不同人種間異環胺代謝的差異。

表 2-6　不同人種間乙醯化代謝能力的差別

族群	快速乙醯化代謝者(%)	藥物
愛斯基摩	95~100	Isoniazid
日本	88	Isoniazid
拉丁美洲	70	Isoniazid
美洲黑人	52	Isoniazid

表 2-6　不同人種間乙醯化代謝能力的差別（續）

族群	快速乙醯化代謝者(%)	藥物
美洲白人	48	Isoniazid
非洲	43	Sulphamethazine
南印度	39	Isoniazid
不列顛	38	Sulphamethazine
埃及	18	Isoniazid

資料來源: Lunde et al. (1997). *Clinical Pharmacokinetics, 2*, 182.

物種差異

　　不同動物物種間對同一化學物質的代謝速率可能會不同。大鼠和小鼠對 1, 3-丁二烯的代謝去毒就存在著很大差異，導致 1, 3-丁二烯對小鼠的致癌性遠高於大鼠(NTP, 1984; Huff et al., 1985)。到底要根據大鼠或小鼠的癌症發生率執行風險評估呢？根據不同物種的風險評估結果制定的管制標準也許會相差到 100 倍，因此需要進一步了解不同物種間的代謝機制差異，建議選擇代謝機制與人比較相近的那組數據執行評估。當執行風險評估的單位或個人，想要選用不同動物的數據，一定要列舉科學證據以證明自己的選擇在科學上是合理，且為多數人可以接受，不能隨著自己的喜惡或是立場而作選擇。表 2-7 呈現出苯並芘代謝活性在不同器官及物種的差異。

　　當然影響一個人對化學物質代謝的速率快慢因素很多，除看基因多型性外，還有許多因素例如年齡可能會影響，嬰幼兒代謝酵素尚未發展完成，與成人可能會有差異；一般健康的人與生病的人間可能會有差異；甚至共暴露的化學物質都有影響。探討這個議題，一定要根據科學證據，不能任因個人隨意作假設，而影響評估的結果。

表 2-7　不同物種與器官對 Benzo[a]pyrene 芳香環羥化(aromatic hydroxylation)活性的差異

物種	肝	腎	肺
大鼠	5.8	0.37	0.13
小鼠	11.26	0.03	1.02~0.2
恆河猴	2.5	0.38	0.2

資料來源: Lunde et al. (1997). *Clinical Pharmacokinetics, 2*, 182.

2-5　基因毒性與致癌性

一、基因毒性的定義與分類

具基因毒性的物質指的是在體內可以直接或間接對基因造成傷害，如果細胞在增殖前這些傷害未被修復，可能會因造成正常細胞內的重要基因發生突變，這個細胞可能會慢慢發展成癌細胞，但會致癌的物質不一定都是具基因毒性的物質。一般致癌物質可能不須經由代謝活化(Metabolic activation)，或是需要經由代謝活化後具有活性，這些活性物質會攻擊基因鹼基而形成基因鹼基的共價鍵結物(DNA adducts)。在毒理資料整合時，特別要去鑑定化學物質是否具有基因毒性，這些資料會影響後面我們執行劑量效應關係評估。在風險評估過程中，如具有基因毒性的有害物質，一般假設其不具安全劑量(Non-threshold)。其意義為只要攝取一分子的基因毒性化學物質就會有致癌的風險，雖然風險可能很低。具基因毒性的有害物質被認為具有潛在致突變性，多數也具致癌性，代表其進入體內後能夠導致基因突變，也會導致腫瘤的發展，這些物質包括多數被國際衛生組織歸類為致癌物質的化學品及游離輻射。

具基因毒性的致癌物質和游離輻射(Ionizing radiation)造成不良效應的機制類似，所以在風險評估的方法學上，具基因毒性有害物質與具輻射性物質雷同，劑量效應關係(Dose response)的評估方法與非基因毒物不同。輻射線帶的能量高，打到基因時會導致基因斷裂，造成基因傷害。具基因毒性的化學物質也會造成基因傷害，如圖 2-3 所示，這些化學物質進入人體後，會被吸收進入循環系統、經血液循環分布到人體各器官與部位、一般原型物為活性物質者在體內就會被水解與體內的大分子反應，如原型物為非活性物質，則主要在肝臟被代謝成活化代謝物，接著可能與體內大分子反應、或被第二階段代謝酵素作用下進行去毒反應，去毒產物很容易被排出體內。經由代謝可使原本不具活性的原型物(Parent compounds)而成為活性代謝物，可能開啟在體內的一系列癌化作用。例如，導致基因毒性，會產生 DNA adduct、染色體斷裂(Chromosome breakage)、基因缺失(DNA depletion)等，若不是基因毒性就不會走這個致癌過程。若是非基因毒性的致癌物，在體內可能會引起發炎、免疫抑制、接受器活

化、代謝與去毒酵素缺乏（如 glutathione depletion）等，在這個過程會間接誘發自由基產生氧化壓力，而形成基因氧化傷害(Oxidative DNA damage)，並不代表這些物質具基因毒性。然而有些重金屬在體內無法直接跟基因鹼基產生反應造成傷害，而是經過氧化還原反應產生自由基，增加氧化壓力，形成基因氧化傷害，這種重金屬被視為具基因毒性。一般有機化學物質若不是直接產生基因鹼基共價鍵結物，應該不會被歸類基因毒性有害物質。例如戴奧辛，戴奧辛本身不是基因毒性致癌物，而是對受器調控(Receptor mediator)的過程致癌，因此就不算基因毒性致癌物質。要判斷一有機物質的致突變性，它要能直接對基因產生傷害。這與無機物像重金屬造成氧化傷害的機制不同，因此要分開有機物與重金屬的毒性機制來鑑定。

　　有害物質如何形成基因鹼基共價鍵結物？經由代謝活化後與體內的基因鹼基的分子反應而產生。跟基因的鹼基反應，就會影響鹼基的配對間的氫鍵數目，因此在合成新的基因時基因聚合酶(DNA polymerse)就會誤認鹼基而導致新合成基因的突變。基因突變也可能發生在生殖細胞（精子或卵子）而導致突變，可能會影響新生兒或下一代。因此這類的有害物質，管理會比較嚴格，因為潛在不良效應比較嚴重（遺傳與致癌危害）。會導致突變的化學物質基本上就具基因毒性，會與鹼基產生共價鍵結物，可能導致基因複製的過程產生突變的物質，或是基因再複製與重組過程產生突變的物質都算基因毒性的有害物質。

　　從圖 2-9 可以看到基因鹼基 CG 配對是藉 3 對氫鍵形成配對，若 Guanine（鳥嘌呤）的 N2 位置或 O6 的位置形成基因鹼基共價鍵結物，就會減少這個配對間的氫鍵數目，因此基因聚合酶在合成新的基因時，就會誤認為兩個氫鍵的配對 AT，因此複製過程就會導致突變。

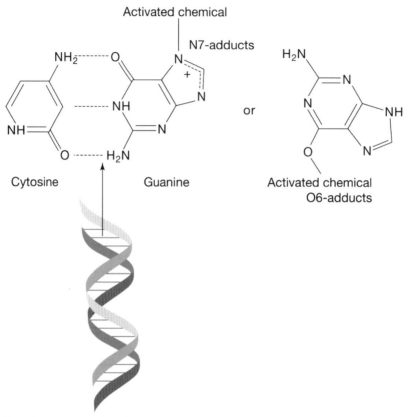

● 圖 2-9　基因中 Guanine（鳥嘌呤）的 N2 位置或 O6 的位置可能與活化的致癌物形成 DNA 鍵結。

二、致癌性

　　基因突變，有家族的遺傳性，基因不穩定性(Genetic instability)、有不同基因指紋(DNA spectrum)。有的致癌物質會有特定的基因突變指紋，例如黃麴毒素的活性代謝物會攻擊特定基因造成基因傷害，進而造成基 p53 基因特定的突變。一般癌症被認為是基因的疾病，體細胞的突變常見於偶發性癌症，遺傳性突變則在罕見家族性癌症都會發生。突變率的增加或基因不穩定性增加都會增加癌症風險，這種基因突變導致癌症的現象可以在單一細胞的層級觀察到。

　　致癌物質的致癌通常被認為是一多階段的致癌過程，在執行有害物質鑑定與鑑定 MOA 時，會比較偏重一開始如何產生突變的部分。致癌的後面階段是屬於癌症研究的專業領域，牽涉到細胞、分子生物學等等領域的很複雜學問。早期將癌症發展三分為階段起始(Initiation)、促進(Promotion)、與進展

(Progression)。具基因毒性的致癌物開始造成正常細胞產生突變是起始階段，突變細胞會開始作比較快的增殖是屬於促進的階段，產生突變機率就提高了，繼續快速增殖慢慢往癌化方向發展屬於進展階段。風險評估比較偏重起始部分，判斷化學物到底是否會有基因毒性。

　　一般文獻上對致癌物的分類可以分為三種：

1. **直接(direct)與間接(indirect)**：直接致癌物是不需要經過第一階段代謝活化直接可以造成基因傷害、突變、與致癌，稱為直接致癌物，例如：環氧乙烷是經典的代表。需要經過活化才能致癌，稱為間接致癌物，例如：黃麴毒素與苯(Benzene)，都是進到體內後被代謝酵素活化，才具致癌性。以苯來說，若不經過活化，它在環境中十分穩定、非極性、與不易反應。

2. **根據不同的作用分類**：根據不同的作用分類成：(1)起始致癌物(Initiator)，代表會誘發基因突變，啟動化學致癌的過程，把正常細胞轉化成突變細胞；(2)促進致癌物(Promotor)，代表無法導致基因突變，但會誘發細胞的增生而致癌；(3)完全致癌物(Complete carcinogen)，代表致癌物質同時具有前兩者的作用而致癌者三種。

3. **基因毒性致癌物與非基因毒性致癌物**：第三種分類在風險評估中最重要，分成基因毒性致癌物指會直接造成基因突變而致癌與非基因毒性致癌物指不造成基因突變但會致癌的物質。

三、判斷基因毒性的重要數據

Ames Test

　　判斷基因毒性，很重要的實驗 Ames test，是加州柏克萊大學的教授 Bruce Ames 發展的試驗方法，由細菌進行致突變性的判斷，研究時間相對比較短與容易判讀等優點，而廣為國際接受使用。其原理是由於傷寒沙門氏組氨酸營養缺陷型菌株不能合成組胺酸，故將細菌培養在缺乏組胺酸的培養基上，僅少數自發產生突變的細菌會存活。假如有致突變物存在，會導致營養缺陷型的細菌會產生突變，因而能存活而生長形成菌落，根據存活菌落數就很容易判斷受試物是否為會致突變的物質(Escobar et al., 2013)。然而有的細菌菌株沒有活化功能

（缺乏特定酵素），因此常常會額外加上 S9 酵素。S9 的製備方法為常將大鼠經藥物誘發代謝酵素後，將其肝臟磨碎並經 9,000x g 離心而得到的上清液所含的肝臟酵素，其實是代表 CYP450 的代謝酵素，用來協助致癌物質的活化代謝。歐盟要求新的化學物質上市需要附急性毒性數據(LD_{50}、LC_{50})及 Ames test 的數據才可以申請上市。如果執行 Ames test 有加入 S9，結果還是不會產生突變反應，就更確定這個受測試的物質不具基因毒性。因此執行 Ames test 過程有沒有加入 S9 酵素，在試驗結果的解釋上很不同，請注意解讀數據。不用 S9 就可造成突變的致癌物就是直接致癌物，要加入 S9 才會產生突變的致癌物質就是間接致癌物。因此在整理 Ames test 的結果數據時，要注意所得到的結果有沒有加上 S9。沙門氏菌有不同的菌株，具有有不同的基因突變方式，常用的菌株有 TA 1535、TA1537、TA1538、TA102 等。

其他常見的基因毒性實驗

1. 哺乳動物細胞的正向突變試驗：常用小鼠淋巴瘤 L5178Y 細胞，中國倉鼠肺 V79 細胞和卵巢 CHO 細胞的三個基因位點的突變來做。

2. 染色體變異：常見如囓齒類骨髓細胞之微核測試法。通常選小鼠來做，可測得經致突變物作用之後，染色體無著絲點斷片或因紡錘體受損傷而形成的次核。

3. DNA 損傷試驗：如姐妹染色單體交換(SCE)試驗

2-6　常用的毒理資料庫

　　毒理資料庫，雖然國內也建構好幾個資料庫，但不是為執行健康風險評估而建構，因此所收集的資料不適用在健康風險評估。勞動部的化學物質安全資料庫(MSDS)比較適用於職場中化學物質的緊急應變使用，不是為了風險評估的目的，因此無法用在風險評估上。TOXNET 與美國環保署的資料比較有用，另外可用化學物質的名稱在 google 直接搜尋，食品相關的可以找歐盟食品安全委員會(European Food Safety Authority; EFSA)，專門做食品風險評估的資料庫。TOXNET 是美國國家醫學圖書館建立的資料庫，非常齊全；US EPA iris 的

資料庫，整理出來約 500 種化學物質，已經進行過劑量效應關係。因此為執行健康風險評估教學與研究單位使用，但是在這個資料庫找不到，就建議自行尋找毒性試驗的數據估算安全劑量或致癌係數。當然在這些資料庫整理過，就代表資料可能比較舊了。引用資料庫的資料時，需要確認近年來發表的新毒理資料，因此需要再利用 PubMed 找看看剛發表的新資料。以三聚氰胺為例，事件發生時，在這幾個資料庫中找不到三聚氰胺相關毒理資料，因此要額外找已發表的文獻，結果完整的急毒性、亞慢毒性、與慢毒性的動物試驗結果發表於1984 年的 Toxicology and Applied Pharmacology 的期刊。因此建議每次新有害物質事件發生時，不妨就去 TOXNET 去找毒性相關的資料。

　　以下簡介常用幾個毒理資料庫：TOXNET Databases (National Library of Medicine)包括 15 個資料庫，但常用的是下列幾個。

1.　Toxicity literature online (TOXLINE)。

2.　Hazardous substance databank (HSDB)。

3.　US EPA risk assessment database (IRIS)。

4.　Genotoxicity database (GENE-TOX)。

5.　Chemical carcinogenesis research information system (CCRIS)。

6.　Developmental and reproductive toxicology database (DART)。

7.　Toxics Release Inventory (TRI)。

　　原本 Toxnet 為一完整又容易使用的資料庫，但是在 2019 年 Toxnet 就不再維護，網站裡的常用的資料庫，如有害物質資料(HSBD)與鑑定致癌物質與基因毒性的資料庫，包含化學致癌研究資訊系統(CCRIS)與基因毒理資料(Gen-Tox)，需要回到原來 Pubchem 資料庫搜尋。發育與生殖毒理資料(DART)與Toxline 資料，請到 PubMed 網站搜尋。國際上許多單位，因發展計算毒理學的需求，紛紛建立自己的資料庫，在網站上可找到一些，有些資料庫可能需要使用者付費。只要資料有公開發表，在 PubMed 網站上可以利用關鍵字搜尋，應該也可以找到。

　　International Agency for Research on Cancer (IARC)是為國際衛生組織下的癌症研究機構，每年都會公告一些或幾個化學物質的系統性整理的毒理數據(Monographs)，並針對致癌物質作出分類，以供世界各國參考。截至目前已約針對 900 多種化學物質，作致癌物質的分類。

 名詞解釋

1. 吸收(absorption)：指的是化學物質進入生物體內的循環系統的過程，一般是主要在肺泡、腸胃道、與皮膚表面。
2. 分布(distribution)： 化學物質經吸收進入循環系統後，經由血液輸送到體內各個組織與器官的過程。
3. 代謝(metabolism)： 化學物質原型物在酵素的作用下經生物化學反應轉化成另一種代謝物的過程。代謝酵素主要在肝臟，肝臟為化學物質最主要的代謝器官，其他器官例如肺以及腎有代謝酵素，也有某些代謝功能。
4. 排泄(excretion)： 代謝物離開身體的過程。
5. 致癌(carcinogenesis)：正常細胞形成癌細胞的過程。
6. 致突變(mutagenesis)：一生物體的基因被改變，導致突變。
7. 致畸胎(teratogenesis)：生理上的發展缺陷。
8. 毒性作用(toxic effect)：對健康的危害效應。
9. 毒物(toxicant):導致健康危害的化學物質。
10.危害物質(hazard)：導致健康危害的任何物質。
11.毒素(toxin)：天然產生的毒物，和一般化學性毒物(toxicant)意義不同。

總結

　　本章主要是回顧在執行健康風險評估中常用到的有害物質在體內作用的致病機制，與經常會參考和使用的毒理試驗。基本上因執行評估的需求，希望能收集擬評估化學物質的長期慢毒性試驗的數據，只要實驗品質良好，就可以作為鑑定這個化學物質是否對人造成危害的科學證據。根據動物試驗的結果與化學物質在體內的代謝機制，以建構化學物質致病作用模式，才能進一步探討與人的相關性。因為具基因毒性的致癌物質在劑量效應評估上比較不同，所在本

章所使用以解釋的例子多數為具基因毒性致癌物質，因為這些有害物質的代謝活化、去毒、與致病機制比較複雜。這些都是毒理學的基本觀念，了解這些觀念將有助於建構具基因毒性致癌物質的作用模式。最後介紹毒理資料庫，在 2019 年 Toxnet 就不再維護，網站裡的常用的資料庫就已回歸原來的化學資料庫。當然因為基因體學、蛋白質體學、與代謝體學等等的資料越來越多，國際上許多單位都已建立自已的毒理資料庫。臺灣已建立幾個毒理資料庫，只是目前這些資料庫未包含建構作用模式與劑量效應關係的資料，仍有改善的空間。

課後練習

一、問答題

1. 過去臺灣發生一些重大食品安全事件時，有些人會說雖然動物實驗結果顯示這個化學物質對實驗動造成危害，但是「沒有人體證據證明此化學物質會造成人體健康的危害」。請以預防原則回應這樣的說法。

2. 請說明預防原則(Preventive principle)與預警原則(Precautionary principle)間的差異。

3. 請說明三種傳統系統性毒理試驗的優缺點。

4. 請說明那種基因毒性測試為最常用的測試方法？其基本原理為何？

5. 一般化學致癌為一多階段的過程(Multi-stage process)，請描述這個化學致癌過程。

6. 請說明化學物質的第一相與第二相代謝。

7. 請說明有那些因素影響化學物在體內的代謝？

二、選擇題

1. 當科學證據尚不足執行健康風險評估以制定政策，但是因社會大眾很關切，所以政府仍採取適當措施，讓社會大眾做選擇，稱為？(A)預防原則 (B)預警原則　(C) 公衛原則　(D)傳染疾病防治原則　(E)風險管理原則。

2. 健康風險評估常根據動物實驗數據進行評估，哪一種毒性試驗結果最適用於健康風險評估？(A)急毒性試驗　(B)亞慢毒性試驗　(C)慢毒性試驗　(D)亞急毒性試驗　(E)致突變試驗

3. 針對化學物質代謝，下列敘述何者為誤？(A)第一階段代謝常為活化代謝 (B)化學代謝在於增加水溶性以增加排出體外速率　(C)第二階段代謝常稱為去毒代謝　(D)主要的代謝器官在肝臟　(E)主要代謝酵素為 CYP450，可以經由大鼠腎臟取得。

4. 對基因毒測試的描述下列何者為誤？(A)基因毒性的試驗方法很多種，最常用的方法為 Ames test　(B) Ames test 為一細菌測試系統方法　(C)這個方非常簡單，不需要任何代謝酵素，可以用來測試各種化學物質　(D)這個方法簡易、快速、成本低　(E)這個方法已廣泛應用於工業界。

5. 對具基因毒性的致癌物描述，下列何者為誤？(A)直接致癌物可以直接攻擊基因鹼基而產生基因傷害　(B)這些基因傷害可能會產生基因突變　(C)會與接受器作用以誘發代謝基因的表現　(D)一般假設這類化學物質不具安全劑量　(E)間接致癌物需要經活化代謝後才會對基因造成傷害。

三、是非題

1. 在發現某一化學物質對實驗動物造成不良健康效應後，整合當時最佳科學證據執行健康風險評估，參考評估結果制定化學物質的管理政策，以維護國民健康安全。這種作法為化學物質管理的預防原則。

2. 化學致癌物常需要經由代謝活化才會致癌，一般稱為間接致癌物。

3. 化學致癌物一般為多階段的致癌過程，其中會導致正常細胞產生基因突變者，一般稱為致癌促進者。

4. 間接致癌物質經代謝後，產生活性代謝物可以直接攻擊基因鹼基，形成基因鹼基共價鍵結物(DNA adducts)，為一種基因傷害。

5. 根據化學物質急毒性試驗的結果 LD_{50} 與 L_{C50} 可以準確判斷化學物質的毒性。

解答　二、BCECC　三、○○×○×

參考
文獻 ···

Beland, F. A., Mellick, P. W., Olson, G. R., Mendoza, M. C. B., Marques, M. M., & Doerge, D. R. (2013). Carcinogenicity of acrylamide in B6C3F1 mice and F344/N rats from a 2-year drinking water exposure. *Food and Chemical Toxicology, 51*,149-159.

Boobis, A. R., Cohen, S. M., Dellarco, V., McGreco, D., Meek, M. E., Vickers, C., Willcocks, D., & Farland, W. (2006). IPCS Framework for analyzing the relevance of a cancer mode of action for humans. *Critical Reviews in Toxicology, 36*, 781-792.

Boobis, A. R., Doe, J. E., Heinrich-Hirsch, B., Meek, M. E., Munn, S., Ruchirawat, M., Schlatter, J., Seed, J., & Vickers, C. (2008). IPCS framework for analyzing the relevance of a noncancer mode of action for humans. *Critical Reviews in Toxicology, 38*, 87-96.

Escobar, P. A., Kemper, R. A., Tarca, J., Nicolette, J., Kenyon, M., Glowienke, S., Sawant, S. G., Christensen, J., Johnson, T. E., McKnight, C., Ward, G., Galloway, S. M., Custer, L., Gocke, E., O'Donovan, M. R., Braun, K., Snyder, R. D., & Mahadevan, B. (2013). Bacterial mutagenicity screening in the pharmaceutical industry. *Mutation Research, 752*(2), 99-118.

Huang, C. C. J., Wu, C. F., Shih, W. C., Luo, Y. S., Chen, M. F., Li, C. M., Liou, S. H., Chung, W. S., Chiang, S. Y., & Wu, K. Y. (2015). Potential association of urinary n7-(2-carbamoyl-2-hydroxyethyl) guanine with dietary acrylamide intake of smokers and nonsmokers. *Chemical Research in Toxicology, 28*, 43-50.

Huff, J. E., Melnick, R. L., Sollevaid, H. A., Haseman, J. K., Powers, M., & Miller, R. A. (1985). Multiple organ carcinogenicity of 1, 3-butadiene in B6C3FW mice after 60 weeks of inhalation exposure. *Science, 227,* 548-549.

Hwa Yun, B., Guo, J., Bellamri, M., Turesky, R. J. (2020). DNA adducts: Formation, biological effects, and new biospecimens for mass spectrometric measurements in humans. *Mass Spectrometry Reviews, 39*(1-2), 55-82.

Melnick, R. L., Boorman, G. A., Haseman, J. K., Montali, R. J., & Huff, J. (1984). Urolithiasis and bladder carcinogenicity of melamine in rodents. *Toxicology and Applied Pharmacology, 72*(2), 292-303.

NRC (National Research Council) (1983). *Risk assessment in the federal government: Managing the process*. National Academy Press.

NRC (1994). *Science and judgment in risk assessment*. National Academy Press.

National Toxicology Program (1984). Toxicology and carcinogenesis studies of 1,3-butadiene (CAS No. 106-99-0) in B6C3F1 mice (Inhalation studies). *Technical Report 288*. National Toxicology Program, Research Triangle Park.

National Toxicology Program (2012). Technical Report Series No. 575. NIH Publication No. 12-5917. Park, NC: National Institutes of Health, Public Health Service, U.S. Department of Health and Human Services, Research Triangle. Technical Report on the *Toxicology and Carcinogenesis Studies of Acrylamide (CAS No. 79-06-1) in F344/N Rats and B6C3F1 Mice (Feed and Drinking Water Studies)* (pp. 1-233).

Rosén, J., & Hellenäs, K. E. (2002). Analysis of acrylamide in cooked foods by liquid chromatography tandem mass spectrometry. *Analyst, 127*, 880-882.

Tareke, E., Rydberg, P., Karlsson, P., Eriksson, S., & Törnqvist, M (2002). Analysis of acrylamide, a carcinogen formed in heated foodstuffs. *Journal of Agricultural and Food Chemistry, 50*, 4998-5006.

US EPA (1996). Guidelines for reproductive toxicity risk assessment. *Federal Register, 61*(212), 56274-56322. United State Environmental Protection Administration.

US EPA(2005). Guidelines for carcinogen risk assessment. Risk Assessment Forum.

Wu, K. Y., Chiang, S. Y., Shih, W. C., Huang, C. C., Chen, M. F., & Swenberg, J. A. (2011). The application of mass spectrometry in molecular dosimetry: Ethylene oxide as an example. *Mass Spectrometry Reviews, 30*(3), 733-756.

Huang, Y. F., Chiang, S. Y., Liou, S. H., Chen, M. L., Chen, M. F., Uang, S. N., & Wu, K. Y. (2012). The modifying effect of CYP2E1, GST, and mEH genotypes on the formation of hemoglobin adducts of acrylamide and glycidamide in workers exposed to acrylamide. *Toxicology Letters, 215*(2), 92-9.

Huang, Y. F., Chen, M. L., Liou, S. H., Chen, M. F., Uang, S. N., & Wu, K. Y. (2011). Association of CYP2E1, GST and mEH genetic polymorphisms with urinary acrylamide metabolites in workers exposed to acrylamide. *Toxicology Letters, 203*(2), 118-126.

03

鑑定致癌物質

本章大綱

　　致癌為一潛伏期長的基因疾病，癌症死亡率排國人死因的第一位，談癌色變可能是國人擔心暴露致癌物質的原因。其實這也是國際上對致癌物質的管理比較嚴格的原因之一，國內也遵循國際的作為。對致癌物質的管理首先需要鑑定致癌物質以做為評估管理的基礎，臺灣政府基本上根據國際衛生組織(WHO)對致癌物的分類作為管理的基礎。但是這樣的作為在年年春(Glyphosate)農藥的管理上遇到挑戰，WHO 對這個農藥的分類和歐盟食品安全局與美國環保署不同。加上在 2005 年，美國環保署公告致癌物風險評估規範後，強調根據科學證據作鑑定。因為美國與國際衛生組織對致癌物質分類的內涵已有所改變，過去根據預定假設，現在強調科學證據：只要化學物質對動物致癌就假設其對人可能也會致癌，現在改為根據毒理證據建構致病的作用模式(Mode of action; MOA)。如果這個 MOA 在人體內可能存在，代表對動物致病 MOA 與人相關，才需要執行評估。這個 MOA 更決定劑量效應關係評估的作法，也決定是否需要針對不同年齡層的人群作風險的調整。因此需要了解國際各單位對致癌物分類的原則與方法，才能完整了解與執行健康風險評估。另外雖然國際衛生組織與美國環保署等單位已經作致癌物質鑑定分類，這些物質是他們感興趣或是比較重要的化學物質。但是他們不感興趣的致癌物質呢？他們尚未評估與分類的致癌物質呢？對臺灣的影響為何？甚至像年年春農藥，國際上不同單位鑑定結果不一致，那我們要採用那個分類呢？因此國內應該要培養致癌物鑑定與評估的能力。

3-1 前言

在日常生活中，一般人很擔心暴露致癌物質對健康的影響，因此不論是環境汙染物或是食品中的有害物質，如果含有可能致癌的物質，管理上往往特別嚴謹。管制的標準就是根據健康風險評估的結果制訂，執行健康風險評估時，首先要鑑定一化學物質是否可能對人致癌？鑑定的步驟可以參考國際上公告的規範，如國際衛生組織(World Health Organization; WHO)下的國際癌症研究署(International Agency for Research on Cancer; IARC) 鑑定致癌物質的程序與步驟，美國環境保護署(Agency for Environmental Protection; EPA)、食品藥物管理署(Food and Drug Administration; FDA)、與毒物與疾病登記署(Agency for Toxic Substances and Disease Registry; ADSTR)等單位執行致癌物質鑑定的技術規範。

過去國內執行致癌物風險評估時，大多參考美國 EPA 或是 IARC 對致癌物的鑑定分類。萬一遇到這兩個單位未曾執行鑑定分類的化學物質，就不用對這化學物質執行致癌風險評估，也就是假設這個物質不會致癌，其致癌風險為零。這樣作潛在會低估風險，最好的方法是整理完整的科學資訊，尤其流行病學與毒理相關的資訊，執行致癌物質鑑定。如果這個物質可能致癌，則需要根據該物質致癌的作用模式(Mode of action; MOA)執行風險評估。究竟要如何鑑定一個物質是否可能對人致癌呢?就是本章的重點。

目前學術界一般接受化學物質致癌的過程為一多階段的過程(multiple-stage process)：(1)致癌起始階段(Initiation stage)：為正常細胞因暴露有害物質作用下產生第一個基因突變；接著是(2)致癌促進階段(Promotion stage)：為起始細胞（突變細胞）加速增生過程中產生第二個基因突變；最後為(3)致癌進展階段(Progress stage)：在此階段的細胞更加速增生，產生更多基因突變，慢慢發展為腫瘤細胞與組織。在致癌物的分類可以參考第二章，根據其作用的機制分為：(1)起始致癌物(initiator)，指的是該物質或其活性代謝物會直接產生基因突變者；而(2)促進致癌物(promoter)指的是該物質會促進細胞增生但不會直接造成基因突變；(3)完全致癌物(complete)具備起始與促進兩種作用的致癌物質。另外，根據其是否需要經活化代謝(metabolic activation)才會致癌，可分為：(1)直接(direct)致癌物，指的是不需要經代謝活化就可致癌的物質；與(2)間接(indirect)

致癌物，指的是需要經活化代謝的才會致癌的物質。WHO 與美國 EPA 執行致癌物鑑定時需要遵照一定的鑑定程序與規範，根據流行病學與動物致癌試驗結果，再根據化學物質體內與體外毒理試驗實驗結果、化學物質的代謝機制、與各種體內體外的致病機制研究資料，執行致癌物的鑑定與分類。體外實驗與機制的研究結果則是作為建構致癌作用模式(MOA)的重要資料(US EPA, 2005; IARC, 2012)。

癌症的潛伏期長，所以在環境職業衛生與食品安全領域，不容易建構致癌的因果關係。以國內某些汙染場址為例，擬鑑定其周遭居民的癌症發生率增加，是否可歸因於長期暴露於該場址排放的致癌性汙染物呢？餿水油是否對健康造成危害？同樣面對建構因果關係的高難度挑戰。囙此最好的策略是採預防的措施，提前部署，決戰境外。國際在制定環境健康與食品安全政策也是普遍採用預防原則(Preventive principle)，根據當時最佳的科學資訊執行致癌風險評估，以制訂致癌物的管制政策，希望能保護民眾免於因暴露致癌物質而導致民眾的罹癌率增加。但其先決條件是必須要能鑑定某一物質是否可能對人致癌？才能決定是否需要執行致癌風險評估？因此致癌物的鑑定則為執行致癌風險評估的首要之務。

接下來將介紹國際致癌風險評估的發展歷史（3-2 節），利用流行病學資料鑑定致癌物質（3-3 節），利用動物實驗數據鑑定致癌物質（3-4 節），與建構作用模式（3-5 節）。本章介紹致癌物質的鑑定程序與方法主要參考美國 EPA 於 1986 年與 2005 年公告的致癌風險評估技術規範(US EPA, 1986, 2005)。

3-2　致癌風險評估發展歷史

美國環保署為國際上少數負責風險評估方法發展的機構，本章主要介紹美國環保署在致癌物質風險評估方法的演進。自美國國家科學院(National Research Council; NRC)於 1983 年建立風險評估管理架構，並出版風險評估紅皮書《Risk Assessment in the Federal Government: Managing the Process》明確建議美國聯邦政府要定期公告風險評估規範，作為聯邦政府執行風險評估過程參考的程序與步驟，以確保有害物質或是環境汙染物管理決策與政策的一致性。美

國環保署遵照紅皮書的建議公告致癌風險評估技術規範，並定期檢討改進，約每隔十年公告新修訂的致癌物質風險評估技術規範(Guidelines for Health Risk Assessment on Carcinogens)。在 1980 年代，因為許多的化學物質缺乏致癌機制的相關研究，多數致癌物質的鑑定多仰賴預定假設(Default assumptions)。尤其在 1980 與 1990 年代，因多仰賴預定假設導致衍生許多不確定性而產生爭論，致癌風險評估甚至被批評為不科學，《Regulatory Toxicology and Pharmacology》這本學術期刊曾在 1992 年刊載一篇文章的標題為 "Cancer risk assessment: The sciecne that is not" (Gori, 1992)。美國環保署在執行健康風險評估 10 年後，於 1993 年邀請國家科學院組成專家委員會，回顧過去十年美國環保署執行的風險評估面臨的問題，與檢討改善之道。美國國家科學院於 1994 年出版了《風險評估中的科學與判斷(Science and Judgment in Risk Assessment)》一書(NRC, 1994)，書中建議應該根據毒理機制以減少鑑定致癌物的不確定性。由此可見致癌物質的鑑定是動態的，將隨著科學的進步帶動規範不斷的更新。所以美國環保署著手修訂新的致癌風險評估技術規範，1996 年完成新修訂規範的草案，經多次審查檢討，一直到 2005 年才正式公告(US EPA, 2005)。這個規範開宗明義就說明只是提供美國環保署內執行致癌風險評估參考使用，確保評估與政策制定的一致性，對外並無約束力。但若根據這個規範執行鑑定評估，應列舉參考的科學證據，並說明為什麼要根據規範執行健康風險評估的理由。因為美國環保署在風險評估的方法建立上領先國際，所以國際上許多組織（包含 WHO）等許多單位都會參考美國環保署公告的規範。由於美國投注最多人力與資源在風險評估方法相關研究，持續改善與降低健康風險評估的不確定性，以改善決策的品質，因此風險評估被定義為一個持續改善的過程(Risk assessment is a continuously improving process) (NRC, 1994)。希望國內相關單位能理解國際趨勢演變的科學意涵，當新的關鍵科學資訊出現時，就應重新執行評估，以減少評估的不確定性。不僅改善評估的品質，也將可以改善政策的品質。

　　比較美國 EPA 從 1976 年公告第一版的致癌物質風險評估規範不到 10 頁、1986 年修訂公告的規範不到 20 頁、1996 未公告的規範草稿 70 多頁、1999 未公告的規範草稿近百頁、到 2005 正式公告修訂的致癌物質風險評估規範近 130 頁。從這個規範的演進呈現了 20 年(1986~2005)間國際學術界對化學致癌科學

研究的進步，揭開許多化學致癌的機制，並將這些新的科學證據融入致癌風險評估規範中。美國 EPA 說明公告這些致癌物質的風險評估規範目的：(1)指導其內部科學家執行環境中化學物質或其他物質風險評估的原則與步驟；(2)協助決策者與社會大眾了解這些評估的步驟；(3)這些規範是動態與具彈性的文件，因為規範中的原則與步驟將可以因為新科學證據的出現修正；(4)美國 EPA 會根據評估經驗的累積與新科學證據的演進，而持續修訂評估規範與公告新的規範。這也解釋了為什麼 2005 年公告的評估規範內容增加至上百頁，也代表了從 2005 年起，國際上在致癌風險評估的方法已有重大改變，建議臺灣相關單位執行健康風險評估應該注意。

　2005 年致癌風險評估技術規範的特色：

1. 執行致癌物質鑑定之前，應先完整的收集科學證據，根據科學證據來鑑定擬評估的化學物質，如缺乏科學證據再根據預定假設，執行健康風險評估，科學證據最為重要。

2. 在整個規範中再三強調作用模式(MOA)的重要性，根據有害物質的致癌效應建構 MOA，根據 MOA 判斷動物致癌與人致癌的相關性，MOA 在鑑定致癌物質扮演很重要的角色。若一化學物質造成實驗動物致癌的 MOA 在人體內不存在，那就代表雖該物質對動物致癌，但對人不致癌。

3. 美國 EPA 過去對致癌物質採用 ABCDE 的分類方式，現在則改用文字更明確的描述有害物質致癌的證據，而不只是簡單的分類。以六價鉻為例，六價鉻是人的致癌物，但是目前的科學證據顯示只有經由呼吸暴露會致癌，但缺乏飲食暴露致癌的證據？土壤或地下水汙染的六價鉻可能跟環境基質(medium)產生化學反應，經暴露進到人體內被吸收後是否還是六價鉻？是否仍會對人致癌呢?因此使用文字描述取代簡單分類，以協助評估者或鑑定者了解致癌物分類的不確定性。

4. 兩步驟劑量反應關係評估，首先利用基準劑量軟體(Benchmark dose)利用各種模式磨合(Fitting)動物實驗或是流行病學數據，估算出偏離劑量(Point of departure; DOP)，接著執行高低劑量外插，根據致癌物質本身的 MOA 作線性或非線性外插。目前國際上接受致癌物質具基因毒性的 MOA 需要執行線性(linear)外插。其他的 MOA 則假設有安全劑量需要執行非線性外插，若有

科學證據證明某一種致癌物雖具有非基因毒性的 MOA，但是在低劑量的風險為線性，仍可以執行線性外插。

5.　考慮兒童的易感性：兒童是否比較敏感？統計分析結果顯示幼兒對基因毒物的致癌物質比較敏感，0~2 歲與 3~16 歲的兒童分別加權 10 倍與 3 倍。

　美國環保署 2005 年的致癌規範強調需要根據現有最佳的(The best available)科學資訊執行致癌物質鑑定與評估，供美國環保署制訂致癌物管理政策之參考，對外並無約束力(Non-binding)，若有更完善的科學證據，就可以不依照規範執行評估。

3-3　利用流行病學數據鑑定致癌物

　執行健康風險評估，應優先使用人體數據來執行有害物質鑑定，這裡所謂人體資料主要指的是流行病學研究結果。因為使用流行病學數據可以減少物種差異造成的不確定性。同樣是評估一個化學物質的健康風險，一個依據人體數據與一個依據動物實驗的評估作比較，前者的不確定性會低於後者而比較容易被接受。但人的數據主要參考流行病學研究結果，以黃麴毒素為例，國內研究發現 B 型肝炎帶原者暴露黃麴毒素會產生加成作用(Synergistic effect)增加帶原者罹患肝癌的機率(Chen et al., 1996)。如果有黃麴毒素暴露資料，應該就可以用來評估黃麴毒素對 B 型肝炎帶原者的致癌風險。

　根據流行病學數據執行風險評估的優點有：因為風險評估的重點是要評估人體健康風險，若能根據人體致癌的數據進行評估，比較不會被懷疑對人是否致癌的不確定性，更不用擔心物種差異——因執行物種外插(species-species extrapolation)而造成的不確定性等問題。如果根據動物實驗（一般為老鼠實驗）數據，需要執行物種的外插，需要將致癌風險從動物外插到人，物種外差造成的不確定性目前科學上還很少探討，究竟有多大的不確定性？科學上幾乎很難回答這樣的問題。所以不是不關心化學物質對老鼠致癌，而是執行風險評估是為了制定政策以維護人體健康，因此要盡各種可能使用人的資料進行評估，將風險評估的不確定性降至最低。即使人的數據不是很完善，仍建議想辦法優先使用人的數據進行評估。

　　一般流行病學的研究約略可分為：

1. 分析流行病學(Analytic epidemiology)：包含病例對照研究(Case-control study)及世代研究(Cohort study)，分析現存資料推斷因果關係。其中世代研究分為暴露及非暴露組作長時間的追縱研究，暴露因果推論的癌症研究；病例對照研究將一族群個體分為有病例組與對照組進行。

2. 描述流行病學(Descriptive epidemiology)：分析群體中症狀或疾病發生率及與個人特性（年齡、性別、時間及環境條件等）的關係，如橫斷面研究(Cross section study)。

3. 案例報告(Case report)：主要應用於建立假說，如於 1992 年，比利時減重婦女食用的減肥中藥被摻入馬兜鈴酸(Aristolochic acids; AAs)，後續追縱發現這些婦女多人罹患腎衰竭和腎臟癌(Vanherweghem, 1993)。

　　如果流行病學研究結果顯示某物質的暴露與致癌風險無顯著相關，在科學上仍然無法推論該物質對人不會致癌，主要是流行病學得到沒有顯著相關的結果，可能受以下的因素的影響：(1)可能統計問題（樣本數不足夠、或是統計方法的影響等）；(2)研究設計不完善（包含如何徵求研究對象、是否有暴露資料、與如何收集處理收樣等）；(3)估計不夠精確（統計方法的選用、研究對象的分組）；(4)干擾因子未加以控制（吸菸或共暴露的化學物質）。因此流行病學研究結果呈現沒有顯著增加的結果，不能證明某一化學物質就對人不會致癌。

　　流行病學研究結果常被拿來作為鑑定一物質對人致癌非常重要的證據，什麼樣的流行病學研究結果要可以作為鑑定的根據呢？一般根據品質優良的研究結果作鑑定，鑑定結果比較能為各界接受，不至於有太大的爭論。所謂品質優良之流行病學研究常常考慮以下幾點因素：(1)應該明確的說明假設與研究目的；(2)適當的說明選取或排除研究對象與比較研究對象的準則(Criteria)；(3)適當的描述研究對象的暴露資訊；(4)疾病追蹤的時間要夠長，主要是有些慢性疾病的潛伏期長，觀察時間短可能會低估疾病發生率；(5)適當的描述疾病分類；(6)妥善的考慮偏差(Bias)及干擾因子(Confounding factors)的處理方法，包含擬評估的有害物質以外的其他可能影響健康效應的因素。視研究的需要，也許需要考慮年齡，社會經濟狀況，吸菸習慣和飲食習慣，必須從研究設計上或是統

計分析上作調整，例如執行 $PM_{2.5}$ 暴露與女性肺癌的流行病學研究，需要考慮干擾因子如吸菸、二手菸暴露、生活習慣、油煙暴露等等因素加以控制或調整；(7)足夠的樣本數：如果流行病學研究的樣本數不足，比較不易觀察到統計顯著增加或減少，往往只能作定性描述供作參考；(8)清楚、完善、與適當的說明資料收集與分析的方法；(9)適當的說明遺漏的數據的處理方法；(10)完整且清楚的紀錄研究結果；(11)合理的解釋可能致病的生物機制，在流行病學的研究中不一定有充分的科學資料幫助解釋致病機制。

　　所謂適當的暴露資訊，理論上應該描述研究對象曾經暴露某一物質的暴露濃度或劑量、期間、途徑、頻率等等。但是一般的流行病學研究往往缺乏這麼完善的暴露資訊，至少做到暴露與非暴露能夠適當的區別，才能供作致癌物質鑑定的基礎。但如果要進一步執行劑量效應的評估，可能需要有更多研究對象的暴露相關資訊，才足以重建不同研究對象的暴露資料。否則就算有癌症發生率的數據，卻缺乏暴露數據就無法執行劑量效應關係評估。以苯的致癌風險評估為例，根據職場流行病學研究結果，追縱美國 1960~1980 年代在製造與使用苯工業的從業人員。即使美國工業衛生算是比較早發展的國家，但仍缺乏充分個人採樣與作業環境測定的資料，但是仍有職稱與工作期間等資料供作研究，結果顯示苯暴露勞工的血癌發生率與對照組比有顯著的增加，但因缺乏暴露數據就難以建構劑量效應的關係。美國環保署為執行苯的致癌風險評估，只好根據有限的作業環境測定的資料，與職稱和工作年限等有限的數據重建苯暴露，以執行劑量效應評估(US EPA, 2000)。暴露重建當然會含相當高的不確定性，就會影響劑量效應評估的不確性。

　　根據流行病學的結果執行致癌物鑑定與風險評估，常引用職業流行病學研究結果，少數根據環境癌症流行病學的研究如砷(Chen et al., 1985)。在這些研究中暴露的資料多數是使用替代性(surrogate)暴露資料，特別是使用回顧式的暴露評估(Retrospective exposure assessment)方式推估研究對象的暴露。以職場流行病學為例，如職稱(Job title)、工作期間、加上職場環境測定的數據。另外像研究空氣品質或是 $PM_{2.5}$ 對民眾健康的影響，一般使用空氣品質監測站的數據代表其附近居民每天的暴露。

另一種常用的替代暴露資料為生物指標(biomarkers)，生物指標範圍非常廣，不同領域使用不同的定義，國際上對暴露的生物指標的定義則大同小異。以國際衛生組織的定義為例，生物指標指的是在人體內可以量測到一種化學物質、代謝物、或代謝物與體內生物分子的反應產物(WHO, 2011)。雖然暴露生物指標可以進一步再根據其化學專一性作區分，甚至替代性的生物指標。生物指標常用於區分暴露組與非暴露組，藉由分析的生物指標濃度高低區分高低暴露組，也可以視研究的性質或是目的而定，根據分析生物指標含量的多寡，將研究對象分為對照組、低、中、高的不同暴露組別。在第六章暴露評估中會解釋暴露重建，針對暴露重建(Reconstruction of exposures)，利用生物指標以重建或是估算外在化學物質的暴露劑量作詳細的介紹。

統計上的考慮：統計的目的是要了解暴露物質與癌症發生率是否相關，因此對於所使用統計方法，必須在研究設計時要明確的說明其適用性。同時應說明研究的檢定在統計值(Statistics)多少是可視為顯著相關或增加(Power)，這個統計值可以隨著樣品數增加而改變。若暴露組暴露的劑量低，則相對於對照組可以預期不易得到疾病發生率顯著的差異或增加，因此可以將統計值稍作調整。取樣及可能的偏差為研究設計中系統性的誤差，可能發生在研究組與控制組的選擇、暴露或非暴露組的選擇、或是疾病或暴露的分類，結果將影響正確的計算危險對比值或勝算比(Odd ratio; OR)或相對危險性(Relative risk; RR)。亦可以根據整合分析(Meta-analysis)法整合研究之間的統計證據，整合多個流行病學研究，以增加樣本數，重新作統計分析，這是在流行病學常使用的方法。

因果關係的證據(Evidence of causality)可以根據下列因素判斷：(1)一致性：不同研究間結果的一致性，會受如暴露差異，干擾因素、和統計檢定等原因的影響；(2)強度：高而精確的風險值可以增加信心，常使用相對危險性，或病例對照研究中暴露因素與疾病的關聯強度的勝算比。然而現在的研究比較難得到高強度的風險值，因為早期暴露濃度高，目前連職場的有害物質的允許暴露濃度都相對降低很多，很多的研究結果 OR 值都很接近 1。對這種研究結果信心就比較不強，加上干擾因素、偏差、與暴露資訊不足等因素，有時會對結果產生懷疑；(3)明確的相關性：有害物質的暴露與某種的癌症發生間的關係已明確的建立。如環境荷爾蒙致癌的研究很多，如果在同一研究結果顯示，同時好幾

種環境荷爾蒙的暴露都可能與同一癌症發生率顯著相關，究竟是哪一種環境荷爾蒙暴露造成的呢？如果戴奧辛、多氯聯苯等暴露都相關，是否會是共暴露的效應呢？還是哪些物質暴露才是真正致病的原因？回顧許多世代研究，如鉛或重金屬等等，流行病學常看是否有顯著的相關性，但問題在於到底是誰是兇手？(4)時序性：如果暴露的時間是在癌症發生之前，且兩者相距一段足夠長的時間，因果關係的解釋就會強；(5)暴露與效應關係：暴露劑量與效應關係（增加暴露與癌症發生增加相關）是很強的證據，證明存在因果關係。一般流行病學研究比較難得到定量的劑量效應關係，主要缺乏完整的暴露資料；(6)生物合理性：存在生物機制的基礎研究可以協助解釋流行病學研究得到的結果，但是缺乏生物機制資訊不能成為排除因果關係的理由；(7)連貫性：指很多研究都可以可從動物生物試驗(Animal bioassays)、毒理動力學研究或短期研究的結果來解釋，但是缺乏連貫性的資訊不能作為排除因果關係的理由；(8)實驗證據（人體）：指因一些意外事件發生，因為暴露而造成疾病的資料，或是臨床試驗的結果，但是缺乏這種證據資訊不能成為排除因果關係的理由；(9)化學物質結構的相似性：類似結構或是官能基的化學物質是否也會造成相同的危害呢？例如環氧化合物(epoxide)具活性高的環氧官能基，因活性高容易造成基因突變而容易致癌，另外也可以參考結構－活性關係(Structure activity relationships; SARs)資料，將可以提供類似的推論。

練習題 3-1

　　以苯(benzene)為例，請搜尋文獻資料，回答哪一種流行病學的設計研究已被拿來作致癌物質的鑑定？其標的器官(target organ)是哪個器官呢？研究對象的暴露是如何重建？是否生物機制可以支持苯會致癌的研究結果？同學可以到 http://www.epa.gov/iris 網站上搜尋。

　　然而可以鑑定致癌物的文獻，不一定有足夠的資料供執行風險評估。以在 1992 年左右，發生在比利時的馬兜鈴酸致癌事件為例(Vanherweghem, et al, 1993)，廠商在製造減肥藥的過程中，放錯中藥材，放了含有馬兜鈴酸的藥材，導致多位婦女得到腎臟癌。世界衛生組織因此把馬兜鈴酸歸類為人的致癌物。

但這些數據卻無法拿來做風險評估，因為缺乏暴露資料，不過可以用來鑑定馬兜鈴酸對人體的致癌性。由此可見擬根據流行病學研究結果，以執行致癌風險評估，並不是那麼容易。這也是風險評估還是以選用動物試驗的數據為主，首先當然需要根據動物試驗的數據來鑑定化學物質的致癌性。

3-4　根據動物試驗數據鑑定致癌物質

　　雖然執行健康風險估最佳的科學資料是人類的流行病學數據，但是已經執行過流行病學研究，且其結果有統計上顯著的癌症發生率增加的有害物質、尤其是相對於具有致癌性的有害物質數量比例算是相當低。因此執行致癌物質風評估，還是需要仰賴動物實驗的數據。早期，根據 1986 年美國環保署致癌物質的風險評估規範(US EPA, 1986)，鑑定致癌物質因科學資訊不足，常需要作一些假設，因為這些假設至今很難以科學方法驗證，所以又稱預定假設(Default assumptions)，在鑑定致癌物質時常用到的預定假設有：(1)實驗動物為評估人體健康的適當替代物；(2)化學物質對實驗動物誘發某一種癌症可能就會對人誘發類似的癌症。雖然科學證據無法直接證明這兩個假設的成立，但是從過去在致癌物質的分類結果來看是非常合理的假設，因為從被國際衛生組織或是美國環保署歸類為具有對人致癌性的有害物質來看，除無機砷目前動物實驗尚未證明致癌外，其他的致癌物幾乎都是先在動物實驗中證明致癌，隨後流行病學研究再確認其對人的致癌性。所以這兩個預定假設，在 2005 年以前，幾乎每個根據動物試驗數據執行的健康風險評估都會用到。

　　其他常用的預定假設還有：(1)人類與最敏感的動物（最敏感的動物物種、品系或性別）一樣的敏感；(2)良性腫瘤可當作惡性腫瘤計算；(3)致癌物質在低劑量暴露的效應與輻射暴露引發癌症的效應相同，也就是沒有安全劑量(Non-threshold)；(4)短時間高劑量暴露的效應與長時間低劑量暴露產生相同的效應；(5)低劑量的單一化學物質暴露的致癌效應與其他致癌物質的作用是互相獨立，而不相互影響，所以可以針對單一致癌物質執行風險評估，而不考慮其他可能共暴露的致癌物質。

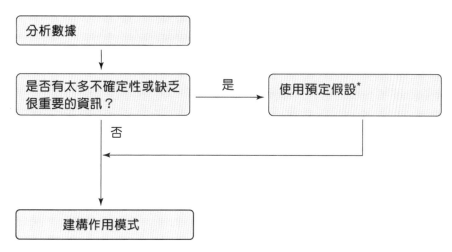

◎ 圖 3-1　使用假定選項的流程

　　就實驗動物而言，為評估人終生暴露的致癌風險，常常使用 2 年慢毒性的老鼠毒性實驗(Chronic toxicity test)數據。因老鼠的壽命約 2~3 年，執行老鼠實驗時，希望在 2 年內能觀察到致癌效應，如果施予實驗動物的劑量過低，因癌症潛伏期長，可能在 2 年內癌症發生率相對於對照組沒有顯著的增加。結果不僅浪費資源，反而徒增化學物質對致癌性的不確定性。因此在執行慢毒性試驗前需要根據亞慢毒性試驗結果選取適當的劑量，如果選的劑量過高將可能造成老鼠中毒死亡。同時也因為給實驗動物劑量過高，會毒死肝臟細胞，導致肝細胞快速增生而肝癌發生率顯著提高。在文獻上，為加速或縮短肝癌發生的時間，會先將肝臟切掉一部分，再施予擬試驗的化學物質，因為肝細胞在加速增生的過程中，容易發生突變而致癌，因此根據動物實驗結果鑑定致癌物質時，需要特別注意施予劑量過高的問題。為避免因劑量過高，動物實驗設計選取適當高劑量(Adequate high dose)為一重要議題。所謂適當高劑量原意為在不影響實驗動物幸福下的最高劑量，一般不易理解何謂動物幸福，因此改以在該劑量處理下，實驗組動物體重相對於對照組體重增減不能超過對照組體重的 10%。若實驗組動物體重比起對照組超過 10%，代表施予實驗動物的劑量過高。一般在適當高劑量下，不會影響實驗動物的行為與臨床症狀、不影響血液生理臨床

化學變化、不會造成毒理學中的吸收及去毒機制的飽和、不會造成器官重量或形態顯著的改變（待測物與飼料混合，則其含量要小於 5%，灌食實驗需小於 1g/kg/bw）(US EPA 2005)。若過高的劑量到達代謝飽和或是明顯改變器官重量，在執行劑量反應評估時，可以先不處理高劑量組別的數據。

　　一般致癌性測試為期 2 年的老鼠慢毒性試驗，根據亞慢性試驗結果選擇 3~4 組劑量，每劑量 50 隻、兩個物種包含大與小鼠個至少 100 隻與每個物種公母鼠各 50 隻，一般使用 F344 大鼠與 B6C3F1 小鼠。每個試驗包含對照組與處理組約需至少使用 800~1,000 隻老鼠，每天重複施予受試的物質，為期 2 年（104 週），兩年後試驗結束，每隻老鼠犧牲後，都需要作各個組織完整的切片供作詳細病理檢查。這是個成本高與工作繁瑣的動物試驗（每個試驗約需數百萬美元），既使是美國國家毒理計畫(National Toxicology Program)，每年也只編列執行 3~4 個物質試驗的預算，委託給認證的動物實驗室執行。

　　如受試驗的化學物質沸點很低，在室溫下為氣體，常以呼吸暴露方式進行動物實驗。實驗時間為每天 6 小時，每週 5 天，實驗動物暴露 6 小時後，為避免化學物質殘留累積於籠子上，需要將籠子上殘留物清除乾淨，避免殘留化學品影響暴露艙內化學物質的濃度。因此工作 8 小時，預計清籠子每天需約 2 小時，每天試驗動物暴露 6 小時，一週暴露 5 天。因此呼吸暴露試驗比經口腔餵食的暴露方式成本相對的高許多。

　　腫瘤可分為良性與惡性，良性是腫瘤，惡性是癌。在健康風險評估中，在動物試驗中，如誘發良性腫瘤一般當作惡性腫瘤計算，有良性腫瘤就當作癌組織。這與人體的良性腫瘤與惡性腫瘤的分類不太一樣，在人體的良性腫瘤不算是癌。但在動物實驗觀察到良性腫瘤將當作惡性腫瘤計算，理由是良性腫瘤發在動物身上算是對建康的影響。例如腦部長良性腫瘤對健康潛在造成重大影響，因此可以算作惡性腫瘤。另外是動物實驗觀察期間只有 2 年，如果觀察期間增長，良性腫瘤可能轉移成惡性腫瘤。

　　所謂癌症發生率統計上顯著的增加，一般以處理組與對照組作對比，測試處理組的實驗動物腫瘤發生率是否有顯著的增加。常用費雪精確檢定(Fisher exact test)方法作測試檢定，在統計上，以 P 值小於 0.05 為接受顯著差異的假

設，如 P 值大於 0.05 接受差異不顯著的假設。另外也要考慮多劑量組別的比較，例如作物種－性別－組合間的比較時，常見癌症與少見癌症各自必須至少 P 值小於 0.01 及 0.05 才會接受顯著差異的假設。不只在高劑量處理組癌症發生率顯著增加，如果癌症發生率隨著劑量增加有統計上顯著增加的趨勢，這個受試的物質也可以稱為對實驗動物具有致癌性。常用的統計方法有趨勢分析（Trend test，如 Cochran-Armitage test），比較各劑量的數據結果是否隨劑量增加而增加。

　　在動物試驗結束，病理檢查結果出來後，需要根據數據鑑定受試物質是否具有致癌性。如果數據顯示在適當的低劑量組，與在高劑量組都沒有造成腫瘤發生率顯著的增加，那就需要考慮受測物質不具致癌性（陰性）。如果處理組動物癌症發生率比起對照組顯著的增加，且在低劑量組顯著的增加，應該可以判斷該受測物質具有動物致癌性（陽性）。若腫瘤發生率顯著增加僅發生在高劑量處理組，那就要確認適當高劑量(Adequately high dose)是否適當？劑量適當則接受致癌性。當然如果能建構其致癌的作用模式(Mode of action; MOA)，則可以進一步支持其致癌性。如果在低劑量與高劑量觀察到癌症發生率與對照組比顯著增加，又能分別建構高低劑量的致癌作用模式，高劑量與低劑量的 MOA 可以不一致。如果高劑量處理組動物體重增減超過 10%，稱為過高劑量(Excessively high dose)，代表著可能因劑量高導致腫瘤發生，因標的器官細胞死亡，而造成細胞不正常增生而產生腫瘤。在這種情況下，實驗動物可能會因毒性高而提早死亡，比較難依腫瘤的發生與否判斷受測物質具致癌性。必須參考相關文獻資料建構 MOA，如果此致癌的 MOA 在低劑量不存在，那就代表受測物質在低劑量並不具致癌性。毒性試驗使用過高劑量比較難判斷受測物質的致癌性，不確定性就會比較大。

　　除根據動物實驗的結果以鑑定受測物質的致癌性，在實驗結果中發現有下列特性，有助於鑑定受測物質的致癌性：(1)在處理實驗動物身上發現罕見腫瘤；(2)多個組織腫瘤發生率顯著增加；(3)不同途徑處理都觀察到腫瘤發生率都顯著增加；(4)不同性別與物種腫瘤發生率都顯著增加；(5)觀察到良性腫瘤轉為惡性腫瘤；(6)良性腫瘤的潛伏期縮短；(7)腫瘤從一個組織轉移到另一個組織；(8)腫瘤發生率相對於對照組異常的提高；(9)惡性腫瘤占的比率高；(10)與對照

組比較，處理組形成腫瘤的類型不同；(11)處理組的腫瘤較早發生；(12)腫瘤的發生率隨著劑量增加而增加等。如氯乙烯誘發少見的原發性肝臟血管肉瘤(hepatic angiosarcoma)，氯乙烯很快被歸類為致癌物。另外就是具基因毒性(Genotoxicity)的致癌物質，在動物實驗中會經不同途徑暴露誘發多個器官腫瘤發生率顯著增加。以具基因毒性的黃麴毒素為例，誘發多個器官腫瘤發生率顯著增加。

　　雖然一般較少執行胚胎(prenatal)致癌試驗，但胚胎發育期間暴露致癌物質相對於成鼠可能會比較敏感。當胚胎和一般成年動物實驗同樣暴露於致癌物質後，胚胎出生後腫瘤發生率較成鼠高，潛伏期相對於成鼠比較短，其劑量效應關係也與成鼠不同。因此在科學證據充分下，建議應該針對胚胎暴露試驗的結果執行劑量反應關係評估。

　　文獻資料顯示致癌物對人和動物誘發的腫瘤器官並不完全一致，以戴奧辛(2, 3, 7, 8-tetrachlorodibenzo-p-dioxin; TCDD)為例，在 2 年的動物致癌試驗結果顯示其標的器官(Target organ)是肝臟(Kociba et al., 1978; Goodman et al., 1993; NTP, 2006)，導致肝癌發生率顯著增加。但流行病學研究結果顯示以肺癌或淋巴癌等癌症居多，比較少看到出現肝癌發生率顯著增加(Hardell, 1981; Bullman, Wantanabe, & Kang, 1994; Kogevinas, et al., 1997; Bertazzi et al., 2001)。相同的標的器官，其致病的 MOA 可能比較相關，當人跟動物的標的器官不同時，重點是要建構作用模式，只要 MOA 相關就可以接受人跟動物的標的器官不同。但是當科學證據不足以建構 MOA 時，就採用預定假設受測物質對實驗動物致癌潛在會對人致癌，人與最敏感的物種一樣敏感，然而動物跟人的標的致癌器官可以不同(NRC, 1994)。

　　其他有助於致癌物質鑑定的資料，這些資料也可以提供預測化學物質的代謝途徑與代謝產物，進而佐證化學物質可能對人的致癌性與標的器官。例如體外實驗數據與官能基相似的化學物質會誘發類似效應，例如環氧乙烷、環氧丙烷、與環氧丁烯因具有環氧基，都具有基因毒性與致癌性，顯示原形物或活性代謝物含有環氧官能基的化學物質可能會誘發基因突變而致癌。這代表相同官能基的化學物質，可能會經由相同的作用模式在動物體內誘發惡性腫瘤，相同的作用模式潛在也會對人體致癌。例如具致癌性的苯與黃麴毒素，被吸收後，

代謝成為具環氧基的活性代謝物質，這些中間活性代謝物質往往是造成致癌的物質。

　　這種根據化學物質的結構判對其在體內的作用，稱結構活性關係(Structure-activity relationships; SARs)，可以用來預測化學物質的在體內可能的作用機制及致癌性，可以作為鑑定致癌物質的部分證據。一般需要收集擬鑑定物質的物理化學性質如分子量、化學結構、分子大小、形狀、價態、與溶解度等資料，以判斷此物質在進入體內後被吸收、分布、代謝、與排泄的性質，甚至可以推測其代謝機制與代謝產物、與排泄的產物。下列是一些化學特性可以使用來比較化學物質具有類似化學結構與其致癌性或對生物的其他影響（接受器鍵結及活化、突變性及一般毒性）等：(1)化學物質具有親電子性的活性官能基或帶有親電子的原子；(2)化學物質經由代謝活化或酵素催化等化學或生物化學反應過程而產生親電子的中間活性產物；(3)化學物質本身與親電子原子或官能基間的結構關係；(4)化學物質的物理化學特性（物理狀態、溶解度、辛醇／水分配係數、半衰期）；(5)化學物質本身結構性的特色（電子分布、立體結構、與分子結構）；(6)各種代謝途徑的活化與去毒比例；(7)可能的暴露化學物質的途徑（影響化學物質的吸收效率）。這種 SARs 分析有助於鑑定原形物本身或是其活性代謝物可以和 DNA 鍵結形成基因鹼基的共價鑑結物(DNA adducts)，進而導致基因突變的性質。另外針對眾多缺乏實驗動物試驗的化學物質，SARs 的初步預測分析可以提供做為實驗動物測試的優先選取的參考。

　　判斷化學物質的致癌性除可以參考 SARs 分析外，更可以比較化學物質的代謝與毒物動力學(Comparative metabolism and toxicokinetics)。毒物動力學在於探討化學物質經暴露進入到體內後，其被吸收、分布、代謝、與排泄隨時間的變化，化學物質對人體或動物的效應可以視為毒物動力學(Toxicokinetics; TK)與毒效動力學(Toxicodynamics; TD)的整體效應，因此比較化學物質間的 TK 與 TD 有助於了解類似化學物質間對人體健康效應。但是單看 TK 無法預測化學物質對人的健康效應，如塑化劑被誤解對人體沒什麼危害，因塑化劑很快被排出體外，半衰期(Half- life)很短，並無法解釋其對健康的危害。應該同時考慮 TK 與 TD，像環氧乙烷在體內半衰期只有 9 分鐘，但還是會致癌(IARC, 1994)。

這些數據將有助於鑑定致癌物質，受測物質的代謝及毒物動力學數據可有下列用途：(1)根據代謝物及代謝物的活性決定是否這些中間物會與體內大分子的反應進而造成對健康的影響；(2)比較動物與人、或是在不同年齡間不同代謝途徑所占的比例；(3)預期描述受測物質在體內的分布狀況及可能的標的器官；(4)描述受測物質的毒物動力學及代謝途徑隨著劑量增加而改變狀況；(5)比較不同年齡、性別、或其他人群特徵對代謝的影響以鑑定易感族群；(6)藉由分析不同暴露條件下的吸收效率，決定經由不同暴露途徑的化學物質生物可利用性(Bioavailability)。

有些毒理與臨床數據可以支持我們對致癌物質的鑑定結果，例如對標的器官產生毒性的生理、酵素、荷爾蒙、或是與其他重要分子的反應產物，如中間活性代謝物與標的器官的蛋白質與基因鹼基的反應產物，不僅有助於了解致病機制，更可以鑑定對標的器官的致癌性，有助於了解受測物質整個致癌的過程，同時提供受測物質對人易感受性的差異。一般可以職業暴露勞工為對象，針對長期暴露受測物質的勞工收集尿液與血液樣本進行分析。再根據他們的臨床資料與暴露資料，結合檢測結果可以作為鑑定參考。就一般民眾而言，可能是誤食致癌物質，如馬兜鈴酸與丙烯醯胺等物質(Huang et al., 2015)，根據血液或是尿液樣本分析結果，加上臨床資料，甚至是癌組織的基因上可分析馬兜鈴酸代謝物與基因鹼基反應的共價鍵結物(Vanherweghem et al., 1993)。

3-5　建構作用模式(Mode of Action; MOA)

過去利用實驗動物執行致癌試驗的結果，來鑑定這個物質對動物的致癌性。在缺乏科學證據支持下，常常根據預定假設——化學物質對實驗動物致癌就可能對人致癌。然而因生物科技的進步，對致癌物質在體內進行的生物化學反應的了解有長足的進步。因此根據這些致癌的科學資料，鑑定動物致癌物對人的致癌性，以降低健康風險評估的不確定性已成重要議題。自 2005 年美國環保署公告新修訂的致癌健康風險評估規範(US EPA, 2005)以來，建構 MOA 已成國際間制訂致癌物質管制標準與國際組織執行健康風險評估不可或缺的重要步驟(Boobis et al., 2006)。建構 MOA 代表著整合當時最佳的致癌生物化學的科學證據，以執行健康風險評估，如此才符合當年建構風險評估管理架構的初衷。

　　建構 MOA 的原因在於過去根據預定假設作致癌物質的鑑定，但是有些化學物質並非對每種實驗動物都會致癌。如果根據預定假設人與最敏感的物種一樣敏感，就會增加不確定性。在 1980 年代後期，一些化學物質被發現只會導致一種大的黑公鼠致腎臟癌，經過一系列的致癌毒理機制的研究，發現是這些物質不是親電子活性物質，更不會與基因鹼基作用，但會可逆式的與α2u-globulin 結合而形成透明液滴。這種這種複合物似乎比天然未結合的α2u-globulin 更能抵抗近端小管中的水解與降解，而形成顆粒圓柱體透明液滴在腎小管近端，累積過多的液滴會引發細胞毒性導致腎小管上皮細胞壞死。管內死細胞碎片因脫落而導致腎小管擴張(tubule dilation)與乳突的礦物化(papillary mineralization)，腎小管細胞會增生，導致在近側迂迴小管形成腎小管腫瘤，最後發展成為腎臟腎小管惡性腫瘤(Swenberg, 1993)。雖然在其他物種（包含人類）曾發現有結構類似的蛋白質存在，但尚未觀察到形成α2u-globulin 液滴導致腎病變，流行病學調查也沒有發現人類存在類似的病變。因化學物質誘導的細胞毒性引起腎小管細胞的增生，進而發展為腎小管腫瘤，似乎只在這種大黑公鼠體內會起作用，現有科學證據支持在人類中不太可能發生這種α2u-globulin 積累而導致腎小管腫瘤的效應。目前的學術界支持人體內應該不存在這樣的致癌機制，因此美國環保署建議這樣的化學物質應該不至於對人致癌，這些物質不需要執行致癌風險評估(US EPA, 1991)。

　　所以使用預定假設化學物質對動物致癌，就假設該物質可能對人致癌，面臨來自學術界與產業界的討戰。尤其過去 20 多年來因科技進步，對腫瘤生物學的研究進步神速，而且對化學致癌過程的重要事件都能觀察鑑定。整合這些新的科學資訊應該有助於探討化學物質對實驗動物致癌與對人致癌的相關性。因此美國環保署在 1996 與 1999 年的致癌風險評估規範草稿與 2005 年公告的致癌風險評估規範(US EPA, 1996, 1999, 2005)，與國際衛生組織下的國際化學品安全計畫(International Program for Chemical Safety; IPCS)負責調和國際間健康風險評估方法的單位(Harmonization of health risk assessment)都建議整合科學資訊建構致癌的作用模式(Sonich-Mullin et al., 2001; Boobis et al., 2006)。再根據所建構的 MOA 分析與人的相關性(Relevance to human)，如果 MOA 與人相關，則根據 MOA 判斷劑量反應關係的評估方法，並決定是否需要針對不同年齡層人群

的易感性作加權(US EPA, 2005)。IPCS 建構分析 MOA 相關性架構的理由有五：(1)提供國際間使用一致性的分析數據方法進行評估；(2)鼓勵公開透明解釋評估的過程，包含如何分析與利用數據和說明作根據什麼理由而作出結論；(3)提供作為數據呈現的規範；(4)作為建構 MOA 過程能說明缺少哪些關鍵性數據與未來研究的需求；(5)解釋哪些物質需要執行定量的（對人體）致癌風險（圖3-2）。

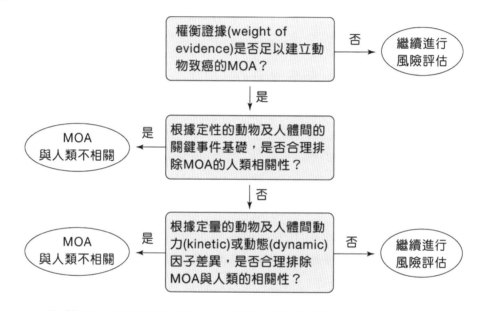

❯ 圖 3-2　判斷作用模式(MOA)是否與人相關的流程(Boobis et al., 2006)

　　根據圖 3-2 的流程，先提出一個假設性的致癌 MOA，這個 MOA 代表一系列可能的生物致癌關鍵性事件，這是一系列的實驗觀察與機制數據可以證明腫瘤發生的效應，這些致癌性事件必須是可量測的細胞與生物化學的變化。MOA 與作用機制(Mechanism of action)不同，後者指的是一充分被了解分子層面作用而產生的某一效應，因果關係很容易建立(Boobis et al., 2006)。IPCS 於 2001 年為鼓勵調和國際間健康風險評估方法(Harmonization)，因此根據建立因果關係的希爾準則(Hill Criteria)，發表基於化學品對動物致癌效應以建立 MOA 的架構(A framework for assessment of MOA)，建立此架構以作為分析工具，便於作系統性的整合與分析一化學致癌物的各種致癌反應數據，以建構化學物質對動物致癌的 MOA (Sonich-Mullin et al., 2001)。所以根據化學物質對實驗動物致癌的

數據以評估此物質對人致癌的可能性，這仍是建構 MOA 程序中很重要的步驟。這架構基本上提供一結構性的工具，權衡分析現有的科學證據，以評估是否接受這個假設的 MOA。如果有品質優良的實驗提供可信賴的數據與分子作用機制的證據，這些資料將支持建立可以解釋致癌效應的生物化學理論，就應該能接受這個 MOA。當然科學證據有強有弱，有時候不同研究單位執行類似的研究，結果也可能不完全一致，因此 IPCS 建議根據希爾準則(Hill Criteria)原則以作判斷。

　　如果一有害物質具基因毒性致癌的 MOA，則代表此物質或是其活性代謝物可以與 DNA 的鹼基反應，形成共價鍵結物或造成進一步的基因傷害。基本上這些基因傷害都可以藉由實驗量測，這些數據可以作為證明具有基因毒性的證據。基因傷害在基因複製過程中會導致基因突變，亦可參考突變性試驗文獻，多數化學品應該都有 Ames 測試(Ames's test)的數據，這些證據都可以用來建構 MOA。以建構黃麴毒素的 MOA 為例，黃麴毒素的活性代謝物導致基因傷害，也會導致突變，如導致抑制癌化的重要基因如 p53 或 ras 基因突變與癌症發展有關(Groopman et al., 1993; Zaravinos, 2017)。過去文獻利用分析黃麴毒素的生物指標，證實尿液可以量測到黃麴毒素的基因鹼基共價鍵結物，這項結果證實黃麴毒素在體內會造成基因傷害，確實具基因毒性的致癌物質(Egner et al., 2006)。分析生物指標也有助於了解化學物質在體內的代謝途徑，可以與動物代謝途徑作比較。相同代謝途徑，但是代謝途徑的比例可能因物種而異，但基本上代謝途徑相似，其活性代謝物質在動物與人體內也會有相同的反應機制，機制一致則關鍵的健康效應事件可能就相關。

根據化學物質動物致癌數據評估 MOA 的步驟如下：

1. 根據化學物質動物致癌數據，針對標的器官可能致癌的各種機制與關鍵事件，提出解釋作此 MOA 假設的理由。例如假設是基因毒性致癌物或是接收器干擾的致癌物。

2. 權衡科學證據支持假設的 MOA，整理基本物理化學性質、毒理學資料包含代謝途徑與代謝物特性、基因突變的資料、及各種體內與體外實驗資料等，利用希爾準則(Hill criteria)判斷這個假設 MOA 成立的可能性。

3. 考慮其他 MOA 的可能性，發生在同一個標的器官的腫瘤可能存在多重 MOA，也可能隨著劑量高低也可能存著不同的 MOA。一樣需要整合現有的科學證據，根據希爾準則作判斷。

4. 結論：需要說明動物實驗數據是否支持假定的 MOA？判斷假設的 MOA 是否與人相關？是否有族群或某年齡層人群會對假設的 MOA 特別敏感（定性或定量的方式來描述與劑量反應關係是否有閾值(threshold)）？

根據希爾準則判斷實驗數據是否支持假設的 MOA：

根據優質的實驗與研究報告，整合毒理資料；包含惡性腫瘤發生與一些在細胞上可以量測的關鍵事件，細胞加速成長或增生(Increased cell growth or proliferation)、特別的生物化學變化(Specific biochemical events)、器官病理、組織學、或體重的變化(Changes in organ histology, pathology, and/or weight)、荷爾蒙、訊號傳遞、或其他訊號系統的干擾(Perturbations in hormones or other signaling systems)、接收器與配體交互作用(Receptor-ligand interactions)、對基因或染色體的效應(effects on DNA or chromosomes)、或是對細胞週期的影響(Impact on cell cycle)。根據以下準則判斷之：

1. 不同研究結果的一致性(consistency)：不同的研究與實驗得到一致關鍵事件的結果，因不同的研究設計將會消弭一些實驗未知的偏差與干擾因素，也代表著這個致癌關鍵事件在不同的實驗中的再現性。

2. 強度(Strength)：每個關鍵事件在致癌的過程中，在統計上及生物上相對於對照組增加多少？增加的值越高則越強。

3. 專一性(Specificity)：除了處理評估化學物質而導致這個關鍵事件產生的變化，是否還有沒有其他因素會影響這個事件的變化？而不同的研究與研究方法是否仍產生這樣的關連性？這些是否與癌前病變相關？

4. 時序性(Temporal relationship)：這些關鍵事件在致癌過程的順序如何？這個順序於各研究之間是否有一致性？

5. 劑量相關性(Dose-related increases)：這個關鍵事件是否隨著劑量的增加而增加或減少，進而腫瘤發生率是否也隨著增加？

6. 化學結構的一致性(Coherence)：第一項主要是不同的研究觀察到這個關鍵事件的一致性，與這項不同，指的是用結構類似的化學物質處理是否可以觀察到這個關鍵事件？比較像是結構活性關係。有些結構類似的化學物質可以預期會誘發相似的致癌效應，類如具荷爾蒙干擾性質的物質會誘發致癌效應。

7. 生物合理性(Biological plausibility)：這個關鍵事件必須與已知的化學致癌理論一致，當然因受科學知識的限制，在衡量各種科學資料時，不一定可以用生物合理性否定這個關鍵事件。

　　如果這七個準則強度越強，則越傾向接受這個關鍵事件為這個擬評估化學物質致癌的 MOA。建議可以作表，以比較每個準則的傾向。

　　以丙烯醯胺(acrylamide)為例，在高溫煎、炒、炸、與烘培處理的食品會自發性的產生丙烯醯胺，已成為國際上非常重要的食品安全問題。整理現有丙烯醯胺的毒理資料，它在實驗動物含大鼠與小鼠都會誘發腫瘤，經體內代謝產生活性代謝物 glycidamide，會攻擊基因鹼基而形成基因鹼基共價鍵結物(DNA adducts)，這代表一種基因傷害，如果在細胞分裂前未來修復，在基因複製過程會造成基因突變。因此根據現有的毒理資料，可以假設其 MOA 為基因毒性致癌物，非基因毒物的科學資訊非常有限。因此可以根據希爾準則來判斷丙烯醯胺的 MOA 是否為基因毒性致癌物，目前國際上多數接受丙烯醯胺基因毒物的 MOA (Koszucka, et al., 2020)。

有助於 MOA 建構的觀察：

1. 根據過去累積的經驗，歸納出一些可以幫助快速建構 MOA 的毒理資料，提供建構 MOA 時參考。如果發現一化學物質的致癌動物試驗結果；在多個器官及多物種都會誘發腫瘤，通常這種化學物質具有致基因突變性，為一基因毒性物質(Genotoxicant)。具有這種 MOA 的致癌物質，一般在體內會被代謝成活性代謝物質，會攻擊基因造成基因傷害，進而造成基因突變。這種物質在人體內會經由類似的代謝途徑，生成相同的活性代謝物，因此也可能經由相同的 MOA 造成人體基因突變而致癌，因此一般都會與人相關。

2. 如果化學物質誘發的腫瘤受限於單一性別或物種，則建議需要探討非基因毒性的 MOA，因此需要收集致癌機制的相關資料再來判斷其 MOA 與鑑定是否人相關。

3. 如果動物試驗在晚期才誘發良性腫瘤，而且在這標的器官有比較高的背景腫瘤發生率，甚至是在停止暴露後會恢復，這 MOA 可能與細胞成長促進(Growth promoting)有關。

4. 化學物質可能在不同的器官可以有不同的 MOA，但一般會採用與人體相關又最敏感的 MOA 作為執行健康風險評估的依據。

判斷與 MOA 與人的相關性

在建構 MOA 後，最重要的工作就是要判斷這個 MOA 是否與人相關。如果相關才需要繼續執行健康風險評估，代表著該化學物質潛在對人會致癌，因此需要繼續執行健康風險評估。如果這個 MOA 與人不相關，代表著這個化學物質雖對實驗動物致癌，但因致癌的 MOA 在人不存在，所以根據現有科學證據顯示該物質不會對人致癌；除非在相同的標的器官還存在其他與人相關的 MOA，則代表該化學物質對實驗動物致癌，但因對人不會致癌，所以就不繼續執行致癌風險評估。

探討 MOA 與人的相關性，建議可以參考國際衛生組織下的 IPCS 發表的判斷與人體相關的 MOA 流程(Boobis et al., 2006)，如圖 3-2 所示。根據圖 3-2，首先收集化學物質的現有最佳相關毒理資料，包含各種 Ames 基因突變測試的結果、各種體外細胞實驗的結果、亞慢性與長期慢毒性動物試驗的數據，根據實驗動物致癌試驗結果，針對腫瘤標的器官提出假設性的致癌 MOA，並試著根據收集到的各種毒理資訊驗證這個 MOA。萬一在現有最佳科學資訊下，無法根據希爾準則驗證這個 MOA，那就回到原來的預定假設，就是人與最敏感的試驗動物一樣敏感，只要化學物質對實驗動物致癌，就假設對人也會致癌，繼續執行致癌風險評估。

如果科學資訊足以驗證這個化學物質的致癌 MOA，那就根據這個流程的第二步驟，定性的比較動物與人體間這個 MOA 內的各機制存在與否，基本上可以根據希爾準則作判斷。如果不能排除與人的相關性，就接受這個致癌 MOA

與人相關。這個作法基本上假設與人相關，除非根據希爾準則各種毒理資料權衡結果，排除這個 MOA 與人的相關性。在這個排除與人相關的情況下，代表這個 MOA 與人體不相關，也就是這化學物質雖對實驗動物致癌，但對人體不會致癌，所以就不需要執行致癌健康風險評估。

　　如果不能排除與人的相關性，接著就進行定量的實驗動物與人的 MOA 比較，基本上可以比較實驗動物與人的毒物動力學(Toxicokinetics)與毒效動力學(Toxicodynamics)。結果如能排除實驗動物與人體間致癌 MOA 的相關性，那就不用執行致癌風險評估。進行到這個階段，基本上不容易排除與人的相關性，因為在第二階段不能排除與人的相關性，除科學資訊不足外，就代表在實驗動物與人都存在一些相似的致癌機制，在毒物動力學上與毒效動力學上應該會有類似之處，因此不易排除與人體的相關性。在實務上，因能夠建構實驗動物與人的毒物動力學與毒效動力學的化學品其實不多，故不容易在這個階段排除與人的相關性。因此一般主要是在流程的第二階段執行後，定性比較後無法排除與人的相關性，大部分的情況應該就接受與人的相關性，繼續執行致癌健康風險評估。

　　以塑化劑(di(2-ethylhexyl)phthalate; DEHP)為例，這是很好的例子，WHO下的國際癌症研究所(International Agency for Research on Cancer; IARC)分別於1999 年與 2010 年兩次召集國際毒理專家委員會會議，以鑑定 DEHP 是否為致癌物？雖然 DEHP 的致癌 MOA 為過氧化物酶受體增殖物活化受體(Nuclear receptor peroxisome proliferator-activated receptor α; PPAR α)活化誘發的老鼠肝癌，但是在判斷與人的相關性上，兩次專家委員會議鑑定的結論完全不同。在1999 年的專家會議結論是 DEHP 的致癌 MOA 與人不相關，所以 IARC 將DEHP 從動物致癌物降為不分類。然而 2010 年專家會議鑑定結論是 DEHP 的致癌 MOA 與人相關，所以 IARC 將 DEHP 又歸為動物致癌物(Klaunig et al., 2003; Rusyn et al., 2006; IARC, 2013)。

3-6　致癌物質的分類

在 2005 年新的美國環保署致癌物健康風險評估規範(US EPA, 2005)擺脫傳統的 1,2,3,4 或 A,B,C,D 分類的法，而是強調根據衡量所有科學資訊，總結描述重要科學證據，並評論科學證據的品質與質量。更須說明 MOA 的數據相關性、流行病學數據、易感受族群、用了哪些預定假設等等，以協助評估者與民眾可以更理解評估過程。以下是美國環保署新的致癌物分類方法，將化學物質分為五類：

一、第一類：人類致癌物(Carcinogenic to humans)

需要有暴露與致癌因果關係的充分流行病學證據，就可以將該物質歸類為人的致癌物。若無充分流行病學證，則需要滿足下列四項條件，亦可以將該物質歸類為人的致癌物：

1. 高相關性的暴露與致癌或致癌 MOA 的證據。

2. 需要有充分動物致癌數據。

3. 在動物已建立致癌的 MOA 或是相關前驅物的關鍵事件。

4. 這個動物致癌 MOA 或前驅物致癌關鍵事件預期在人會發生而且會發展成為惡性腫瘤。

二、 第二類：可能是人類致癌物
(Likely to be carcinogenic to humans)

1. 人體暴露與腫瘤發生率有顯著相關，而且有生物化學證據支持，不一定要對實驗動物致癌。

2. 在一種以上物種、性別、部位或暴露途徑的動物實驗致癌，不論有或沒有對人致癌性的證據。

3. 在流行病學或是實驗動物統計上顯著惡性腫瘤發生率或是早發性癌症發生率增加。

4. 在實驗動物觀察到少見的惡性腫瘤，而且其 MOA 與人相關。

三、　第三類：可能有致癌潛力
(Suggestive evidence of carcinogenic potential)

1. 在一流行病學或單一動物實驗數據顯示腫瘤發生率稍有增加甚至是統計上沒有顯著增加，但在文獻上未有類似的系統或流行病學研究得到相反結果。

2. 在高背景值癌症發生率的情況下，動物實驗中的一性別或種系之癌症發生率稍有增加，但是缺乏足夠科學證據證明是背景因素或化學物質處理造成。

　　在此致癌物分類之前的致癌物質，有足夠數據執行致癌風險評估。但包含這個分類的致癌物以後的物質，一般數據都已非常有限，不足以執行劑量反應關係評估。可能只在某一個劑量觀察到腫瘤發生率有顯著增加，可能會建議分類具有致癌潛力。

四、　第四類：缺乏足夠或適當的資訊評估致癌潛力
(Inadequate information to assess carcinogenic potential)

1. 動物致癌試驗的結果因受到統計解析度、實驗設計、或是受其他實驗的因素限制，導致無法得到具體致癌結論，但其他的資料顯示具致癌潛力。

2. 動物致癌實驗結果顯示只有一個劑量比對照組腫瘤發生率有顯著增加，但是腫瘤發生率並無隨著劑量增加而提高的趨勢。

五、　第五類：非人類致癌物
(Not likely to be carcinogenic to humans)

1. 沒有資訊或非常少的動物實驗資料。

2. 有些動物實驗數據顯示腫瘤發生率顯著增加，但是另外一些動物實驗腫瘤發生率未有顯著增加。

3. 動物實驗結果都顯示未顯著增加(negative result)，並有充分資料證明該化學物質不具有致癌的 MOA，或充分證據證明低劑量不會致癌，滿足這些條件，就可以將這個化學物質歸類為非致癌物。所以即使有充分的動物實驗

數據顯示對動物不會致癌，但仍不一定可將此化學物質歸類為非致癌物，一定要有科學資料證明不具致癌性的 MOA。過去很困難證實一化學物質不會致癌，因為需要充分的流行病學研究結果證實不會致癌，才能將其歸類為非致癌物，現在只要充分動物實驗證明即可。

鑒於國內常常參考國際衛生組織的致癌物分類法，比較少參考美國 EPA 新的致癌物分類系統，因此特別介紹國際衛生組織下的致癌物分類法。在 IARC 每年出版的評估對人致癌風險專刊(Monographs on the evaluation of carcinogenic risks to humans)前言(Preamble)中，特別定義致癌物質：「在某些情境下會導致癌症的物質，而癌症風險則是暴露這個致癌物質而預期產生的致癌效應之估計值。」雖然這一系列的專刊的書名是評估風險，本質上是鑑定有害物質，整合當時的最佳致癌科學資料，鑑定與分類這個物質對人的致癌的可能性。主要針對該物質基本的致癌性加以鑑定分類，可能會出現環境暴露劑量低，導致產生的風險也很低。因此建議要能分辨有害物質與風險間的差異，致癌物質需要經暴露進入人體才會有致癌風險。所謂致癌性指的是有害物質本身的致癌性，也許在環境中暴露劑量低，並不一定會觀察到癌症的發生。在某些暴露情境下，會導致惡性腫瘤的發生率顯著提高、縮短潛伏期、或是惡化腫瘤嚴重程度、甚至腫瘤轉移，在某些情況下，良性腫瘤也被作為致癌性鑑定的證據。

當然致癌性的鑑定需要評估化學致癌的各階段的科學證據，與其相關的機制的數據，甚至召開國際委員會會議以討論這些科學證據，以匯集國際間的共識。IARC 選取評估物質的準則有：(1)有人暴露的證據；(2)有些致癌性或是懷疑致癌性的證據，一般都收集發表的文獻進行評估。IARC 每隔幾年會召開專家會議討論擬評估的有害物質，只要重要的科學資料出現，就會進行再評估，評估結果就發表專刊。一般會收集與評估物質有關的人暴露數據、人的致癌研究資料、動物致癌試驗數據、和致癌機制與其他相關的資料，表 3-1 總結 IARC 對致癌物質的分類與各種致癌物質的數目，以下就 IARC 將致癌物分類作簡單的介紹：

1. **1 對人致癌物質**(The agent is carcinogenic to humans)：包含有充分的對人致癌證據；或者對人致癌的證據不夠充分，但是動物致癌的證據充分，並有充分的證據顯示動物致癌的作用模式與人相關。

2. **2A 證據充分的動物致癌物**(The agent is probably carcinogenic to humans)：指人的致癌證據不充分或不適當，但是動物致癌的證據充分，加上作用模式與人相關。有些情況下，人的致癌證據有限時，就可以將化學物質歸為這類的致癌物。另外同一族或類似的化學物質，如致癌的作用模式都相同，只要其中已有一個以上的同族的化學物質被歸為人的致癌物或是 2A 致癌物，其他同一族的化學物質也可以歸類為 2A 致癌物。

3. **2B 有限證據的動物致癌物**(The agent is possibly carcinogenic to humans)：人致癌的證據非常有限或是不適當，動物致癌的證據也不夠充分，但是致癌的作用模式與人相關，甚至只要非常有限的致癌機制或相關的毒理證據支持致癌，就可以將化學物質歸為 2B 致癌物。

4. **3 致癌證據有限無法分類**(The agent is not classifiable as to its carcinogenicity to humans)：只要人與動物的致癌證據都不適當，或是人的致癌證據不適當，有充分的動物致癌的證據，但是其致癌作用模式在人體內不存在。當然無法歸類於其他項目下，或者單純的缺乏科學證據無法分類，都可以歸在 3 的分類。

5. **4 可能為非致癌物**(The agent is probably not carcinogenic to humans)：化學物質對人與實驗動物都不致癌，或是人致癌的證據不適當，但對實驗動物不致癌，加上致癌作用模式與人不相關。

表 3-1　總結 IARC 對致癌物質的分類與各種致癌物質的數目

致癌物分類代號	致癌物分類	化學物質數目
1	對人致癌物	120
2A	充分證據的動物致癌物	83
2B	有限證據的動物致癌物	314
3	致癌證據有限無法分類	500
4	可能為非致癌物	2

總結

　　本章首先介紹致癌風險評估的發展演變，整個發展是循著生物科技的進步，根據各種新生物科技解開化學致癌機制帶領致癌物鑑定的進步。鑑定致癌物質最基本的還是根據流行病學與動物致癌試驗的結果，還需要根據基礎的致癌機制與相關的毒理學資料，以建構有害物質致癌的作用模式作為基礎。這樣的鑑定程序在國際上已被廣為接受，包含美國環保署與國際衛生組織都接受這個作法。接下來判斷與人的相關性，則建議參考 IPCS 的架構，根據這個架構探討作用模式與人的相關性。最後可以發現美國環保署與國際衛生組織對致癌物質的鑑定與分類方法日趨一致，主要的目的是整合當時最佳的科學資訊以鑑定致癌物質，所以建構作用模式越來越重要。

一、問答題

1. 請比較目前美國環保署與國際衛生組織對致癌物分類的異同。

2. 根據流行病學研究結果鑑定致癌物質，應該注意哪些事項？

3. 根據動物實驗數據進行致癌物質鑑定的流程為何？

4. 如果一化學物質的動物實驗結果顯示某器官癌症發生率顯著增加，要如何建構標的器官的致癌作用模式？

5. 如果再一動物試驗證實某化學物質對動物致癌，如何建構其與人的相關性呢？

二、選擇題

1. 在美國環保署於 2005 年公告的致癌物質健康風險評估規範中，對致癌分類強調對關鍵證據的：(A)敘述性描述　(B)定量的描述　(C)不用描述　(D)完整的描述　(E)以上皆非。

2. 根據流行病學研究結果鑑定一化學物質是否為致癌物？首先應該注意：(A)樣本數　(B)統計方法　(C)研究品質　(D)干擾因子　(E)系統偏差。

3. 下列敘述何者正確？(A)只要流行病學研究數據不夠充分，動物試驗證明致癌，就應該歸為動物致癌物　(B)將實驗動物處理過一化學物質，兩年後證明該物質致癌，此物質就可歸為動物致癌物　(C)使用低劑量化學物質處理動物兩年後，癌症發生率與對照組比顯著增加，此物質應該為動物致癌物　(D)在具有同一官能基的化學物質中，有幾種化學物質經由相同的作用模式對動物致癌，其中一化學物質雖在動物試驗中未致癌，仍可能被歸類為動物致癌物　(E)以上皆是。

4. 何謂不適當高劑量？(A)在動物實驗中，處理組與對照組比癌症發生率超過10%　(B)在執行動物實驗過程中，處理組與對照組比，死亡率超過 10%(C)在動物實驗結束後，處理組與對照組比，死亡率超過 10%　(D)在動物實驗結束後，處理組與對照組比，體重增減超過 10%　(E)以上皆非。

5. 在下列哪個情況不用執行健康風險評估？(A)流行病學研究數據不夠充分無法證明一化學物質對人致癌　(B)在兩年的動物實驗結果，發現這個化學物質造成多個物種與多個器官致癌　(C)動物實驗結果，處理組與對照組比發現動物癌症發生率顯著增加，但是作用模式與人不相關　(D)在兩年的動物實驗結果，雖然癌症發生率隨著劑量增加而增加，但只有高劑量處理組發生率與對照組比統計上顯著增加，作用模式與人相關　(E)以上皆非。

三、是非題

1. 預定假設化學物質對實驗動物致癌，就假設對人會致癌，主要是目前國際上被歸為人致癌物的化學品，都先在動物實驗證明致癌，接著流行病學研究證明致癌。

2. 建構致癌的作用模式在致癌物鑑定扮演重要的角色，因為作用模式就代表著化學致癌的機制。

3. 如果一個致癌物質的作用模式在人體可能存在，代表著此致癌物可能對人致癌，所需要致癌風險評估。

4. 只有充分的流行病學研究結果證實一化學物質對人致癌，才可以歸類為人的致癌物。

5. 在 1991 年，美國環保署公告一系列化學物質對動物致癌，但不用執行致癌風險評估，因為只對一種大黑公鼠致癌，所以不用執行。

解答　二、ACCDC　三、××○××

參考
文獻

Bertazzi, P. A., Consonni, D., Bachetti, S., Rubagotti, M., Baccarelli, A., Zocchetti, C., & Pesatori, A. C. (2001). Health effects of dioxin exposure: A 20-year mortality study. *American Journal of Epidemiology, 153*, 1031-1044.

Boobis, A. R., Cohen, S. M., Dellarco, V., McGreco D., Meek, M. E., Vickers, C., Willcocks, D., Farland, W. (2006). IPCS framework for analyzing the relevance of a Cancer Mode of Action for Humans. *Critical Reviews in Toxicology, 36*, 781-792.

Bullman, T. A., Watanabe, K. K., Kang, H. K. (1994). Risk of testicular cancer associated with surrogate measures of Agent Orange exposure among Vietnam veterans on the Agent Orange Registry. *American Journal of Epidemiology, 4* (1), 11-16.

Chen, C. J,, Wang, L. Y., Lu, S. N., Wu, M. H., You, S. L., Zhang, Y. J., Wang, L. W., Santella, R. M. (1996). Elevated aflatoxin exposure and increased risk of hepatocellular carcinoma. *Hepatology, 24*(1), 38-42.

Chen, C. J., Chuang, Y. C., Lin, T. M., & Wu, H. Y. (1985) Malignant neoplasms among residents of a blackfoot disease-endemic area in Taiwan: High-arsenic artesian well water and cancers. *Cancer Research, 45*(11 Pt 2), 5895-9.

Cohen, S. M., Meek, M. E., Klaunig, J. E., Patton, D. E., Fenner-Crisp, P. A. (2003). The Human relevance of information on carcinogenic modes of action: Overview. *Critical Reviews in Toxicology, 33*(6), 581-589.

Cole, P., Trichopoulos, D., Pastides, H., Starr, T., Mandel, J. S. (2003). Dioxin and cancer: A critical review. *Regulatory Toxicology and Pharmacology, 38*(3), 378-88.

Doull, J., Cattley, R., Elcombe, C., Lake, B. G., Swenberg, J., Wilkinson, C., Williams, G., van Gemert, M. (1999). A cancer risk assessment of di (2-ethylhexyl) phthalate: Application of the new U.S. EPA Risk Assessment Guidelines. *Regulatory Toxicology and Pharmacology, 29*, 327-357.

Egner, P. A., Groopman, J. D., Wang, J. S., Kensler, T. W., Friesen, M. D. (2006). Quantification of aflatoxin-B1-N7-Guanine in human urine by high-performance liquid chromatography and isotope dilution tandem mass spectrometry. *Chemical Research in Toxicology, 19*(9), 1191-1195.

Goodman, D. G., & Sauer, R. M. (1992). Hepatotoxicity and carcinogenicity in female Sprague-Dawley rats treated with 2,3,7,8-tetrachlorodibenzo-pdioxin (TCDD): A pathology working group reevaluation. *Regulatory Toxicology and Pharmacology, 15*, 245-252.

Gori, G. B. (1992). Cancer risk assessment: The science that is not. *Regulatory Toxicology and Pharmacology, 16*(1), 10-20,.

Groopman, J. D., Wild, C. P., Hasler, J.; Junshi, C., Wogan, G. N., & Kensler, T. W. (1993). Molecular epidemiology of aflatoxin exposures: Validation of aflatoxin-N7-guanine levels in urine as a biomarker in experimental rat models and humans. *Environ Health Perspect, 99*, 107-113.

Hardell, L. (1981). Relation of soft-tissue sarcoma, malignant lymphoma and colon cancer to phenoxy acids, chlorophenols and other agents. *Scandinavian Journal of Work, Environment & Health, 7*(2), 119-130.

International Agency for Research on Cancer (2012). *IARC Monographs on the evaluation of carcinogenic risks to humans*. Lyon, France.

Klaunig, J. E., Babich, M. A., Baetcke, K. P., Cook, J. C., Corton, J. C., David, R. M., DeLuca, J. G., Lai, D. Y., McKee, R. H., Peters, J. M., Roberts, R. A., & Fenner-Crisp, P. A. (2003). PPARα agonist-induced rodent tumors: modes of action and human relevance. *Critical Reviews in Toxicology, 33*(6), 655-780.

Kociba, R. J., Keyes, D. G., Beyer, J. E., Carreon, R. M., Wade, C. E., Dittenber, D. A., Kalnins, R. P., Frauson, L. E., Park, C. N., Barnard, S. D., et al. (1978). Results of a two-year chronic toxicity and oncogenicity study of 2,3,7,8-tetrachlorodibenzo- p-dioxin in rats. *Toxicology and Applied Pharmacology, 46*, 279-303.

Kogevinas, M., Becher, H., Benn, T., Bertazzi, P. A., Boffetta, P., Bueno-de-Mesquita, H. B., Coggon, D., Colin, D., Flesch-Janys, D., Fingerhut, M., Green, L., Kauppinen, T., Littorin, M., Lynge, E., Mathews, J. D., Neuberger, M., Pearce, N., & Saracci, R. (1997). Cancer mortality in workers exposed to phenoxy herbicides, chlorophenols, and dioxins. An expanded and updated international cohort study. *American Journal of Epidemiology*, *145*(12), 1061-1075.

Koszucka, A., Nowak, A., Nowak, I., Motyl, I. (2020). Acrylamide in human diet, its metabolism, toxicity, inactivation and the associated European Union legal regulations in food industry. *Critical Review of Food Sciences and Nutrition, 60*(10),1677-1692.

National Toxicology Program (NTP). (2006). NTP technical report on the toxicology and carcinogenesis studies of 2, 3, 7, 8-tetrachlorodibenzo-p-dioxin (TCDD) (CAS No 1746-01-6) in female Harlan Sprague-Dawley rats (Gavage Studies) (TR-521). *National Toxicology Program technical report series.*

Rusyn, I., Peters, J. M., & Cunningham, M. L. (2006). Modes of action and species-specific effects of di- (2-ethylhexyl) phthalate in the liver. *Critical Reviews in Toxicology, 36*(5), 459-479

Swenberg, J. A. (1993) Alpha 2u-globulin nephropathy: Review of the cellular and molecular mechanisms involved and their implications for human risk assessment. *Environmental Health Perspectives*, *101*(6), 39-44.

U.S. EPA (1991). Alpha2u-globulin: Association with chemically induced renal toxicity and neoplasia in the male rat. *Risk Assessment Forum*.

U.S. EPA (2000). *Integrated risk information system: Benzene; CASRN 71-43-2.*

U.S. EPA (2005). Guidelines for carcinogen risk assessment and supplemental guidance for assessing susceptibility from early-life exposure to carcinogens. *Federal Register, 70*(66), 17765-17817.

U.S. EPA (2005). Guidelines for carcinogen risk assessment. *Risk Assessment Forum*. Washington, DC. EPA/639/P-03/001F.

Vanherweghem, J. L., Tielemans, C., Abramowicz, D., Depierreux, M., Vanhaelen-Fastre, R., Vanhaelen, M., Dratwa, M., Richard, C., Vandervelde, D., Verbeelen, D., et al. (1993). Rapidly progressive interstitial renal fibrosis in young women: Association with slimming regimen including Chinese herbs. *Lancet, 341*, 387-391.

World Health Organiztion (n.d.). *Children's health and the environment, WHO training package for the health sector*. Retrieved from www.who.int/ceh

Zaravinos, A. (2017). Oncogenic RAS: From its activation to its direct targeting. *Critical Reviews in Oncogenesis, 22*(3-4), 283-301.

鑑定非致癌物

本章大綱

前一章介紹鑑定致癌物,本章理所當然的要介紹鑑定非致癌物質。因非致癌物質造成的不良效應範圍非常廣,需要鑑定的物質非常多。目前毒理資料比較完整的有生殖發育毒物與神經毒物,因此本章主要以會誘發生殖發育或是神經毒性的化學物質為例,介紹鑑定方法。因非致癌物質的流行病學研究相對於致癌物質的研究少很多,如果有流行病學研究,還是以職業流行病學研究為主。在動物試驗上,希望根據兩年長期的慢毒性試驗結果作鑑定,但是非致癌物質比較缺乏完整基礎毒理資料以建立作用模式(Mode of action; MOA),因此建構 MOA 會有相當的困難度,鑑定與執行評估時常常需要使用預定假設。也因不良效應的種類多,只要不是致癌的其他效應都是,包含體重的增減。所以在執行風險評估的過程應該了解需要作哪些假設,這些假設可能對評估結果的影響與不確定性,如此將有助於執行風險管理與溝通。

4-1　前言

　　前一章的內容主要講如何整合現有的毒理與流行病學資料以鑑定一化學物質潛在對人的致癌性，本章的重點則是整合現有流行病學與毒理資料以鑑定一化學物質對人造成除致癌性以外的其他不良效應。因為化學物質數量多，化學物質可能造成的不良效應非常多元，加上非致癌性的化學物質在傳統上比較缺乏基礎毒理研究，毒理資料就不如致癌物質那麼豐富與完整，尤其致病機制的研究更少。因此在鑑定非致癌物質時常受到科學資訊不足的限制，建議參考國際先進國家公告的規範作為鑑定之參考，如美國環保署曾經公告神經毒物與生殖／發育毒物風險評估規範(US EPA, 1991, 1996, 1998)。

　　基本上，非致癌物質鑑定的程序與致癌物鑑定相同，首先還是整理毒理資料，如果毒理資料不足以建構 MOA，則根據預定假設鑑定之。如果毒理資料足夠建構 MOA，則鑑定化學物質潛在對人的不良效應，再針對各種不良效應建構致病的 MOA，以完成鑑定工作。當然針對非致癌效應該如何整理毒理資料呢？建議依照項目與毒性，將各種毒理資料列表，將有助於作系統性的鑑定。例如 Ame's test 有幾筆？用什麼菌株？幾筆有陽性反應？是否加 S9？如果是動物實驗結果，那就需要分為急毒性(Acute toxicity)、亞慢毒性(Sub-chronic toxicity)、與慢毒性(Chronic toxicity)分別整理，有多少劑量組別與各給多少劑量？每個劑量動物隻數多少？實驗期間多長？產生什麼不良效應？標的器官(Target organ)與文獻列表等等。接著整理代謝機制：哪些酵素參與代謝？是否產生活性代謝物？會不會導致基因傷害或形成基因鹼基共價鍵結物質(DNA adduct)？流行病學結果整理：研究對象、背景人口學資料、暴露哪些化學物質？暴露劑量或是暴露分組、作什麼假設？統計方法、統計顯著程度（ P 值為多少）、結果為是否具統計上顯著意義？潛在的致病機制。非致癌的毒理資料比較少，相對的比較容易整理。

　　中文毒理資料庫，不是為執行有害物質鑑定建立，資料是否足夠有待確認？英文毒理資料庫雖然資料比較充分，但是單一個資料庫常常還是不夠完整，需要參考多個毒理資料庫才能整理充分的毒理資料，過去常用的毒理資料庫有：TOXNET、WHO、與 PubMed 等重要資料庫。但是隸屬美國國家醫學圖

書館的 TOXNET，從 2019 年 12 月 16 日起已經不再維護運作，回歸其原來建立資料庫單位維護，如毒性物質資料庫銀行(Hazardous Substances Data Bank; HSDB)就回到 PubChem 資料庫；肝毒性移到 Bookshelf 網站；整合風險資訊統(Integrated Risk Information System; IRIS)直接進入美國環保署網站搜尋。許多物質像三聚氰胺，在發生對國際食品重大影響事件後，引起國際注意，後續才有許多研究結果陸續發表，可能還未被傳統的毒理資料庫收集。這時候一定要再到 PubMed 資料庫搜尋，找近年來發表的毒理研究的文章，尤其在建構 MOA 的過程。後續將使用已烷(Hexane)跟三聚氰胺(Melamine)當例子。

　　針對不具有致癌性的有害物質，所謂不良效應(Adverse effects)，其定義為偏離正常生理功能或是正常條件下，導致降低生物生存、生殖、或適應環境的能力。根據這個定義，有害物質的不良效應範圍非常廣泛，包含可逆與不可逆的健康效應，與漸進式、延遲發生、殘留、與潛伏的效應。例如體重的改變，體重變化常被視為一種不良效應，經藥物治療後可以恢復算是可逆的不良效應。漸進效應、延遲發作效應，尤其低劑量暴露不會立即發生不良效應、殘留效應或潛在影響（有時候與延遲發生的效應間很難分辨）。非致癌性的不良效應種類繁多，包含生殖與發育、神經毒性、心血管毒性、生理結構的變化、型態或組織變化、生化效應、行為改變等。本章的主要內容，將以鑑定生殖發育與神經毒物為例作說明，類似方法將可以沿用以鑑定其他非致癌性的化學物質。

4-2 利用人體研究結果鑑定化學物質對人的不良效應

　　就人體研究的數據而言，一般還是以流行病學的資料為主，但是除致癌與生殖發育的效應，像神經毒性的評估是可以執行人體暴露研究(US EPA，1998)。優質的流行病學研究提供非常有價值的資料以執行健康風險評估，以避免物種外插帶來的不確定性。當然流行病學有多種不同設計的研究，利用流行病學研究結果以執行健康風險評估，並沒有簡單的分析方法，建議必要時徵詢流行病學專家的協助。流行病學可分為：(1)世代研究(Cohort study)根據健康效應與暴露劑量作分組，以追蹤探討化學物質暴露造成的健康效應；(2)病例對照

(Case-control study)根據觀察研究對象已出現的健康效應，以連結他們過去化學物質暴露情況，探討此化學物質的暴露劑量造成的健康效應；(3)橫斷面研究(Cross-section study)可以同時量測化學物質的暴露與與其誘發的健康效應，探討兩者間的相關性；與(4)生態型研究(Ecological study)主要假設居民已暴露某種化學物質，探討族群暴露特性，再進一步研究族群暴露特徵與健康效應的相關性。與癌症流行病學研究一樣，都遇到相同的問題，就是常常缺乏完整暴露資料，最常用的還是職業流行病學數據。相對的職業流行病學研究暴露評估資料應該是比較多，但是還是面臨暴露資料不夠充分的困擾。

　　當然根據流行病學研究結果鑑定有害物質，以生殖發育危害為例，說明應注意的重點：(1)選取適當的不良效應（如男性與女性的效應可能不同）與背景變項作統計分析；(2)回顧過去對於生育力與發育的研究文獻與調查計畫，選擇適當代表生育與發育危害相關的研究結果；(3)社區研究與調查監測，需要對暴露作明確的定義、有限的暴露跟效應關係、樣本數大小等等；(4)鑑定造成危害的暴露源與暴露時間，其中暴露時間對致畸胎效應是非常重要的因素，所以要特別注意。流行病學研究通常需要考慮的因素：(1)統計方法、樣本大小（統計的檢定力會受樣本大小的影響）、不良效應的發生率、與風險高低等因素；(2)資料可能含有潛在偏差(Potential bias)的問題，如回顧偏差(Recall bias)；(3)其他風險因子與干擾因素(Confounding factors)都需考慮等，如吸菸或共暴露化學物質；(4)其他統計因素，這部分跟致癌物的鑑定都相同，一些常用的統計方法有像 T-test、ANOVA、Fisher Exact Test、與 Chi-square Test 等等方法。

　　流行病學研究結果判斷化學物質暴露對人的不良效應，需要觀察到不良效應發生率隨著暴露劑量增加而增加。傳統上希望能得到在低於某個劑量以下與對照組相比發生率並無顯著的增加，高於這個劑量以上，不良效應發生率顯著的增加。但是現在新的劑量效應關係評估方法，最重要的結果希望得到不良效應發生率隨著暴露劑量的增加而提高。所以實驗設計非常重要，最好的情況，當然希望每位研究對象有完整的暴露資料，根據完整的暴露資料作好分組的工作。實務上是常面臨暴露資料非常有限的情況，因此需要根據有限的暴露資料做適當的分組，暴露分組做得好可能得到不良效應發生率隨著劑量增加而提高的關係。在觀察到不良效應與暴露劑量的相關性後，接著應該整理基礎毒理資

料，提供建構此化學物質的 MOA。若該化學物質的毒性資料足夠，能夠建構 MOA，並與流行病學觀察到的不良效應相關，有 MOA 支持流行病學觀察到的不良效應，有助釐清化學物質暴露與不良效應間的因果關係。如果能根據這些基礎毒理證據建構 MOA，將有助於接下來執行劑量效應關係評估。萬一無法建構 MOA 也沒有關係，既然是職業流行病學研究結果顯示不良效應發生率與化學物質的暴露相關，只要做好干擾因子的調整，根據預定假設非致癌效應具有安全劑量，仍可以建構劑量效應關係，進一步執行劑量效應評估。

在致癌與生殖發育的毒性試驗不能以人作暴露試驗，但是有些化學物質引起的神經毒性效應時間短而且是可以恢復，倫理學上可允許執行人體暴露實驗(Human laboratory exposure studies)，結果可以用於執行健康風險評估(US EPA, 1998)。過去曾針對會誘發可恢復的急性神經毒性效應的溶劑與化學物質，執行人體呼吸暴露實驗，結果提供制定職場允許暴露標準(Occupational exposure limits)。與流行病學研究比較，人體暴露實驗有許多優點，實驗時的人體暴露研究不僅可以控制暴露濃度，如果能定時收集血液與（或）尿液樣本分析試驗化學物質的代謝物，更可以驗證化學物質在人體內的代謝機制，建立人的毒物動力學。在嚴格控制的人體暴露實驗條件下，很容易研究化學物質與代謝物質的半衰期(Half life)、生物可利用性(Bioavailability)、排出速率(Elimination rate)、隨著劑量改變代謝途徑、人與人的變異、不良效應隨時間變化、不同化學物質間的交互作用、化學物質與生物環境行為交互作用的過程等資料。這些資料不僅提供研究化學物質在人體內的生物化學反應，有助於降低健康風險評估的不確定性。人體暴露研究的目的還包含：深入研究神經效應的特性、開發對神經毒性效應的新的評估方法、研究不同類別的化學物質影響神經行為之評估方法的敏感度、特異性、與可靠度。人體實驗最適合用在探討化學物質作用影響環境與生物行為變數的改變，例如研究大氣溫度、與工作困難度等等因素對生物行為的影響。從方法學的觀點可分為研究對象間(Between-subjects)與研究對象本身(Within-subjects)兩種，前者在研究化學物質的暴露者與非暴露者間神經行為(Neurobehavioral)表現的差異，後者在於研究同一個人化學物質暴露前後的神經行為功能(Neurobehavioral function)表現的差異。後者的優點是受試者人數比較少，缺點則是同一個人需要重複給予受測的化學物質，因此受試者因為練習的關係會影響受試的結果。

　　與環境職業流行病學研究比較，研究對象常常暴露很長的時間，也同時可能暴露多種化學物質。人體暴露實驗，暴露濃度可精準地控制，暴露期間相對的短許多，一般處理一或兩種化學物質，處理幾個小時。人體暴露實驗適用於鑑定與特性化急性效應與化學物質造成的特定效應。但是參與人體暴露實驗者，需要填寫知情同意書，因知情同意書上需要說明暴露的化學物質可能造成的危害，可能導致參與者看過知情同意書後，造成參與者的偏差(Participant bias)。面對這種情況採用雙盲(Double-blind)實驗會比單盲(Single-blind)實驗，比較能控制這種參與者的偏差。使用一系列多種神經行為的測試，或者是使用不同多種的測試方法以檢驗幾種相同的神經行為，都是非常有用的方法以篩選檢驗化學品的急性神經行為效應。

練習題 4-1

　　請根據正己烷(Hexane)流行病學研究的結果，鑑定正己烷可能對人健康的神經危害。

4-3　根據動物實驗數據鑑定化學物質潛在對人的不良效應

　　根據實驗動物結果鑑定一化學物質可能對人體健康造成非致癌性的不良效應，仍然會被質疑對實驗動物誘發不良效應是否會對人造成一樣的不良效應，雖然實驗動物、以老鼠為例，從解剖、組織、與生理學來看，化學物質對實驗動物的作用與人應該類似，但基本上還是存在著一些差異。因此想根據實驗動物數據鑑定化學物質對人是否會造成某種危害？在缺乏科學證據支持下，則需要根據一些假設。這些假設又稱預定假設：指的是根據現有的科學證據下所作的合理假設，但是至今科學上仍無法驗證。其中多數的假設與第三章鑑定致癌物質的假設相似，主要預定假設如下：

1.　實驗動物為評估化學物質對人體健康危害的適當替代品。

2. 人與最敏感的實驗動物種一樣敏感，一化學物質可能有多組的動物毒性試驗數據，如果缺乏其他科學反證，則以最敏感的動物試驗數據作為鑑定對人健康危害的根據。其理由為根據最敏感的數據進行鑑定與評估的結果傾向於高估風險，因此依據評估結果制訂的管制標準將可確保維護民眾健康。

3. 人與動物標的器官不一定要一樣，其意涵為一化學物質暴露造成實驗動物的某個器官產生某種不良效應，如果缺乏科學數據，基本上假設為此化學物質對人會有相似的不良效應，但可以在不同器官。以三聚氰胺當例子，會導致小孩腎結石，但動物實驗的最敏感效應卻是膀胱結石(Melinick et al., 1984)。國際上仍是用動物膀胱結石的數據來執行健康風險評估，以制訂保護人免於的得到腎臟結石的管制標準。若沒有這個假設，WHO 專家不能根據動物膀胱結石的數據執行風險評估。

4. 如果化學物質對實驗動物誘發非致癌性的不良效應，一般假設這個化學物質具安全劑量，執行劑量效應評估時採用非線性的外差方法。所謂安全劑量就是低於這個劑量，處理組的不良效應發生率與對照組發生率沒有統計上顯著的差異，但在高於這個劑量時，處理組的不良效應發生率會顯著的高於對照組。因此在標準的制訂上，將管理標準設定在安全劑量的效益最高，如在食品安全上，添加物或是農藥的安全標準——每天可接受的攝取量(Acceptable daily intake; ADI)或是汙染物的安全標準每天可耐受的劑量(Tolerable daily intake; TDI)、在環境汙染物的安全標準參考劑量(Reference dose; RfD)，都是代表著經由口腔攝取的安全劑量。

5. 即使在動物身上觀察到一化學物質誘發實驗動物行為、生理、或是生化指標的顯著改變，都被假設源自於此化學物質對實驗動物的器官結構或功能造成不良的效應，因此假設此物質可能對人體的器官結構或功能也會有類似的不良反應。

6. 因性別差異而導致器官與生理組織的差異，尤其在生殖器官上有明顯的性別差異(Sex-dependent)，因此需假設一化學物質如對一性別的生殖器官造成不良效應，假如沒有其他科學資料作反證，雖然另一性別可能沒有相同的

器官組織，仍假設在另一個性別也會有類似的不良效應，但器官可以不相同。因為缺乏科學資訊，為了不低估風險，需要假設另一性別也會類似效應，可能增加評估的不確定性。

在執行鑑定時，什麼時候需要使用這些假設呢？在科學資訊不夠充分建立 MOA 時，與無法判斷 MOA 與人體的相關性時。這個時候代表科學證據不夠充分，只能根據預定假設執行有害物質鑑定，接著根據預定假設利用實驗動物數據執行劑量效應關係評估與風險評估。因為化學物質誘發的非致癌性的不良效應，其相關的致病機制可能比較少被研究，不容易建構 MOA，因此利用實驗動物數據執行評估往往需要仰賴預定假設。一般都會用到第 1~3 個假設，4~6 則視實驗動物數據而定。也因為使用這些預定假設，隨之而來的，是評估結果會含有比較高的不確定性，這些不確定性截至目前應該是合理而可接受。

為鑑定化學物質可能對人造成的健康危害，最好是有低劑量長期的慢毒性試驗的結果。與動物致癌試驗類似，非致癌性的慢毒性試驗同樣模擬人終生暴露可能造成的不良效應。一般試驗期間為兩年，劑量要高但不能太高，劑量過高會導致實驗動物在不到兩年時間、或甚至更早的時間死亡。所以需要注意不適當的高劑量(Inadequately high dose)，一樣是與對照組比較體重不能增加或減少超過 10%。實驗劑量的選擇非常重要，一般根據亞慢性動物試驗(Sub-chronic test)的結果作為選取劑量的參考，甚至必要時可以根據藥物動力學模擬結果選取適當劑量。美國國家毒理計畫每年固定編列預算，執行化學物質的動物毒性試驗，常使用 Fisher 344 大鼠與 B6C3F1 小鼠，每個劑量至少各 20 隻老鼠，公鼠與母鼠各 20 隻，常常每個劑量使用 50 隻，因為樣本數大統計解析度比較高，同時也可以觀察化學物質的致癌性，一般含對照組會有 4~5 組劑量。與致癌試驗相同，需要重複暴露或處理給予動物化學物質，室溫下為氣體者，經呼吸途徑暴露，則每週 5 天，每天 6 小時。如室溫下為液體或是固體者，則可以混在飲用水或飼料中餵食實驗動物

在實驗期間會監測每隻試驗動物的生活狀況、與紀錄每隻動物的食物攝取量與飲水量、與體重的變化，並觀察每隻試驗動物健康狀況與行為是否異常，甚至也可以收集血液樣本與尿液樣本作相關生物化學指標的檢查。在兩年後，實驗動物將被犧牲，除檢查實驗動物外觀是否有異常變化外，紀錄各器官體

重，與作組織切片進行詳細而完善的病理檢查。另外除了長期慢毒性的系統性毒性試驗外，還有生殖與發育毒性、神經毒性、與免疫毒性效應試驗，近年也發現化學物質誘發實驗動物產生心臟血管毒性(Negro Silva et al., 2017; Saleh & Awadin, 2017)、肥胖症(Obesity) (Vyas et al., 2019; Darbre, 2017)、與免疫毒性(Shirani et al., 2019; Wang et al., 2019)。這些毒性試驗有其標準試驗方法，與長期慢毒性不同，期間可能比較短，但是如生殖毒性試驗，一般常執行多世代的毒性試驗。免疫毒性效應指的是在一化學物質暴露後可能降低實驗動物或是人體對傳染疾病的抵抗力，早期毒理學界比較重視化學物質暴露抑制免疫力(immunosuppresion)，過敏反應為臨床上容易診斷的症狀，也是重要的不良效應，更進一步的資料可參考 IPCS 於 2012 年公告化學物質免疫毒性風險評估規範(IPCS, 2012)。

對於像生殖發育與神經毒性等類似的非致癌性毒物，常有其特別的試驗與檢定方法。以生殖發育的毒性試驗為例，常執行的生殖與發育動物試驗為亞曼毒性試驗。實驗需要使用公與母兩性別的動物，從兩種性別動物觀察到生殖發育不良影響都算是毒性的表現。主要目的就是評估對生殖能力的影響、試驗母鼠受孕後對發育的影響（胚胎和胎兒毒性、致畸胎性，致畸性，對出生後發育的影響）、與評估母代對於子代發育的影響等(US EPA, 1996)。雖然生殖發育毒性試驗可以執行單一世代與多世代的試驗，一般常執行多世代(Multi-generation)的動物實驗，試驗結果能夠提供比較充分的生殖與發育毒性資料。在執行試驗過程，需要在實驗動物發情時將公的與母的實驗動物養在同一籠子，讓牠們交配懷孕生產後，再選擇子代來做實驗，通常會讓牠們交配的時間就是在 4~5 次發情(estrous)的 21 天交配期間內，希望至少要有 20 隻老鼠懷孕，生出來子代再看下一個世代的研究等等。平常生殖危害也是三個劑量加一個控制組，每組劑量一個世代有公與母至少各 20 隻，一般稱為 F_0。在牠們進入青春期時開始給於化學物質處理，然後將公鼠與母鼠關在同一籠子三週讓牠們交配，觀察懷孕情況，等母鼠生產後，新生的子代一般稱為 F_1 世代。再從 F_1 世代隨機選出公與母鼠各 20 隻進行試驗，交配再生產而得到下個世代，一般稱為 F_2 世代。從實驗動物發情、受孕、胚胎發育、生產、一直到新出生動物斷奶前期間，需要連續暴露實驗動物，以評估化學物質對整個生殖發育過程（包括青春期和發春

期）產生的不良效應。一般需要觀察 F_1 與 F_2 世代成長至成鼠的發育過程、公鼠與母鼠的行為變化、紀錄體重變化，接著 F_0 與 F_1 世代在生產後與 F_2 世代在發育至成鼠後都會被犧牲作詳細病理檢查，以檢驗化學品對不同世代的實驗動物可能造成的危害。試驗結果只要低劑量處理造成實驗動物顯著增加的不良效應，即可接受處理的化學物質對實驗動物具有生殖發育的毒性。但是需要高劑量與低劑量處理下，實驗動物並沒有顯著的增加不良效應，才能根據這次的動物試驗結果，接受化學物質的處理並未對實驗動物造成生殖發育的毒性效應，但並不能證明此化學物質不具生殖發育毒性。

　　另外也有其他比較短期的生殖毒性試驗，包含：

1. 為了提供選擇劑量供作比較長期生殖毒性試驗的目的，而進行篩選式生殖毒性試驗。

2. 顯性致死(Dominant lethal)：因重要基因突變而導致胚胎死亡，因此常觀察死胎效應，可以檢測雄性動物精子生成過程產生的基因突變。針對雌性實驗動物也有類似的胚胎致死試驗，用來檢測雌性動物卵子生成過程產生的基因突變效應，在卵子生成過程連續給雌性動物 1~5 天的試驗化學物質。

3. 其他亞慢性生殖發育毒性試驗：有助於鑑定生殖危害各種試驗。

4. 各種體外試驗。

　　以上這些試驗可以觀察的不良效應可以分為：

1. 雄性與雌性動物(Couple-mediated)的效應：不分雄性或雌性動物的不良效應如懷孕率、生育率、懷孕期長短、出生率、與每一胎多少隻動物(Litter size)等。

2. 雌性動物特有(Female-specific)效應：在雌性動物身上觀察到的不良效應，如雌性動物身上觀察到生殖器官的變異或重量變化、生理週期變異、與各種激素的濃度變化。

3. 雄性動物特有(Male-specific)效應：在雄性動物身上觀察到的不良效應，包含雄性動物的生殖器官外表、重量、與功能變化、精子數目、與各種激素濃度的變化等。

4. 發育與青春期干擾改變(Developmental and pubertal alterations)，實驗動物出生後，觀察它們的生長與發育的異常都可以算是不良效應，當然造成的原因可以分為出生前(Prenatal)與出生後(Postnatal)的暴露影響。

5. 內分泌評估(Endocrine evaluations)效應：因各種內分泌激素的異常造成的不良效應。

練習題 4-2

　　2011 年臺灣發生嚴重的食品安全的塑化劑(DEHP)事件，請整理 DEHP 流行病學與各種毒性試驗的資料，鑑定 DEHP 可能的生殖與發育毒性。

　　另一種化學物質常造成的不良健康效應，就是神經毒性。所謂神經毒性就是因化學、物理、或生物性物質暴露造成中樞與周邊神經的結構性與功能性的不良效應(Tilson, 1990)。神經毒性又可分為結構性與功能性神經效應，結構性的神經效應指的是各層級神經組織結構與型態學上的改變，包含中樞、周邊、與末梢神經；功能性的神經毒性指的包含自軀體、自主、視覺、運動、與認知神經功能的改變，起因於化學物質暴露造成不良的神經化學、生理、或行為效應。當然神經毒性也包含嬰幼兒在產前與產後暴露化學物質，對神經組織與功能發育的影響(US EPA, 1998)。

　　執行風險評估者需要針對不良的神經效應的大小（或嚴重性）、暴露期間、與可恢復（逆）性有不同的關切程度，有些不良的神經效應是不可逆（也就是無法恢復到暴露前之狀態的永久改變），如果是對神經結構或功能造成無法恢復的改變、很慢的恢復、或是可以恢復的效應，前者當然需要特別關切。然而鑑定可恢復的效應需要特別注意，不僅要考慮暴露者的情況。尤其神經系統常常是一個後備系統(Reserve system)，在低劑量暴露時神經系統可能會調適，當暴露超過某一劑量時，就可能造成不良的神經結構或是功能效應。因神經細胞死亡或是凋亡造成的可恢復的效應，可能代表著啟動修復系統或是降低神經細胞未來的調適能力，因此鑑定可恢復的神經效應需要特別謹慎。

　　就和一般毒性試驗可以針對一化學物質執行急毒性、亞慢毒性、與長期慢毒性試驗，實驗結束後可以針對神經毒性進行評估，檢視此化學物質可能造成的神經系統的不良效應。一般評估神經毒性的可分為五類，包含神經結構或神經病理效應 (Structural or neuropathological effects)、神經生理效應 (Neurophysiological effects)、神經化學效應 (Neurochemical effects)、行為 (Neurobehavioral effects) 與神經發育 (Neurodevelopmental effects) 等 (US EPA, 1998)。如以神經毒性評估為例，行為毒性效應，因行為是呈現各神經系統功能的整體表現，行為的改變可能來自神經毒物直接對神經系統的作用，或是源自於對生理系統作用，而間接影響神經系統的結果，因此探討系統毒性與神經行為改變之間的關係相當重要，但化學物質暴露誘發的系統毒性會使得鑑定神經行為毒性更為複雜。鑑定許多神經行為的改變需要探討動機，這種情況下，需要仰賴動物實驗以評估動物行為改變的動機，才能鑑定化學物質暴露造成的行為改變，美國環保署已公告一系列的試驗方法，供鑑定化學物質暴露造成的神經行為改變(US EPA, 1998)。

　　在整理根據各種實驗動物對一化學物質進行毒性試驗結果時，必須注意實驗設計與執行的品質。一般由美國 NTP 委託認證動物實驗室執行的試驗，數據品質可信度高，建議優先選取由認證動物實驗室完成與發表的結果執行健康風險評估。然而在文獻上仍有一些非認證實驗室發表的結果，如果要使用這些數據以鑑定有害物質與執行風險評估，首先應確認其數據品質。判斷依據有明確詳述其研究假設、目的、實驗設計與統計方法，說明劑量的選擇、動物隻數、劑量組別、處理動物化學物質的途徑、步驟、頻率、與期間等，並說明在試驗期間如何監測試驗動物的行為、食量、飲水量、體重、與健康狀況變化等；最後試驗終了應說明如何犧牲動物、收集體液與組織樣本、病理檢查由專業人員執行、檢查結果紀錄、與執行統計分析等等。依數據品質優劣，建議列表整理數據，以便做系統性的比較分析。

　　當然暴露期間與觀察期間長短非常重要，尤其一些會導致過敏或免疫不良效應的化學物質，可能在處理實驗動物一段時間後，因為動物調適而使得免疫造成的不良效應恢復。在這種情況下，即使在長期慢毒性試驗中，這種早期試驗觀察到的毒性，仍視為一種不良效應。例如奈米氧化鋅的動物試驗中，就發

現實驗動物可能有適應的情況，試驗一開始觀察到發炎效應，到試驗後期卻觀察不到。另外是在生殖毒性試驗中，暴露時間對致畸胎效應為決定性因素，如果不在受精卵著床後到組織發展完成的階段暴露，即使處理實驗動物致畸胎的物質也觀察不到致畸胎的效應。另外考慮生理適應(Adaptation)，處理的化學物質誘發的免疫效應，需要選擇適當的時間進行檢查，才能診斷免疫不良效應。

如果數據品質可以接受，接著就是判斷不良效應，所謂不良效應根據在 4-1 節的定義：「偏離正常生理功能或是正常條件下，會降低生物生存、生殖、或適應環境的能力。」非致癌性的不良效應範圍非常廣，各種毒性試驗包含系統性的長期慢毒性試驗結果（建議亞曼毒性試驗也需要整理供作比較，含體重與器官重量的變化）、生殖發育、身經毒性，甚至免疫毒性與心臟血管毒性都需要逐一整理。如果在低劑量觀察到不良效應的發生率統計上顯著比對照組增加，這可以證明所評估的化學物質對試驗動物造成不良效應。但是在高與低劑量都沒有觀察到不良效應發生率顯著的比對照組升高，那就代表這個動物試驗不適用於評估這個化學物質的毒性，但無法證明這個化學物質對動物不會造成危害。當然在這個情況，建議再看急毒性與亞曼毒性數據，看是否因劑量選取不理想或是物種間易感性的差異。萬一發現試驗動物體重的變化相對於對照組的動物體重超過 10%，代表著所選取的劑量太高，為不適當的高劑量。在這種情況，這種高劑量處理動物所得到的不良反應，就不適合作為不良反應的判斷依據。

因此鑑定有害物質要考慮的因素包含：(1)研究實驗動物間的物種易感性：某些物種可能對某些或某類的化學物質比較敏感，或是某些不良效應在某些實驗動物背景值比較高，這些因素會影響動物試驗的結果；(2)以化學物質處理動物的時間、劑量、與途徑，但是處理時間主要是針對生殖毒性試驗中的致畸胎效應。處理化學物質的途徑會影響動物對化學物質的吸收效率，因此在相同劑量處理下，如果口腔處理的吸收效率比較高，有可能口腔處理相對於其他途徑會造成比較高的不良效應機率。如施予實驗動物劑量太高，會對實驗動物造成額外的毒性；(3)同一組劑量使用的實驗動物數目多，樣本數大，統計解析度比較高，比較能看出化學物質對實驗動物造成的不良效應；(4)標的器官：對某些實驗動物，某些器官的不良效應的背景值比較高，這種情況會影響不良效應的統計解析；(5)統計顯著程度：統計顯著的程度越高，越容易判斷化學物質對實

驗動造成的不良效應，反之亦然；(6)適當的高劑量：處理組實驗動物的體重變化與對照組比超過 10%則為不適當高劑量，在這種高劑量處理下，實驗動物因劑量過高會誘發非化學物質產生的不良效應，不適合用於鑑定不良效應；(7)建立 MOA：如果化學物質的毒理資料足夠以建立 MOA，就應建立 MOA，如果毒理資料不充分無法建立 MOA，則使用預定假設；(8)與人的相關性：當科學資料充分能建立 MOA，則根據 MOA 判斷與人體的相關性，如與人不相關，則代表這化學物質對人不會造成類似的不良效應。萬一缺乏科學資料無法判斷與人的相關性，則一樣回來使用預定假設：「人與最敏感的動物一樣敏感。」

在我們社會上，成年人普遍有體重過重的現象，體重降低常常可被視為是一種有益健康的效應。然而在執行健康風險評估時，體重變化(Body weight change)常被當作一種不良效應以執行劑量效應關係評估，以制定化學物質的管制標準。到底在什麼情況下，體重變化可以當作不良效應？如果體重的變化純粹是因為化學物質的處理誘發，那算是一種不良效應。但若給的劑量太高使得實驗動物食欲不振、飼料攝取量或（與）飲水量減少，而導致實驗動物的體重減少，就不算化學物質直接造成的體重改變，這時體重變化就不能算不良效應。當然需要特別注意飲水量減少過多，可能會導致脫水和對腎臟造成不良效應，因此判斷化學物質對腎臟的效應時，請注意實驗動物在試驗期間的飲水量與劑量高低。

在判斷化學物質對實驗動物誘發的效應是否可視為不良效應時，其中一項很重要的準則為這個不良效應的發生率會不會隨著劑量增加而增加？如果觀察到該效應的發生率隨著劑量增加顯著增加的趨勢，更加肯定該效應需要被視為不良效應。當然也常常觀察到只有最高劑量的效應發生率比對照組顯著增加，只要這個高劑量並未造成體重變化超過 10%，也不是所謂的不適當之高劑量，基本上該效應可以算為不良效應。但是如果有相當的毒理資料足以建立 MOA，進一步探討這個 MOA 與人相關的相關性，那就更能判斷此效應是否為不良效應。當然在缺乏科學資料的支持下，就使用預定假設，就可以視為不良效應。如果有多組的動物試驗結果都有顯著劑量效應關係，則選擇與人最相關的那組數據，這樣的判斷已考慮適當的劑量、適當的暴露途徑、與選取的不良效應的

適切性。但是萬一缺乏判斷 MOA 相關性的科學資料，就根據預定假設選擇最敏感的那一組動物試驗結果。

其他毒理資料包含化學物質吸收、分布、代謝、排泄與毒物動力學(Toxicokinetics; TK)，代謝物在體內的反應與產物、生物指標與毒效動力學(Toxicodynamics; TD)；也可以參考具有類似化學結構或化學官能基的化學物質對動物或人體造成的不良效應，就是結構活性關係(Structure-activity relationship; SRA)；與各種體外細胞實驗的結果，各種的臨床報告與急性中毒的案例報告等。這些毒理資料可以有多種用途，如以生物指標為例，不僅可以提供作為暴露評估的指標，亦可以提供作了解化學物質在體內代謝的機制，同時也可以作為重建暴露劑量的數據。其中毒物動力學(TK)與毒效動力學(TD)可以幫助決定劑量及暴露時間。以 2011 年國內發生的食品塑化劑事件為例，政府公布的塑化劑衛教手冊說吃進體內的塑化劑半衰期 4~5 小時，可以很快被排出體外，對健康沒影響。吃進體內的塑化劑很快被排出體外只考慮毒物動力學，但是對健康的危害是要看毒效動力學。毒效動力學才是描述毒物進到體內後如何與體內的大分子產生反應，進而產生不良效應。反觀毒物動力學是用來描述毒物進到體內被吸收、分布、代謝、與排出，無法描述對人體產生什麼樣的不良效應。因此毒物動力學可以用來探討化學物質進到體內的劑量，要探討化學物質進到體內造成的不良效應需要參考毒效動力學。

不論是根據流行病學的研究結果或是動物試驗的結果，建立化學物質暴露與不良效應的因果關係，建議應用 Hill 準則來判斷：

1. **一致性**：就是多組的動物試驗因處理相同的化學物質而誘發類似的不良效應。

2. **強度**：就是化學物質處理組的不良效應發生率與對照組比較，統計數值越高代表因果關係成立的機會越高。

3. **特異性**：不良效應源自於某個化學物質的暴露，在動物試驗比較容易證明特異性，因此需要慎選動物物種以避免因不良效應的高背景值影響試驗結果，建議執行鑑定時，需要回顧過去動物試驗的各種不良效應的背景值。

4. **時間的相關性**：從暴露至觀察到不良效應需要一段疾病的發展時間，尤其低劑量暴露時所需時間可能會比較長。

5. **劑量效應關係**：指不良效應的發生率隨著暴露劑量增加而升高。

6. **合理的生物機制**：不良效應的發生如能符合已知的生物化學致病的機制理論。

7. **連貫性**：經類似結構或含相同官能基的化學物質處理的實驗動物都造成類似的不良效應。

8. **其他實驗證據的支持**：考慮代謝機制、生物指標、與體外試驗等實驗結果都支持在動物實驗觀察到的不良效應。與鑑定致癌物的方法相同，建議將相關資料列表比較，每個項目越強，如一致性、強度、特異性越高、有生物化學致病理論或機制支持、劑量效應關係越強、時間相關性越高等，當然越支持這個因果關係。

4-4 根據 MOA 判斷在動物身上觀察到的不良效應與人體相關性

　　與第三章類似，MOA 的定義為一系列的關鍵事件(key events)，很多機制的整合導致不良效應的發生。這些關鍵事件是從化學物質與細胞內的分子作用開始，透過功能上和解剖(anatomical)上的改變進而導致不良效應發生。MOA 種類沒有限制，可以是一個機制也可以是很多個機制，為化學物誘發不良效應的必須條件，但不一定是充分的條件，也就是需要有這個 MOA 才會導致不良效應發生，但不良效應也可能由其他因素造成，不一定需要這個 MOA 才會發生。例如體重降低或是某一神經毒性效應，順丁烯二酸與三聚氰胺處理都可以造成體重減少，或是丙烯醯胺、二硫化碳、與正己烷都會造成周邊神經病變。就要看科學證據是否夠充分以建立 MOA，如可以建構 MOA，就可能根據 MOA 以判斷與人體的相關性。如 MOA 與人體相關，就表示這個 MOA 在人體可能發生，代表著在實驗動物觀察到的不良效應可能在人體會發生，因此需要繼續針對這個不良效應執行劑量效應評估。若 MOA 與人體不相關，就代表該不良效應在人體應該不會發生，不用繼續執行健康風險評估。

　　完整的建構 MOA 與判斷與人體相關性的架構(Human relevance framework; HRF)，請參考 WHO 下的 IPCS 於 2008 年發表的文章(Boobis et al., 2008)，發表這個架構之目的是為調和國際上的化學物質健康風險評估方法，公告規範供世界各國執行健康風險評估參考。IPCS 延續 2006 年公告建構致癌物質的 MOA 以判斷與人體相關性架構(Boobis et al., 2006)，嘗試修改這個致癌物質的架構看能否適用非致癌性的有害物質，並於同年三月在日內瓦召開國際會議討論，會議結論建議這個架構應該適用於各種不良效應（包含致癌與非致癌效應）。因為 IPCS 認為非致癌性的 HRF 可以對化學物質風險評估提供多重功能的效用：(1) 提供國際上調和不同的評估方法，以根據實驗動物結果建立 MOA 與探討其與人體的相關性；(2)將產生一化學物質是否能沿用既有的 MOA 或推翻既有的 MOA 的準則；(3)幫助釐清主要的科學證據以判斷根據動物試驗建構的 MOA 與人體的相關性，這將有助於未來評估沿用既有 MOA 的化學物質；(4)一般利用這個 HRF 以判斷與人體的相關性，在執行過程將會指出缺乏哪些重要數據，與需要進一步執行哪些研究，結果將有助於改善未來執行定性或定量的評估。

　　建構 MOA 的流程：非致癌與致癌物相同，要看資訊是否充分可以建構 MOA，請依照 Hill 法則判斷 MOA 成立的可能性：

1. 提出假設的作用模式(postulated mode of action)。

2. 描述每個關鍵事件及鑑定各個重要事件對於不良效應發展的順序。

3. 討論現有的科學證據是否支持這個假設。

4. 各個關鍵事件與不良效應（如生殖發育毒性或是神經效應）是否有劑量反應關係的一致性。

5. 關鍵事件與不良效應之間的時序性（以上兩個步驟可以用表格整理並分析劑量反應關係與時序性），請參考表 4-1。

6. 強度、一致性、專一性、連貫性、生物機制合理性（希爾準則）。

7. 探討其他的作用模式的可能性。

8. 說明 MOA 的不確定性。

9. 評估數據是否足以支持此 MOA。

表 4-1 列表分析各重要事件的劑量反應關係與時序性（代表著在不同時間在實驗動物的標的器官觀察到不同的關鍵事件）以建構 MOA

劑量(mg/kg/day)	關鍵事件一	關鍵事件二	關鍵事件三
0.2 (2 ppm)	+ 4 星期	+ 52 星期	–
1.0 (10 ppm)	++ 4 星期	++ 52 星期	+ 107 星期
4.0 (40 ppm)	+++ 4 星期	+++ 13 星期	++ 52 星期

　　如果針對一化學物質的非致癌性的不良效應，能夠建構 MOA，接下來就要判斷 MOA 與人的相關性，這個判斷的流程架構參考 IPCS 公告的架構(Boobis, et al., 2008)，請參考圖 4-1。

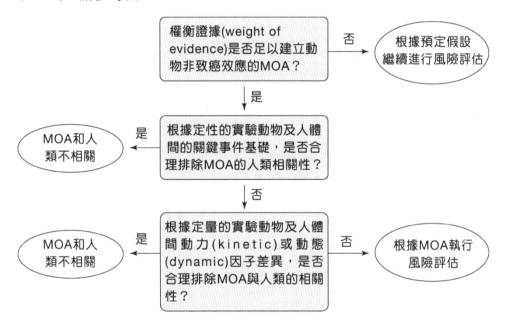

⊘ 圖 4-1　ICPS 評估作用模式(MOA)與人相關性的架構(Boobis. et al., 2008)

　　請用列表方式來評估關鍵事件(key events)在動物及人體內的科學證據，並說明使用的方法以分析這些科學重要事件是否會在人體內發生，及所根據的科學文獻以提高評估的透明度。接著根據合理的生物化學和生理學基礎，探討重要事件在實驗動物與人體存在的可能性，這是評估化學物質導致實驗動物產生不良效應的 MOA 與人體的相關性。根據科學證據描述判斷相關的程度，並分析這個相關性的結果代表的意義。當在實驗動物致病的 MOA 在人體存在，代表這個 MOA 與人相關，其意義為這個化學物質在實驗動物身上產生的不良效

應，因為這個 MOA 可能會發生在人的身上，也代表化學物質會對人體造成類似的效應，但是標的器官可能與實驗動物的標的器官不同。因此需要根據這 MOA 執行劑量效應評估，估算這個化學物質的安全劑量，整個流程請參考圖4-1。在判斷 MOA 與人的相關性可能需要一些早期的關鍵事件，有一些關鍵事件在不良效應發展的早期發生，但在不良效應的後期消失了，有時候被認為證據力比較不足、或是缺乏一致性，但是其實不應該這樣認為，因為不良效應的早期重要事件可能必須先發生，接著才發生後續事件，所以邏輯為必要而非充分事件。有不良效應的產生可能需要有早期很短暫的關鍵事件，然而在長時間不良效應發展期間，因為已經過了重要的時間點範圍(Critical time window)無法觀察到，但這個事件仍是關鍵事件。

如果 MOA 與人相關，接著就要執行劑量效應關係評估，假如一化學物質造成實驗動物多種的不良效應。那就需要針對每種效應建立 MOA，並判斷每個MOA 與人體的相關性。第一個選擇是最敏感，MOA 又與人相關的效應，所謂最敏感意思是劑量最低導致不良效應發生率顯著增加。萬一最敏感的效應之MOA 與人不相關，那就看第二敏感效應的 MOA 與人的相關性，依不良效應的敏感性順序一直找下去。找到 MOA 與人體相關的那個不良效應，就根據這個不良效應執行效應評估。假如每個不良效應的 MOA 都與人不相關，代表著化學物質對實驗動物造成的不良效應，因 MOA 不存在人體，不會對人造成類似的不良效應，所以就不用執行健康風險評估。如果無法建構 MOA，則優先選擇最敏感的不良效應執行評估以估算化學物質的安全劑量，如此可得到最低的安全劑量，可以制定最嚴格的管制標準，所以根據這個標準應該可以保護其他比較不敏感的不良效應。這個被使用以執行劑量效應評估效應，又稱關鍵效應(The critical effect)。萬一化學物質對實驗動物造成的不良效應，因缺乏致病機制或 MOA 的相關研究，無法建立對實驗動物造成不良效應的 MOA，就回來使用預定假設，就根據最敏感的效應執行劑量效應評估，這時候最敏感的效應就是關鍵效應。

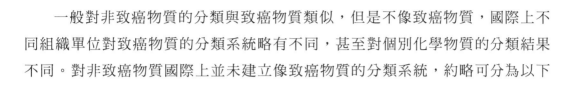

4-5　非致癌物質的分類

　　一般對非致癌物質的分類與致癌物質類似，但是不像致癌物質，國際上不同組織單位對致癌物質的分類系統略有不同，甚至對個別化學物質的分類結果不同。對非致癌物質國際上並未建立像致癌物質的分類系統，約略可分為以下三類：

1.　對人體健康造成危害的物質（有充分的人體證據）。

2.　潛在對人體健康造成危害的物質（有充分動物數據，但人的數據有限）。

3.　無法分類的物質（因流行病學與動物實驗證據都不足無法鑑定）。

一、對人體健康造成危害的物質

　　有充分的流行病學研究，或是人體暴露實驗提供充分的證據，以鑑定暴露某一化學物質造成人體非致癌性不良效應發生率顯著的增加，並且觀察到的效應有生物機制上合理解釋與支持。有充分的證據並不代表需要所有流行病學研究結果顯示暴露族群的不良效應發生率都有顯著的增加，也許有些研究結果呈現出缺乏統計上顯著的增加，必要時可以根據希爾準則作為鑑定的依據。有些流行病學研究方法受到研究設計的限制，一般認為比較難推論因果關係，如生態學與橫截面流行病學研究。因此建議根據流行病學的究結果作鑑定時，應該了解每個研究所受的限制。在特性化的階段，建議描述流行病學研究的限制，與接受作為鑑定的理由，並與相關研究的結果比較。

二、潛在對人體健康造成危害的物質

　　有充分的實驗動物研究證據和／或有限的人類數據，以供鑑定化學物質潛在對人體造成非致癌性的不良效應。最低的要求是至少有設計良好動物試驗的結果，通常在國際上取得認證的動物實驗室所執行的動物實驗，其品質應該都可以接受。雖然一般動物實驗都會使用兩個物種與兩性別的實驗動物，但是只要單一物種觀察到化學物質處理的動物不良效應發生率比對照組統計上顯著的增加，甚至處理組的不良效應發生率隨著劑量增加而顯著增加。如此即可鑑定該化學物質對實驗動物會造成不良效應，如果 MOA 與人相關或是無法建構

MOA，都代表此化學物質潛在對人會造成類似的不良效應。如果要鑑定一化學物質可能不會對人造成不良效應，最少需要來自一個以上的動物試驗的結果，要有足夠的樣本數，經化學物質處理兩個物種的動物，觀察到不良效應發生率與對照組比較統計上沒有顯著的增加。如此才可能將這個化學物質歸類為對人體沒有危害。但因為假設人跟最敏感的物種一樣，執行 100 組動物實驗，也許前面 99 組數據都沒有觀察到不良效應發生率顯著增加，不巧在第 100 組動物實驗觀察到不良效應顯著的增加，依照預定假設，人與最敏感的物種一樣的敏感，還是無法將該化學物質歸為對人體無害。因此要執行完整的有害物質鑑定，需要完整的回顧文獻。若文獻回顧不完整，鑑定的結果可能會有偏差，所以執行有害物質鑑定一定要完整的回顧文獻。

三、無法分類的物質

　　很少或缺乏流行病學研究，無法證明化學物質的暴露對人造成危害。動物實驗結果不足、設計品質又不良、或實驗結果不可信，因此動物實驗結果無法證明化學物質處理過的動物造成不良效應發生率與對照組比較有統計上顯著的增加。如果流行病學研究觀察不到化學物質暴露對人群造成危害，並無法證明該化學物質不會對人造成危害。因為影響流行病學研究的因素很多，如研究設計、樣本數大小、統計方法、系統性偏差、或是干擾因素的控制等。甚至兩個設計良好的動物實驗結果證明對實驗動物不會造成不良效應，也很難證明該化學物質不會對人造成危害。因為在 16 世紀毒理學之父帕拉瑟爾舍斯(Paracelsus)就說過：「是劑量造成毒性，非化學物質本身具有毒性(All things are poison, and nothing is without poison, the dosage alone makes it so a thing is not a poison)。」也就是說即使流行病學與動物試驗結果都是陰性，也許是因暴露劑量低或是動物試驗使用的劑量過低的關係，只要提高劑量，可能就可以觀察到化學物質造成毒性效應。

 練習題 4-3

　　在 2013 年臺灣發生毒澱粉順丁烯二酸事件，請鑑定順丁烯二酸可能對人的危害，應該如何分類呢？

總結

　　非致癌的效應種類型態非常多，最大問題是毒理資料是否充分？本章以生殖發育與神經毒性物質為例，除了收集傳統亞慢毒性與慢毒性的系統毒性試驗資料外，還收集生殖發育毒性與神經毒性的試驗資料。因此鑑定有害物質時，常常需要回顧這些特別毒性試驗的文獻資料。當然除了少數受到廣泛關切的化學物質毒理資料比較充分，多數化學物質毒理資料還是非常有限。也許可以找到化學物質不良效應資料，但缺乏致病機制的資料，甚至連化學物質的代謝資料也很有限。針對多數化學物質要建立 MOA 並不容易，因此還是常仰賴預定假設。針對非致癌效應分類比較簡易，主要看是否有人體研究資料，或是動物試驗的資料。但是即使是流行病學研究與動物實驗結果為陰性，仍無法將該化學物質歸類為沒有毒性。因為動物實驗可能給的劑量不夠高，未能觀察到不良效應，只要提高劑量也許就可以觀察到化學物質誘發的不良效應。就如毒理學之父帕拉瑟爾舍斯(Paracelsus)就說過「是劑量造成毒性，非化學物質本身具有毒性。」

一、問答題

1. 非致癌性的不良效應種類非常多，如何定義呢？

2. 鑑定非致癌物質，常因缺乏基礎毒理機制資料，無法建構 MOA。需要使用哪些預定假設呢？

3. 鑑定非致癌物質的流程為何？

4. 當兩組品質優良的動物實驗結果顯示一化學物質的處理並未造成實驗動物的任何不良效應。請問可以將此化學物質歸類為不會對人造成危害嗎？請說明原因。

5. 請說明如何鑑定 MOA 與人相關性？

二、選擇題

1. 下列何者為非致癌不良效應？(A)型態的變化　(B)行為的變化　(C)功能的變化　(D)生理的變化　(E)以上皆是。

2. 下列何者不是非致癌性的不良效應？(A)影響生物生存能力　(B)影響生物繁殖能力　(C)影響生物適應環境能力　(D)影響生物擴張能力。

3. 下列何者不是鑑定非致癌物質使用的預訂假設？(A)人與最敏感的物種一樣敏感　(B)實驗動物為評估化學物質對人健康危害的適當替代物種　(C)只要化學物質對實驗動物造成某一不良效應，就可以假設此化學物質可能造成類似的不良效應　(D)如果缺乏科學證據，化學物質對雄性動物造成某一種危害，可以假設此化學物質也會對雌性動物造成類似的危害　(E)非致癌物質有安全劑量。

4. 在非致癌物質的分類，被歸類為對人體健康造成危害的物質，下列條件何者為誤？(A)充分的流行病學研究，或是人體暴露實驗顯示暴露人群非致癌性的不良效應發生率顯著的增加　(B)不良效應有生物機制上合理的解釋與支持　(C)不是所有流行病學研究結果顯示暴露族群的不良效應發生率都有

顯著的增加，也許有些研究結果呈現出缺乏統計上顯著的增加　(D)根據希爾準則作為鑑定的依據　(E)許多生態學與橫截面流行病學研究顯示暴露此物質與不良效應發生率顯著相關。

5. 下列何者對作用模式(MOA)的描述為誤？(A)一關鍵事件導致疾病的發生　(B)作用模式與致病機制代表相同意義　(C) 可以是一個機制也可以是很多個機制　(D)為化學物誘發不良效應的必要條件，但不一定是充分的條件　(E)不良效應也可能由其他因素造成，不一定需要這個 MOA 才會發生。

三、是非題

1. 非致癌的不良效應範圍非常廣，只要施用劑量低於不適當高劑量(inadequate high dose)，動物實驗結果發現體重下降也算是一種不良效應。

2. 流行病學研究結果代表化學物質暴露對人體健康影響，應該優先被用來執行健康風險評估，目的在於減少物種外插的不確定性。

3. 一化學物質造成實驗動物不良健康效應，但其作用模式(MOA)證實與人不相關，這個時候就根據預定假設執行健康風險評估。

4. 同一化學物質的健康效應研究中，可能有些研究得到統計上顯著的增加，另外的研究可能統計上不顯著的增加，這時候可以根據得到顯著增加的研究數目比上不顯著增加的研究數目的比值作判斷。

5. 針對一個化學物質暴露的多個流行病學的研究與動物實驗得到不良效應發生率統計上沒有顯著增加，這個化學物質應該可歸為對人體健康沒有危害的物質。

解答 二、EDCEB　三、×○×××

Boobis, A. R., Doe, J. E., Heinrich-Hirsch, B., Meek, M. E., Munn, S., Ruchirawat, M., Schlatter, J., Seed, J., Vickers, C. (2008). IPCS Framework for analyzing the relevance of a noncancer mode of action for humans. *Critical Reviews in Toxicology, 38*, 87-96.

Darbre, P. D. (2017). Endocrine disruptors and obesity. *Current Obesity Reports, 6*, 18-27.

Jacobson, J. L., & Jacobson, S. W. (1996). Prospective, longitudinal assessment of developmental neurotoxicity. *Environmental Health Perspectives, 104*, 275-283.

Melnick, R. L, Boorman, G. A., Haseman, J. K., Montali, R. J., & Huff, J. (1984). Urolithiasis and bladder carcinogenicity of melamine in rodents. *Toxicology and Applied Pharmacology, 72*(2), 292-303.

Negro Silva L. F., Lemaire, M., Lemarié, C. A., Plourde, D., Bolt, A. M., Chiavatti, C., Bohle, D. S., Slavkovich, V., Graziano, J. H., Lehoux, S., & Mann, K. K. (2017). Effects of Inorganic arsenic, methylated arsenicals, and arsenobetaine on atherosclerosis in the mouse model and the role of as3mt-mediated methylation. *Environmental Health Perspectives, 5*, 125-134.

Saleh, R. M., & Awadin, W. F. (2017). Biochemical and histopathological changes of subacute cadmium intoxication in male rats. *Environmental Science and Pollution Research, 24*(32), 25475-25481.

Shirani, K., Zanjani, B. R., Mahmoudi, M., Jafarian, A. H., Hassani, F. V., Giesy, J. P., Karimi, G. (2018). Immunotoxicity of aflatoxin M1: As a potent suppressor of innate and acquired immune systems in a subacute study. *Journal of the Science of Food and Agriculture , 98*(15), 5884-5892.

Tilson, H. A. (1990). Neurotoxicology in the 1990s. *Neurotoxicology and Teratology, 12*, 293-300.

US EPA (1991). *Pesticide assessment guidelines, subdivision F. Hazard evaluation: Human and domestic animals. Addendum 10: Neurotoxicity, series 81, 82, and 83*. Office of Prevention, Pesticides and Toxic Substances, Washington, DC. EPA 540/09-91-123. Available from: NTIS, Springfield, VA. PB91-154617.

US EPA (1996). Guidelines for reproductive toxicity risk assessment. *Federal Register, 61*(212), 56274-56322. United State Environmental Protection Administration.

US EPA (1998). Guidelines for neurotoxicity risk assessment. *Federal Register, 63*(93), 26926-26954. United State Environmental Protection Administration.

Vyas, A. K., Veiga-Lopez, A., Ye, W., Abi Salloum, B., Abbott, D. H., Yang, S., Liao, C., Kannan, K., & Padmanabhan, V. (2019). Developmental programming: Sex-specific programming of growth upon prenatal bisphenol a exposure. *Journal of Applied Toxicology, 39*(11), 1516-1531. https://doi.org/10.1002/jat.3836

Wang, X., Kong, B., He, B., Wei, L., Zhu, J., Jin, Y., Shan, Y., Wang, W., Pan, C., & Fu, Z. (2019). 8:2 Fluorotelomer alcohol causes immunotoxicity and liver injury in adult male C57BL/6 mice. *Environmental Toxicology, 34*(2), 141-149.

WHO & IPCS. (2012). *Guidance for immunotoxicity risk assessment for chemicals*. World Health Organization.

劑量效應關係評估

本章大綱

　　劑量效應關係評估在健康風險評估中扮演非常的角色，尤其是定量的健康風險評估。其目的就是要估算具基因毒性致癌物質的致癌係數，或是非基因毒性致癌物質與非致癌物質的安全劑量。不論是根據人的數據或是動物試驗的結果，都需要建構作用模式，根據作用模式決定劑量外差的方法，也就決定估算致癌係數或安全劑量。多數的情況下，使用動物試驗結果進行高低劑量外差與物種外插，有時候需要執行途徑外插。因此會優先選用以人為研究對象的結果進行劑量效應關係評估，就可以消除物種外差的不確定性。在執行高低劑量外插時，需要應用各種統計或數學的劑量與效應關係的模式來模合(Fitting)動物試驗或流行病學數據。在有不良效應發生的劑量範圍，美國國環保署認可的模式幾乎都可以模合數據，問題在低劑量時缺乏數據，在低劑量的範圍如何執行外插就成了問題。比較過去各種模式模合與外插的結果，各模式間外插的結果相差很大。因此自 1990 年代中，美國環保署開始推廣基準劑量(Benchmark dose)方法，並成立單位專責開發基準劑量方法的軟體，供上網免費下載使用，目前已為國際風險評估界廣泛使用。目前除少數因毒理資料不足的有害物質外，多數的有害物質的致癌係數或安全劑量都已使用基準劑量方法估算。剛開始應用基準劑量軟體執行劑量效應關係評估時，有些人會懷疑這個新方法的適用性，經過 20 多年的使用，目前已成為國際執行劑量效應關係評估的最主要工具。

5-1 前言

在第三與四章學會鑑定有害物質後，如果鑑定一化學物質的暴露潛在會對人造成健康危害後，接下來就需要執行健康風險評估。過去國內多數的健康風險評估報告書，在有害物質鑑定與劑量效應關係評估部分很少著墨。其實執行健康風險評估時，劑量效應關係評估扮演很重要的角色。如果缺乏劑量效應評估的結果，即使暴露評估作的再好，也無法執行定量健康風險評估。因此在這一章將介紹如何執行劑量反應關係評估。

正如前面幾章一再強調利用流行病學與動物實驗數據作為鑑定有害物質的根據，劑量效應關係評估也是使用流行病學研究結果或是動物實驗的數據。流行病學研究結果多數為職業流行病學研究(Occupational epidemiology)。職場的暴露劑量一般比日常生活中民眾可能暴露的劑量高。另外職業流行病學研究在暴露劑量資料往往也不夠完整，即使在美國與歐洲國家的職業流行病學研究，往往缺乏充分的個人暴露資料。因此擬利用流行病學結果執行劑量效應關係評估，仍是不容易，常常需要執行暴露重建。以執行苯的致癌風險評估為例，為利用苯的職業流行病學結果執行劑量效應關係評估，美國環保署曾經執行三份暴露重建的研究，最後根據重建的暴露結果進行劑量效應關係評估(US EPA, 2000)。

就化學物質而言，曾作過流行病學研究的化學品數目相對於市面上流通的化學品數目、或是登記可以使用的化學品數目，都是占非常小的比例。因此截至目前為止，多數的劑量效應關係評估還是利用動物實驗的結果執行。動物實驗的優點為暴露劑量數據充分而且精準，而且動物實驗在良好的控制環境中完成，各種不良效應也都經嚴謹的病理分析得到，因此數據品質優良。然而利用動物實驗數據執行劑量效應關係評估仍面臨物種差異的問題，如何在劑量效應關係評估過程考量物種的差異呢？為了在兩年慢性的致癌或是系統毒性試驗期間觀察到腫瘤的形成或是疾病的發生，需要給予試驗動物比日常生活中可能暴露的劑量高出許多倍的劑量。因此執行劑量效應關係評估面對的第一項困難是如何利用在高暴露劑量下觀察到的風險以估算一般民眾日常生活會暴露劑量的風險？第二項困難則為如何利用在實驗動物身上觀察的風險以估算人的健康風

險？克服第一項困難則需要執行高低劑量外插(High-to-low dose extrapolation)，克服第二項困難需要仰賴物種外插(Species extrapolation)。

所以，一般利用動物實驗數據做劑量效應關係評估需要執行高低劑量外與物種外差兩項工作，有少數的情況需要執行第三項工作——途徑外插(Route extrapolation)。只有在實驗動物暴露化學品的途徑與擬評估對象的主要暴露途徑不同時，才需要執行途徑外插；例如進行動物實驗時以飲食暴露，但執行職場健康風險評估時，評估對象主要經由呼吸暴露，這個時候需要考慮執行途徑外插。執行途徑外插，主要是根據等內在劑量的原理進行，最重要的影響因子則為各暴露途徑的吸收效率，在美國環保署執行的途徑外差時，常常假設經由呼吸的吸收效率為 50% (US EPA, 2000)。

在執行高低劑量外插過程，因缺乏劑量範圍外的不良效應發生率的數據，究竟要如何做外差呢？在 2005 年前，一般都根據預定假設「致癌物質沒有安全劑量(Non-threshold)」，也就是暴露一分子的致癌物質都有致癌的機率，只是機率可能很低(US EPA, 1986)。在 2005 年，美國環保署公告新修訂的致癌風險評估技術規範，明確說明根據擬評估化學物質的作用模式(MOA)。目前普遍接受，如果致癌物質具有基因毒性(Genotoxicity)，則這個化學物質在低劑量沒有安全劑量，如果不具基因毒性的致癌物與非致癌物，都假設具有安全劑量。如果有充分科學資訊的支持低劑量為線性，即使非基因毒物的致癌物質或是非致癌物質，仍然可以採用線性外差的方法(US EPA, 2005)。一般具基因毒性的致癌物則是作線性外插，估算致癌係數(Cancer slope factor; CSF)；有安全劑量則執行非線性外插，估算安全劑量(Reference doses; RfD or acceptable daily intake; ADI)。

5-2　劑量效應關係評估簡介

一般根據動物試驗或流行病學研究結果都可以建構劑量效應關係，也就是 X 軸代表化學物質暴露劑量，Y 軸代表某不良效應發生率，可以劃出劑量效應關係圖。因為根據第三章與第四章鑑定致癌物質與非致癌物質的結果，如果一個化學物質潛在會對人體健康造成不良效應，一般會呈現不良效應發生率隨著

劑量增加而提高的曲線（圖 5-1）。如果非致癌性的不良效應，幾個很重要的劑量名詞在傳統劑量效應關係曲線中常出現，執行非線性的劑量效應評估常用到。未觀察到不良效應的劑量(Non-observed adverse effect level; NOAEL)，其意義為在不良效應發生率與對照組相比統計上未顯著增加的最高劑量；觀察到不良效應的最低劑量(Lowest observed adverse effect level; LOAEL)，代表不良發生率與對照組相比統計上顯著增加的最低劑量；未觀察到任何效應的劑量(Non-observed effect level; NOEL)，代表任何效應的發生率與對照組相比統計上無顯著增加的最高劑量（圖 5-2）。

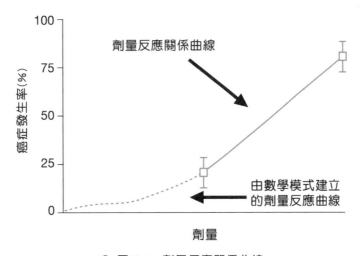

❷ 圖 5-1 劑量反應關係曲線

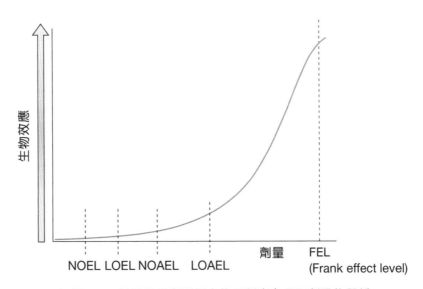

❷ 圖 5-2 劑量與反應關係中的各種專有名詞劑量的關係

　　根據動物試驗或是流行病學結果都可能建立劑量效應關係曲線，常常面對一化學物質同時會誘發許多種不良效應，應該要怎麼選擇呢？

　　一般數據選擇的優先順序為優先選用人的數據，如果流行病學研究結果可以供建立劑量效應關係，一定優先選擇建立劑量效應關係。因為使用人體的研究數據，就盡量想辦法使用人的數據以進行劑量效應關係評估，甚至重建暴露以執行評估，目的就是要消除物種外插造成的不確定性。因為利用動物實驗數據需要執行物種外插，其評估結果就可能含有物種差異造成的不確定性。如果缺乏人體資料以建立劑量效應關係，只好選擇動物試驗的資料。當然優先選用不良效應的 MOA 與人體相關之數據，如果科學資料不足以建立 MOA，則選擇最低劑量誘發不良效應的組別。如果幾組數據無法判斷最敏感的組別，那就選取暴露與擬評估途徑相同的數據(US EPA, 2005)。以上順序應該足夠作為執行劑量效應評估，若還不足判斷，代表數據不理想，評估結果的不確定性將會過高。

　　建立劑量效應關係曲線後，接著將執行高低劑量外插，將在高劑量觀察到的風險外插以估算在低劑量的風險。因為 Y 軸代表發生率或是所謂風險，一般可以用增加的風險(Added risk)或是額外風險(Extra risk)進行劑量效應關係模擬與外插。所謂增加的風險＝$P(D) - P(0)$，額外風險＝$[P(D) - P(0)]/[1-P(0)]$；$P(D)$代表在劑量 D 時的風險或是發生率，$P(0)$為背景發生率。當背景發生率趨近 0 時，增加的風險約等於額外風險。基本上，使用增加風險或者額外風險所估算的安全劑量與致癌係數都可以接受，當然需要看現有的數據情況，目前美國環保署一般使用額外風險估算(US EPA, 2005)。

　　不論採用流行病學研究的結果或是動物試驗的數據進行評估，在高劑量的風險的數據多數充分，往往缺乏低劑量的風險數據。因此在執行高低劑量外插時，當劑量接近於 0，究竟要怎麼做外插一直是學術界的爭論點(Gori, 1992)。傳統的作法是回到預定假設，致癌物質就沒有安全劑量(Non-threshold)，應該採用直線外插，代表低劑量時劑量效應關係為線性。而非致癌物質就有安全劑量(Threshold)，採用非線性外插，也是在安全劑量以下的發生率都與背景值達到統計上不顯著的差異。當然每執行一次外插，含高低劑量外插、物種外插、與途徑外插，都帶有相當的不確定性，每個評估步驟都因缺乏充分的數據需要作

一些假設，使用這些假設進行評估會含有一些不確定性。因此優先選用人體的數據，執行劑量效應關係評估之目的就是減少執行物種外插，以消除不確定性。

　　用人的數據進行風險評估有時候會遭遇許多的困難，例如國際衛生組織的農糧組織與國際衛生組織的專家委員會執行萊克多巴胺的風險評估時，優先採用人的數據，雖然數據不夠完整，但仍盡可能想辦法引用人的數據進行評估(JECFA, 2004)。另外以苯為例，用職業流行病學的數據，在 1960 年代，因個人暴露評估數據還很少，因此就根據一些環測、工作職稱、與年資估算暴露以作分組。因暴露資料缺乏，為降低評估的不確定性，因此美國環保署用幾種方法重建暴露以供執行劑量效應評估，以估算苯的致癌係數(US EPA, 2000)。當年美國環保署執行砷的健康風險評估，根據用砷致癌流行病學研究結果，但在這篇文章缺乏國人飲水量的資料(Chen, et al., 1985)，當 2001 年執行再評估時才拿到臺灣飲水量的數據（吳婉伶，2000）。

5-3　傳統的非致癌性的劑量效應關係評估

　　傳統上執行非致癌物劑量效應評估相當簡單，根據預定假設非致癌物有安全劑量，只要暴露劑量高於安全劑量就會造成不良效應，低於這個安全劑量就不會造成不良效應。制定食品添加物或農藥殘留的每日容許攝取量(Acceptable daily intake, ADI)與食品汙染物的每日耐受攝取量(Tolerable daily intake, TDI)安全標準，就是根據這個安全劑量制定。例如經食品攝取三聚氰胺(Melamine)的 TDI、或是經牛肉攝取萊克多巴胺(Ractopamine)的 ADI，都是經由劑量效應關係評估算得到的安全劑量。相同安全劑量環境汙染物稱為安全參考劑量(Reference dose; RfD)，經呼吸暴露環境汙染物的安全劑量稱為安全參考濃度(Reference concentration; RfC)。過去用 NOAEL 估算安全劑量，傳統上由系統毒性動物實驗得到 NOAEL 來代表實驗動物的安全劑量。若從動物試驗無法得到 NOAEL，則用 LOAEL 估算 NOAEL，一般用 LOAEL 除以 10 估算 NOAEL。請參考圖 5-2 呈現劑量與反應關係中的各種專有名詞劑量的關係。

　　傳統上，品質優良的動物試驗，通常可以得到 NOAEL。因此將 NOAEL 除以 100，就可以得到適用於人的安全劑量，這個 100 稱為安全係數或是不確定因子(Safety or uncertainty factor)，在食品安全上常稱為安全係數，但在環境科學常稱為不確定係數。這個係數可以拆成兩個成分，一項稱為物種的差異，另一項稱為人與人之間易感性的差異，也就是考慮敏感族群(Sensitive subgroups)。所謂敏感族群代表的是健康人群中的敏感族群，而非考慮已有疾病在身(Existing condition)的敏感族群，這一點請參考 WHO 公告的 Environmental Health Criteria 240 規範(IPCS, WHO, 2009)。在萊克多巴胺的爭論中，攝取過量的萊克多巴胺會造成心血管疾病，但是已有心血管疾病者對萊克多巴胺是否更敏感呢？有人說美國評估已經考量到敏感族群了，這裡指的是身體健康的敏感族群，但不是指已有病者的敏感族群。回想動物試驗時所使用的動物都是健康的實驗動物，經化學物質長期處理而得到的結果。國人針對已有腎臟疾病患者進行的風險評估，結果顯示三聚氰胺的安全劑量(TDI)比現有的國際標準還低(Wang et al., 2020)就可以證明。

　　使用公式表示 RfD 或 RfC＝NOAEL/ UF　或者 ADI 或 TDI＝NOAEL/ SF

　　　　*美國環保署用 RfD 與 RfC，但美國食品與藥物管理局就會用 ADI 或 TDI 代表。

　　UF 或 SF：不確定因子或安全係數可以由以下各項描述之：
- 10：人與動物（物種間）的差異。
- 10：健康人群間易感性的差異。
- 10：使用 LOAEL 估算 NOAEL (NOAEL＝LOAEL/10)。
- 1~10：依據資料庫的資訊是否充分，充分就用 1、最不充分的資訊用 10。

　　一般 UF 最多不要超過 3,000，若要使用 10,000，代表這組動物數據不適合用以執行健康風險評估。不確定因子 3,000 的情形：考慮物種間的差異為 10；人群間易感性的差異為 10；使用 LOAEL 估算 NOAEL 多除以 10；再考慮資料不足可能動物樣本少、毒理資料太少、資料不夠完整，再除以 3。資料的完整性：指毒理資料的完整性，一般需要兩組系統毒性試驗結果、兩組不同物種發

育毒性試驗資料、一組生殖危害試驗（多世代生殖毒性試驗），如此才算具有完整資料。

劑量效應關係特性化：在完成劑量效應關係評估後，應該要描述 RfD/RfC 是如何估算而得，以及對這個數據的信心程度，說明使用的假設以與哪些不確定因子（UF 考慮哪些因子），描述暴露途徑與劑量（動物實驗的暴露途徑與劑量等），描述 NOAEL 或 LOAEL 如何得到？統計上比對照組發生率是否有顯著差異？樣本數越大越容易得到統計上顯著的差異。若樣本數越小，就越不容易得到化學物質處理組的發生率與對照組比較的顯著差異，如此 NOAEL 的劑量就比較高，同樣除以 100，所得到安全劑量的標準就會越寬鬆。動物試驗使用的樣本數少，動物與照護動物等成本就降低，得到的安全劑量比較高，管制標準就會比較寬鬆。因為根據傳統方法估算得到的安全劑量會動物隻數的影響，因此美國環保署開始思考改善評估方法，希望標準的制定不受動物隻數的影響。

使用 NOAEL 估算安全劑量的限制：(1)NOAEL 的獲得通常是來自於單一研究的單一不良效應數據；(2)使用 NOAEL 無法考慮劑量效應關係的斜率與發生率的變異；(3)若使用較小的實驗動物樣本數得到 NOAEL 可能會高於類似但使用較大樣本數實驗得到的 NOAEL；(4)NOAEL 受每個動物試驗的劑量組距大小的影響；(5)使用 NOAEL 無法進行風險外插估算低劑量的風險。

5-4　致癌風險評估的劑量效應評估

根據美國 1986 年公告的致癌物質風險規範(US EPA, 1986)，執行高低劑量外插時，使用 Log-probit、Logit、Weibull、One-hit、Mulit-hit、與 Multistage 等模式都可以使用（表 5-1）。這些數學與統計模式的共同特點就是在高劑量都可以模合癌症發生率，但是當外插到低劑量的癌症發生率時，即使根據預定假設，致癌物質沒有安全劑量，應執行線性外插。但是因為缺乏科學數據佐證，在低劑量與相對原點間的線性關係應該是什麼曲線關係並不清楚。前面這些模式都可以使用下，不同模式在劑量接近零時，不同模式有不同曲線型態，導致不同的模式所估算的低劑量風險或發生率相去甚遠。以圖 5-3 為例，在相同劑

量下圖中的 A 或 C 模式，就導致風險可能差異上百萬倍。因此美國 NRC 於 1983 年出版的風險評估紅皮書《聯邦政府在風險評估扮演的角色－管理這個過程(Federal government in the risk assessment-managing the process)》一書中，就建議美國環保署應該出版公告風險評估相關的法規與技術規範(NRC, 1983)。美國環保署確實依照建議陸續於公告致癌物質風險評估技術規範後，並發現致癌風險評估科學性不足。因此美國環保署建議線性化多階段模式(Linearized multistage model)，並使用最大可能性估算法(Maximum likelihood estimation)模合癌症發生率數據，並取致癌風險 95%信賴區間上限(US EPA, 1986)。

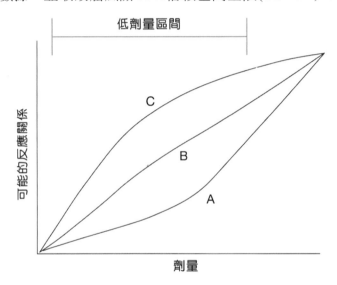

❷ 圖 5-3　因缺乏劑量接近 0 的數據，導致低劑量的外插非常爭論(NRC, 1994)

表 5-1　常用的致癌劑量效關係評估模式(NRC, 1994)

模式名稱	估算發生機率方程式	參數的限制
One-hit	$1-e^{-(a+bd)}$	$a \geq 0,\ b > 0$
Multi-hit	$[\Gamma(k)]^{-1} \int_0^{\lambda d} u^{k-1} e^{-u} du$	$\lambda \geq 0,\ k > 0$
Log-Probit	$\phi(a + b\log^d)$	$b > 0$
Logit,	$1-e^{-(a+b\log^d)^{-1}}$	$b > 0$
Weibull	$1-e^{-(a+bd^m)}$	$a \geq 0,\ b > 0,\ m > 0$
Multistage	$1-e^{-(c_0+c_1d^2+...+c_kd^k)}$	$c_i \geq 0$

表 5-2　二氯甲烷致癌性動物實驗數據(NRC, 1994)

空氣濃度(ppm)	動物劑量 (mg/kg/day)	人體劑量 (mg/kg/day)	肝癌發生率(%)	肺癌發生率(%)
0	0	0	3/45	3/45
2,000	1,582	356	16/46	16/46
4,000	3,162	712	40/46	41/46

　　以二氯甲烷(Dichloromethane)做例子，如表 5-2 動物致癌試驗的結果顯示有兩組劑量加上控制組，肝癌跟肺癌的發生率與對照組比，二氯甲烷處理組的癌症發生率都顯著增加。因肺癌發生率稍微比肝癌發生率高，所以選擇根據肺癌發生率執行劑量效應評估。理論上表 5-1 的每一個模式都可以使用，表 5-3 顯示利用不同模式模合與外插的結果，發現不同模式模合得到之單位劑量的致癌風險，各種模式得到結果差異非常大。如使用 Probit 模式進行外插，得到的單位劑量致癌風險小於 1×10^{-15}。但使用最大可能估計法，利用線性化的多階段致癌模式(Linearized multistage; LMS)，加上根據物種表面積的差異作為物種外插法的根據，所得到的單位劑量的致癌風險就為 4.1×10^{-6}。使用不同的模式進行高低劑量的外插，所估算的單位致癌風險相差超過 1×10^{8} 倍。因為不同模式模合的結果相差實在太大了，所以致癌風險評估曾被批評不是科學(Gori, 1992)，因為缺乏科學證據，解釋選擇那個模式模擬結果的合理性。最後美國環保署建議採用 LMS 加上以生理為基礎的藥物動力學 (Physiologically-based pharmacokinetics; PBPK)的方法估計的單位致癌風險。

表 5-3　比較各種劑量效應模式評估二氯甲烷致癌係數的結果(NRC, 1994)

統計數學模式	單位劑量致癌風險($1/\mu g/m^3$)
LMS, surface area*	4.1×10^{-6}
LMS, PB-PK	2.7×10^{-8}
Logit	2.1×10^{-13}
Weibull	9.8×10^{-8}
Probit	$< 10^{-15}$
LMS, PB-PK, surface area*	4.7×10^{-7}

*以實驗動物與人體表面積作物種外插。

5-5　基準劑量(Benchmark dose)法簡介

　　為解決非致癌劑量效應評估面臨的問題：(1)動物試驗所使用的劑量組數只有4~5 組，非常有限，所選取的 NOAEL 含高度不確定性；(2)估算 NOAEL 不需要考慮劑量效應，只用單一劑量；(3)所估算的 NOAEL 受樣本數高度影響；(4)發生率的劑量不可以比較；(5)無法呈現對照組的發生率；(6)不是每組動物實驗都可以得到 NOAEL。尤其 NOAEL 受樣本數影響的問題，會導致利用樣本數小的動物實驗，導致制定的標準比較寬鬆，可能無法維護民眾或消費者的健康。

　　為解決致癌物質劑量效應評估的問題；不同模式所估算的單位劑量的致癌風險相去甚遠，含高度的不確定性。希望利用不同數學統計模式，針對同一組動物致癌試驗結果，所估算的單位劑量致癌風險可以比較相近。另外致癌物質與非致癌物的劑量效應評估方法與步驟完全不同，為建立一個能調和執行致癌風險與非致癌風險高低劑量外插的方法，美國環保署於 1995 年開始使用基準劑量的方法以執行劑量效應評估，特別是執行風險從高劑量外插至低劑量。這個方法於 1984 年為 Crump 博士所發表 (Crump, 1984)，論文首先將這個方法稱為基準劑量(Benchmark dose)。美國環保署為推廣這個方法，並積極開發軟體以執行這個方法，這個軟體名稱取為基準劑量，並於 2000 年公告基準劑量技術規範(US, EPA, 2000)。美國環保署截至目前仍持續改善這個基準劑量的軟體，目前已開始推廣貝氏統計的基準劑量軟體，以降低動物試驗因劑量組數有限而穩含的不確定性(Shao & Small, 2011; Shao, 2012; Shao &, 2014)。

　　利用基準劑量方法執行劑量效應評估，最重要的目的就是希望根據動物實驗數據估算劑量效應關係的偏離點(Point of departure; POD)，針對有安全劑量的化學物質，POD 代表劑量效應關係曲線中不良效應發生率與對照組來比從顯著差異偏離而朝向沒有顯著差異的方向的劑量。針對不具安全劑量的化學物質，POD 代表劑量效應關係曲線由非線性關係的曲線偏離而朝向線性關係。因此就前者，這個 POD 就幾乎相當於 NOAEL，就後者，可以根據 POD 作線性外差的起點。因此利用基準劑量方法估算 POD，希望能增進劑量效應評估的科學性與客觀性，進而盡量減少科學的不確定性。其理由如下：(1)希望不受動物試驗所使用的動物隻數的影響，因此可以鼓勵科學性的研究設計(Independent of study design)；(2)動物試驗結果萬一無法得到 NOAEL，不需要根據 LOAEL 估算 NOAEL，而是根據完整的動物試驗結果，可以利用基準劑量方法客觀的估算 POD，不受限於實驗劑量影響，不受劑量間距的影響，可以降低評估的不確定性；(3)使用整個劑量效應的數據，包含背景發生率，以估算 POD；(4)不論使用那一個數學統計模式，所估算的 POD 相差不至於過大，以平息模式選擇的爭論，當然鼓勵優先使用根據生物致病機制導出的模式(Crump et al., 1984；US EPA, 2002)。

　　POD 的估算根據長期慢毒性動物試驗設計，一般每個劑量，單一物種與單一性別，使用 50 隻的實驗動物。當樣本數為 50 時，因基準劑量方法的基本假設，是劑量效應關係曲線上的每一點都屬於常態分布，以常態分布為基礎的統計方法之解析度約 10%。因此在基準劑量方法就定義相對於背景發生率額外增加 10%發生率的劑量，稱為有效劑量10 (Effective dose 10; LD_{10})，再取其統計上 95%信賴區間的劑量下限(The lower bound of 95% confidence interval of effective dose 10; LED_{10})，請參考圖 5-4 將有助於了解這些劑量的定義。相對於背景發生率額外增加 10%發生率又稱為基準發生率(Benchmark response; BMR)，也代表著處理組相對於對照組動物的不良效應發生率額外增加 10%發生率，而 LED_{10} 也可以寫成 $BMDL_{10}$。舉例來說，在額外增加 10%脂肪肝的劑量之 95%信賴區間下限時，過去只要選取 NOAEL 即可，不需要考慮對照組的背景發生率，也不用考慮在劑量效應關係中其他劑量的發生率。若使用基準劑量方法，就需要利用不同的數學統計模式模擬其他劑量的發生率，估算額外增加 10%發生率的對應劑量，一般應該還是在高劑量的範圍，各模式應該可以模擬得很好，因此所估算的 POD 的不確定性應該是在合理可以接受的範圍。

　　雖然 BMR 一般取 10%，當樣本數大時，統計解析度會增加，就可以取比 10%小的值，例如不取 10%改取 5%。例如利用基準劑量方法模擬流行病學研究所得的數據，因流行病學研究一般樣本數都很大，在這種情況下 BMR 就可以取 1%甚至 0.1%都可以(Bailer et al., 1997 & Budtz-Jørgensen, Keiding, & Grandjean, 2001)。另一個情況，動物試驗所使用的老鼠含對照組與處理組都很敏感，在低劑量範圍不良效應發生率隨著劑量快速增加，代表低劑量下試驗動物對所處理的化學物質反應很敏感，在這種狀況，可以選取低於 10%的 BMR。

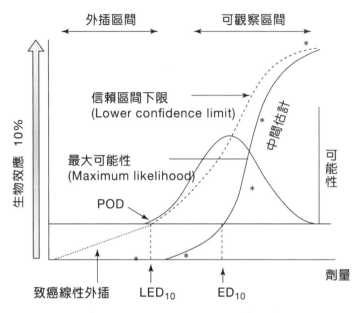

圖 5-4　基準劑量(Benchmark dose=LED$_{10}$)的概念(US EPA, 2019)

美國環保署的技術規範就只有樣本數大與低劑量的敏感性，這兩種情況可以改變 BMR (US EPA, 2019)。

　　利用基準劑量方法估算 POD，軟體的模擬結果是 BMD 與 BMDL 取代 ED$_{10}$ 與 LED$_{10}$，一般 BMR 取 10%，就以 BMDL$_{10}$ 作為 POD。根據統計理論發展基準劑量軟體以估算 POD，軟體發展的順序也隨著基準劑量理論的發展應用一致。最早提出的理論主要處理二分法的數據(Dichotomous data)，這種數據型態是以 0 與 1 呈現，例如處理化學物質的實驗動物有沒有受影響，有就是 1、沒有就是 0，又如致癌動試驗結果，有腫瘤就是 1、沒有腫瘤就是 0。接著因應分析連續數據型態(Continuous data)的需求，發展出處理連續型態數據的基準劑量理論(Gaylor & Chen, 1996; Slob, 2002; Kuljus et al., 2006)。這種型態的數據例如國人的體重是用平均值±標準差，又如血液生化指標常常是以這種型態的數據呈現，這類的數據多數屬於非致癌性的數據。最後又增加處理多世代生殖危害的數據，動物試驗的設計與長期慢毒性試驗設計差異很大，數據型態可以是二分法型或是連續型的數據。二分法型的數據比較多，在劑量效應評估中最常用到，也最容易使用。

　　當然改用基準劑量方法以執行高低劑量外插，其目的就是要克服傳統非致癌與致癌劑量效應評估面臨的問題。在美國環保署推廣這個方法近 20 年後，Wignall 等人發表系統性的基準劑量評估比較(Wignall et al., 2014)，作者等人收集 352 種做過動物試驗的化學品，收集其所產生的各種不良效應共 880 組劑量效應數據，其中 99 組數據因動物試驗的劑量組數過少無法模擬。針對剩餘 781 組數據使用基準劑量軟體進行模擬，模擬結果有 112 組數據即使刪除最高劑量的數據，結果顯示所有內建模式仍無法模合實驗數據。所以總共有 669 組數據（255 種化學物質）經模擬得到 $BMDL_{10}$ 也就是 POD。進一步分析顯示在二分法的數據型態 log-logistic 模式比較容易模合動物數據，在連續性數據則以 exponential 模式，這應該與模式本身的統計或是方程式的特性有關。作者們最後建議動物實驗劑量組數與減少每個劑量所使用的動物隻數應該可以提高利用基準劑量方法成功的估算 $BMDL_{10}$。動物隻數減少的結果是否與原方法理論有不一致性？應值得再深入探討。

　　最後需要針對所估算的 POD 的根據、特性、與和相關資料比較，作一總結描述，這又稱為 POD 特性化(Characterization of POD)。首先應該解釋參考哪些資料，是流行病學研究資料、或是動物試驗的資料，針對重點作簡潔描述。如常用的動物實驗數據，應該簡要描述包含實驗動物的物種、劑量組數、劑量的選擇、每個劑量使用的動物隻數、實驗期間、觀察到的不良效應、統計顯著差異、與劑量效應關係。另外其他毒理資料，如代謝資料、基因毒性資料、作用機制、與是否人體相關研究等。這些資料應該在第三或四章就已列表整理，含參考文章都一起整理了。接著當然就需要說明根據以上的資料，如何判斷選擇那個不良效應作為關鍵效應(Critical effects)？拿這個關鍵效應的劑量效應關係數據，利用基準劑量軟體估算 $BMDL_{10}$ 作為 POD。因此需要說明為什麼 BMR 是設定 5%、10%、或是其他值，如樣本數比 50 大或是其他因素。因為利用基準劑量法估算 POD 是考慮整個劑量效應的數據，這個劑量可以視為安全劑量，統計上這個劑量的斜率可能會有顯著變化。最後需要所估算的 POD 和根據其他不良效應數據所估算的 POD 作比較，除了受作用模式(MOA)的影響外，根據這種關鍵效應所估算的 POD 理論上應該是最低的 BMDL 劑量，如此制定的標準才能充分維護民眾或消費者的健康。

當然基準劑量法仍有需要改進之處，也就是繼續研究發展的空間：(1)內建的統計數學劑量效應模式缺乏以致病理論或是機制的基礎，未來如果有新的根據致病理論或機制建構的劑量效應模式，就需要美國環保署主動將這樣的模式內建到這個軟體內，才有機會應用在劑量效應評估，以改善評估的品質；(2)目前的軟體仍針對不同數據型態分開模擬，如二分法與連續型的數據等要分開來模擬，並根據不同的劑量效應模式模擬，這是在理論與軟體開發需要研究改善之處；(3)雖然理論上利用基準劑量估算的 POD 不受樣本數的影響，但是根據 Wignall 等人(2014)研究結論建議每個劑量的樣本數目少，模式模擬的結果比較容易得到統計上顯著的結果，似乎建議著與樣本數相關，該繼續研究探討理論與實際應用可能的差異。

5-6 利用基準劑量法估算致癌係數

利用基準劑量法估算出 $BMDL_{10}$ 或 POD 後，要如何執行高低劑量外插 (High-to-low dose extrapolation)？以估算致癌係數 (CSF) 或是安全劑量 (Threshold)。執行高低劑量外插，首先要回頭看執行劑量效應評估的關鍵效應數據，根據這個不良效應所建構的 MOA。如果關鍵效應為某一標的器官的腫瘤或是癌症，加上其 MOA 為基因毒性，就是評估的化學物質或是環境汙染物為具基因毒性的致癌物質。目前這種致癌物質為國際上普遍接受沒有安全劑量，因此高低劑量外插採用線性外差的方法。如果是動物試驗數據，需要利用物種外差的方法將實驗動物的 $BMDL_{10}$ 或 POD 估算人的 $BMDL_{10}$ 或 POD 的劑量，再將相對癌症發生為 10%與人的 $BMDL_{10}$ 或 POD 等劑量座標，與相對原點畫一條直線，求該直線的斜率就是致癌係數（請參考圖 5-4）。如果是根據流行病學數據所估算的 $BMDL_{10}$ 或 POD，就直接與相對原點畫一條直線，求該直線的斜率就是致癌係數。

當然執行線性外插不限於具基因毒性的致癌物，如果有科學數據證明一化學物質的劑量效應關係在低劑量為線性，這裡特別強調在低劑量，因為同一不良效應，在低劑量的 MOA 可以與高劑量的 MOA 不同，因為人在日常生活中暴露於低劑量環境或情境，所以執行劑量效應評估比較重視低劑量的致癌係數。

另外是缺乏充分證據以建構 MOA 時，就根據預定假設：致癌物質無安全劑量，直接執行線性外插。當一化學物質誘發多器官的癌症發生率顯著增加，且每個器官的 MOA 不同時，要分別針對每個器官的 MOA 進行評估。如果在同一器官有多個 MOA 誘發同一腫瘤，其中一個是線性，其他是非線性時，則應該使用兩種方法進行評估，並考慮以不同劑量範圍內不同 MOA 的影響大小決定之。

如果根據動物實驗結果，經基準劑量軟體估算得到 POD 或是 BMDL，這個劑量仍是以動物為基礎的劑量，也許簡寫成 BMDLa。若用 BMDLa 直接求致癌係數則為動物的致癌係數，若要估算人的致癌係數就要有人的 BMDLh，需要經由物種外插估算得到人的對等劑量(Human equivalent concentrations or doses) BMDL$_h$。可以根據以下的公式計算 BMDL$_h$：

$$BMDL_h = BMDL_a \times \left(\frac{BW_a}{BW_h} \right)^{1/4}$$

其中 BMDL$_h$ 為人等劑量的 BMDL；BMDL$_a$ 為經基準劑量軟體模擬得到的動物 BMDL；BW$_a$ 為實驗動物體重；BW$_h$ 為人的體重。

這個公式適用於經口腔暴露或處理的化學物質，經呼吸途徑暴露的物種外插需要另外估算，因為需要考慮的因素比較複雜。以口腔攝食暴露的物種外插，首先需要將濃度換算成劑量單位，因為一般動物試驗，常常將擬試驗的化學物質混合在飼料或泡在飲用水中，以方便處理實驗動物。因此處理動物的化學物質一般用濃度單位、如 ppm，因此執行劑量效應關係評估之前，都會建議先將濃度單位換算劑量單位(mg/kg/day)，因此經基準劑量軟體模擬得到的 BMDL$_a$ 就是劑量單位。接著將 BMDL$_a$ 根據動物與人的體重比四分之三次方作物種外插換算成人的 BMDL$_h$，實務是根據上面公式換算(USEPA, 1992)。

根據實驗動物接受的劑量以估算人體承受的相等劑量，又稱為相等於人體的劑量(Human equivalent dose; HED)，主要利用物種劑量學的調整因子(Dosimetric adjustment factor; DAF)。DAF 主要考慮物種間在各種生理功能速率（如心跳、血流、與能量消耗等等）、對外來物質的吸收、轉化、代謝、與排除等速率，及相對成長速率快慢或體型尺寸的大小等因子，以估算不同物種的實

驗動物與人體間等劑量的調整因子，主要是以實驗動物的標的器官接受到等內在劑量為基礎，因為標的器官的內在劑量，為決定產生不良效應風險高低的最重要因素(NRC, 1994)。雖然早期建議 DAF 可以使用實驗動物與人體表面積比值的三分之二次方(Anderson et al., 1983; USEPA, 1980, 1986)或體重比的四分之三次方，因越來越多科學資訊建議使用後者，自 1992 年起美國環保署建議使用體重比的四分之三次方(USEPA 1992)，因此體重比的四分之三次方已成為利用實驗動物的外在劑量估算 HED 的預定方法(Default method) (US EPA, 2002, 2011)。當然所謂使用預定方法作為估算人體的 HED，代表著是在科學資料不足的情況下。既然這個方法是以標的器官的等內在劑量為基礎，所以當一化學物質具有足夠的資料可以建立以生理機制為基礎的毒物動力學(Physiologically-based toxicokinetics; PBTK)以估算標的器官的內在劑量時，則優先根據 PBTK 模式模擬不同物種間個別需要接受多少外劑量才能在標的器官產生相同的內在劑量。如一化學物質缺乏資料無法建構 PBTK 模式，則建議看是否有該化學物質的特定數據(Chemical-specific data)，如果有則優先使用該化學物質特定的數據作為估算人體的 HED。當然大部分的化學物質缺乏建構 PBTK 模式的資料，也沒有化學物質特定的數據，因此只好根據預定方法：「體重比的四分之三次方」以估算人體的 HED。例如根據營養調查臺灣人體重平均約 60 公斤，若是美國人的平均體重就用 70 公斤，大鼠用 350 公克，小白鼠約 30 公克。將實驗動物的體重比上臺灣人體重的值開 1/4 次方根號，就可以根據小白鼠的 $BMDL_{10}$ 估算臺灣人的 HED，等於 $BMDL_{10} \times (0.3/60)^{1/4}$ 就是人體的 HED。

　　使用預定方法，根據體重比的四分之三次方作物種的劑量外插時，需要了解這個方法的限制(US EPA, 2011)：

1. 如果評估的化學物質為一活性化學物質，則該化學物質經暴露、吸收、與分布後到達標的器官過程中，就可能產生許多的反應，所以不同物種間的標的器官濃度可能無法用體重比的四分之三次方描述。

2. 這個方法適用於低劑量長期重複暴露，也是就是適用於估算長期累積暴露，無法使用於急毒性、短期或單一次暴露的劑量外插。

3. 這個方法不適用於 6 個月以下的幼兒，主要是這個時候這些幼童對化學物質的清除功能可能尚未發育完成，導致清除速率比較慢。

4. 這個方法看來是以考慮 PBTK 為主，其實也考慮部分的毒效動力學 (Toxicodynamics; TD)，例如考慮細胞修復與再生、訊號傳遞，與細胞增生等。

在得到人體的 HED 後，接著就可以直接計算致癌係數(CSF)，一般在基準劑量軟體 BMR 通常取 0.1（等於 10%），致癌係數、$CSF = BMR/BMDL_{10h}$，也就是 $CSF = 0.1/BMDL_{10h}$。前面的公式就是所謂的線性外插(Linear extrapolation)，目前只適用於 MOA 為基因毒性的致癌物質，目前國際接受這個 MOA 代表不具安全劑量，可以使用線性外差的方法估算其 CSF。另外就是因科學證據不足，無法建構 MOA 的致癌物質，這種情況根據預定假設，致癌物質不具安全劑量，也可以使用線性外差的方法估算 CSF。

如果要使用以生物機制為基礎的模式進行高低劑量外插(Extrapolation using a biologically (toxicologically)- based model)，雖 Moolgavkar 等人根據致癌機制與隨機過程(Stochastic process)中的出生與死亡過程(Birth and death process)，建構兩階段的致癌模式(Two-stage cancer model) (Moolgavka, Dewanji, & Venzon, 1988; Moolgavkar, 1988; Dewanji, Venzon, & Moolgavkar, 1989)，但截至目前執行劑量效應評估或健康風險評估，都還是因參數問題，無法利用兩階段的致癌模式進行評估。就以美國環保署執行戴奧辛在評估為例，曾經根據兩階段致癌模式進行劑量效應關係模擬。戴奧辛的基礎研究最完整與數據最多，這個模式主要使用根據體外實驗估算的參數，所以美國環保署在送外部審查時，外部給了很多意見，甚至美國國家科學院還組專家委員會進行審查。因不確定因素的關係，美國國家科學院建議應該根據戴奧辛致癌的 MOA；接收器調適的作用模式(Receptor-mediated MOA)進行非線性的外插(US NRC, 2006)。

5-7 利用基準劑量法估算安全劑量與其他應用

根據基準劑量軟體估算得到的 BMDL 或稱為 POD，如何估算安全劑量？只要 MOA 不是基因毒性致癌物質或是非致癌物質，一般就假設有安全劑量，安全劑量的計算就變得非常簡單，就是 BMDL (POD)除以安全係數或是不確定因子。也就是 ADI（或 TDI）＝BMDL（或 POD）/SF、或參考劑量(RfD)＝BMDL

（或 POD）/UF；SF 代表安全係數；UF 代表不確定因子，SF 等於 UF，通常是 100，因 SF 或 UF 主要考慮人與人易感性的差異（Variation in human sensitivity；又稱為 intraspecies differeences），以及動物到人的差異（Animal to Human；又稱為 Interspecies differences）。除了將 NOAEL 改為 BMDL 或 POD，其他就與傳統評估方法完一樣。如果數據不完善，無法使用基準劑量軟體估算 BMDL（等於 POD），如果實驗數據有 NOAEL 或 LOAEL，則以 NOAEL 或 LOAEL/10 當作 POD，如此就回到傳統估算安全劑量的評估方法。因此不論 SF 或 UF 選取都與傳統評估方式相同，SF 或 UF 選用與 5-3 節〈傳統的非致癌性的劑量效應關係評估〉完全一樣。一般來說安全係數或不確定因子不超過 3,000，如果超過，代表資料不好，不值得執行劑量效應評估。

利用基準劑量方法估算安全劑量，許多風險評估者關心以 $BMDL_{10}$ 取代 NOAEL 的合適性，Wignall 等人(2014)執行系統性評估比較，$BMDL_{10}$/NOAEL 比值的中間值為 0.89，其 95%信賴區間為[0.06, 23.7]，$BMDL_{10}$ 與 NOAEL 的相關性很好（經對數轉換後 R^2=0.66）。由此可見超過 50%的 $BMDL_{10}$ 低於 NOAEL，但是就 $BMDL_{10}$ 高於 NOAEL 部分，該篇文章並無進一步探討，猜測應該是處理組相對於對照組的不良效應發生率隨著劑量增加，發生率增加的幅度比較平緩，加上對照組的背景發生率很低，所以處理組只要發生率增加幾個百分比，與對照組比較就容易得到統計上顯著的增加，所以經動物實驗得到的 NOAEL 相對低，因此經基準劑量軟體模擬得到的 $BMDL_{10}$ 就會高於 NOAEL。由此可見用 $BMDL_{10}$ 取代 NOAEL 應該屬合適，而且改用基準劑量法以估算 $BMDL_{10}$ 取代傳統 NOAEL，代表著使用科學性比較高的方法可以降低傳統估算 NOAEL 的不確定性。

雖然國際衛生組織(WHO)下的國際化學安全計畫(IPCS)一直從事國際間風險評估方法調和的工作，但不同國家、或是同一國家不同的單位仍然使用不同的方法或是不同的名詞。如美國環保署 RfD；國際衛生組織與美國食品藥物管理局使用 TDI 與 ADI；美國疾病管制局的 ATSDR 用 Minimal Risk Level (MRL)；加拿大健康部(Health Canada)用 TDI，但估算法略有不同；IPCS 用 Tolerable Intake (TI)。雖然使用的名稱不同，但代表的意義都是安全劑量，意義上都一樣，

練習題 5-1

化學物 X 是一個可溶性物質，目前收集到的毒理資料如下：

1. 化學物質在動物體內吸收、分布、代謝、與排除的數據非常少。
2. 有一組 90 天的大鼠亞慢性毒性數據。
3. 有一組大鼠的兩年慢性毒性數據。
4. 兩組發育毒性數據（大鼠與兔子）。
5. 無多代毒性數據。
6. 無人類數據。

根據大鼠的兩年慢性毒性試驗數據，經基準劑量軟體模擬得到一 $BMDL_{10}$。請問估算人的安全劑量，安全係數或是不確定因子應該取多少？

 練習題 5-2

有一個化學物質曾執行大鼠的亞慢性試驗得到 NOAEL 為 10 mg/kg/day，與 LOAEL 在 30 mg/kg/day 處理下造成肝細胞壞死。大鼠的兩年慢毒性試驗結果得到 NOAEL 為 1 mg/kg/day，LOAEL 在 5 mg/kg/day 處理下導致肝臟重量顯著增加與血液中肝功能指數上升。在慢毒性試驗中，如果劑量在 25 mg/kg/day 時，可以觀察到肝細胞壞死與處理的實驗動物相對於對照組體重減少超過 10%。處理實驗動物在 LOAEL 與超過 LOAEL 下，經系統性的組織病理與生化檢查並無發現系統性毒性。大鼠的生殖發育毒性試驗結果顯示：NOAEL 為 10 mg/kg/day，LOAEL 在 25 mg/kg/day 觀察到子代的肝細胞壞死與胎兒體重顯著減少。執行兔子發育毒性試驗結果只得到 NOAEL 為 50 mg/kg/day，並無觀察到肝細胞壞死的 LOAEL。請問哪個劑量為 POD 與安全係數或是不確定因子應該取多少？

邊際暴露(Margin of Exposure; MOE)與暴露潛勢因子(Exposure potency index; EPI)評估方法：美國環保署用線性外插來估算致癌係數(CSF)，國際上有些單位與組織認為這種評估方法潛在含有高度不確定性。因此建立邊際暴露 (MOE)的評估方法，執行基因毒物和致癌物等相關物質的風險評估，將暴露與

危害兩個因素一起考慮。MOE＝POD／暴露劑量，如果數據允許使用基準劑量軟體估算 BMDL，則 POD 等於 BMDL，如果無法估算 BMDL，則以 NOAEL 或是 LOAEL÷10 作為 POD。目前文獻上有兩種估算 MOE 的方法，請注意是用 BMDL 或是 NOAEL 估算 MOE，另一種方法是用安全劑量 ADI 或是 RfD 估算 MOE，這兩種方法的意義完全一樣，只是數值正好相差 100 倍，主要是 BMDL 或 NOAEL 除以 100 正好等於 ADI 或是 RfD。因 ADI 或是 RfD＝BMDL÷100，所以 ADI (RfD) × 100／暴露劑量＝BMDL／暴露劑量。但困難之處在於執行 MOE 的前提是要有完善的暴露評估資料，因傳統上執行劑量效應關係評估時，不一定會完成暴露評估。以食品安全評估為例，因化學物質可能殘留在多種食品中，評估化學物質暴露劑量需考慮食用各種含該物質的食品的總攝取量，而不是以一種食品的殘留量來估算 MOE。比較安全劑量 ADI 或 RfD 與暴露邊界 MOE 的異同；估算 ADI 或 RfD 只須考慮造成不良效應的劑量即可（亦即劑量效應關係評估或物種差異性等），估算 MOE 則須同時考慮暴露及危害兩個因素。

利用 MOE 於風險管理上：MOE＜10,000，代表風險高，須優先處理；如改用 ADI 或 RfD 則 MOE＜100，代表風險高，須優先處理。如 10,000＜MOE＜1,000,000，如改用 ADI 或 RfD，100＜MOE＜10,000 代表有危險，但優先順序可以不用那麼急著處理；MOE＞1,000,000 如改用 ADI 或 RfD 則 MOE＞10,000，則代表風險可以忽略。以丙烯醯胺(Acrylamide)為例，國際衛生組織根據風險評估的結果，顯示丙烯醯胺的 MOE 以 BMDL 計算都小於 1,000，代表風險高需要盡快處理，因此國際衛生組織認丙烯醯胺為食品安全上非常重要的問題。

加拿大的衛生部(Health Canada)以 EPI (Exposure potency index)作為風險管理指標，其定義為每日暴露量除以 POD，其中 POD 以 BMD_5 估算之。就是以基準劑量法估算不良效應發生率額外增加 5%的劑量，不需要再估算 95%信區間的下限。主要理由在於 BMD_5 接近 $BMDL_{10}$，因此直接以 BMD_5 取代 $BMDL_{10}$ 以簡化劑量效應評估。國際上比較少用 EPI，因 BMD_5 接近 $BMDL_{10}$，所以 EPI 約與 MOE 為倒數關係。根據 EPI 執行風險管理；高度風險：EPI＞2.0×10^{-4}；中度風險：2.0×10^{-6}＜EPI＜2.0×10^{-4}；低度風險：EPI＜2.0×10^{-6}。

相對毒性因子(Relative potency factors)指的是如戴奧辛中類似化學物質(Analogs)達 210 種，其中以 2, 3, 7, 8-四氯 TCDD（簡稱為 TCDD）最毒，動物試驗與毒理資料最完整。目前只有其中 17 種類戴奧辛物質可能對人體健康會造成危害，但除 TCDD 毒理資料完整可以執行健康風險評估，其他 16 種戴奧辛類似物質缺乏動物試驗與相關的毒理資料，無法執行健康風險評估。因此就以毒性最高的 TCDD 當作毒性當量係數為 1，利用相對毒性因子方法，其他的 16 種戴奧辛類似物質就和 TCDD 毒性效力作比較，這就是所戴奧辛類似物質的等毒性當量係數(Toxicity equivalent quotients; TEQ)。許多化學物質像多氯聯苯(Polychlorinated biphenyl; PCB)與多環芳香烴(Polyaromatic hydrocarbons; PAHs)等都代表一群相當數目的類似化學物，常常都使用這種相對毒性因子的方法進行健康風險評估，估算每種類似物質的等毒性當量係數，再估算暴露於總類似物質的風險。

最後須針對劑量效應評的結果作特性化(characterization)，首先當然描述估算 CSF、RfD 或 RfC。接著簡要說明根據哪組動物實驗數據或是流行病學數據執行劑量效應關係評估，如果使用動物試驗結果，則應該進一步說明這組數據的特色，包括劑量組數、使用的動物品種、每個劑量的動物隻數，試驗期間、標的器官、與作用模式等，使用基準劑量方法，利用基準劑量軟體模合數據作外插。如果使用流行病學數據進行評估，也應該說明這是個什麼樣的流行病學研究，標的器官、樣本數、取得研究對象暴露資料的方法、暴露資料的完整性、隨著劑量增加而發生率顯著的增加、與執行高低劑量外差的方法等。接著說明用什麼方法執行高低劑量外插，不論是使用基準劑量方法或是其他方法，尤其一定要解釋為何不使用基準劑量方法而使用其他方法。如使用基準劑量方法，請說明估算所得到 BMDL 為多少，根據哪些準則作選擇，最後哪個模式最佳的模合數據。BMDL 就是 POD，建議說明 POD 的合理性，是根據 BMR 為多少估算，相對於其標的器官或是其他效應，為最低的 POD 或是與人相關的 POD。

5-8　不同年齡層的加權

　　美國環保署於 2005 年公告風險評估補充規範(US EPA, 2005a)，主要是要針對一個人在不同年齡的發育階段(Life-stage)執行健康風險評估時，應該考慮不同年齡的易感性。小孩因為酵素表現發育還不完全，因此可能較為敏感。如果碰到基因毒性的致癌物，需要作年齡的調整。如果化學物質的作用模式為具基因毒性的致癌物，有兩個可能的方法可以用來調整不同年齡的易感性問題：如果特定致癌物已經有不同年齡的易感性資訊，就根據已有的不同年齡層的特定致癌係數執行致癌風險評估；如果該致癌物質缺乏不同年齡層的易感性資料，那就可以使用不同年齡層的調整係數(Age-Dependent adjustment factors; ADAFs)作調整，調整的作法為 0~2 歲的致癌係數(CSF)要乘以 10；>2~16 歲間的致癌係數乘以 3；其他的年齡層並不調整。在美國 2005 年致癌風險評估規範中，建議根據 MOA 作不同生命階段致癌係數調整的基礎，圖 5-5 根據 MOA 作不同年齡層對致癌係數的加權架構。因此估算不同年齡層的致癌風險使用的公式就會變成：

　　不同年齡層的致癌風險＝LADD × CSF × ADAF

　　LADD 為終生平均每天暴露劑量(Lifetime average daily dose)

　　在幼年時期暴露基因毒性致癌物可能導致終生致癌機率提高的理由為：

1. 因為致癌為一多階段的發展過程，如果在幼年時期因暴露基因毒性的致癌物質會導致發生基因傷害、甚至基因突變，則會提高在人生的旅程完成整個致癌過程的機會。

2. 從幼年、少年、到成年的發育過程，生理組織會快速增生和成長，細胞會加速增生，因此暴露基因毒性的致癌物所造成的基因傷害，在細胞快速增殖過程中，會因細胞加速增殖與合成新的基因過程中，基因傷害可能來不及被修復，導致基因永久改變，例如突變或是基因甲基化，最後可能導致癌症的發生。

3. 幼年與青少年發育時期，體內有較多的比例為未分化的幹細胞，代表著有較多的標的體細胞，因暴露基因毒性致癌物造成基因傷害，可能會在幹細胞分化階段造成基因永久的改變，最後容易發展為腫瘤組織。

4. 在發育期間可能對基因毒性致癌物比較敏感，因為許多發育中的器官細胞因受到荷爾蒙的影響（例如生殖系統、甲狀腺、與中樞神經系統的發育等），加速增生容易造成基因永久的改變，最後容易發展為腫瘤組織。

5. 其他因素可能也會提高致癌風險，例如免疫活性的差異、小腸的吸收能力、膽與腎的排泄、血液和脂肪分布、以及酵素系統活化或是去毒性的表現能力等因素，可能影響基因毒性致癌物質的吸收、代謝、去毒、或排泄，而提高致癌的機會(US EPA, 2005a)。

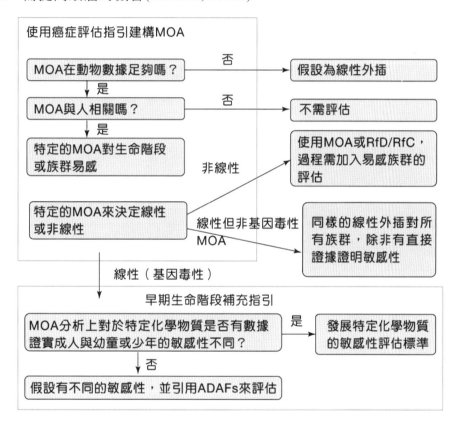

❯ 圖 5-5　根據 MOA 作不同年齡層對致癌係數的加權架構(US EPA, 2005a)

練習題 5-3

　　根據第四章整理的三聚氰胺毒理資料，請問其 NOAEL 為多少？請問其 ADI 應該為多少？接下來請利用基準劑量軟體模合三聚氰胺的 BMDL₁₀，請問其 ADI 應該為多少？不確定因子應該為多少？

5-9　使用基準劑量軟體的簡介

　　請先到 http://www.epa.gov/ncea/bmds/progreg.html 網站，免費下載基準劑量 (BMDS)軟體，並安裝在自己的電腦。圖 5-6 介紹從選取數據到最後選取最適當的 $BMDL_{10}$ 的流程圖。

　　首先檢視數據是否值得模擬？因此需要選取適合模擬的數據，首先確認動物實驗與數據的品質，如果研究設計良好，執行品質可以接受，接著選擇實驗結果；一般可以接受為兩年的長期致癌或慢毒性試驗，包含對照組和至少二個劑量處理組以上，每組使用兩個物種與兩個性別的動物實驗結果，樣本數足夠大；實驗結果顯示處理組相對於對照組的不良效應發生率統計上顯著的增加，而且隨著劑量提高而增加，這應該是很理想的數據。有時候數據不是這麼理想，但應有隨著劑量提高而發生率增加，如果未觀察到發生率隨劑量提高而增加，而且處理組數多於兩組以上，可以先放棄最高劑量組，再檢視是否數據隨劑量提高而增加。

　　如果數據選取了，就可以開始輸入數據，並選取要使用的數據型態，軟體內建可以選取二分法(Dichotomous)的數據型態、連續型數據型態、與多世代生殖發育數據型態。根據動物實驗數據選擇軟體內建的數據型態，如果不良效應發生率為有發生或是沒有的型態，可以用發生為 1、未發生為 0，這是二分法的數據型態。如果數據型態有如一統計分布，有平均值與標準差，這是連續式數據型態。因為一般每個劑量使用的動物樣本數為 50 隻(n＝50)，BMR 選取 10%，如果樣本數小於 50，BMR 仍為 10%。選取 10%的原因在於樣本數為 50，萬一樣本數遠大於 50，像是流行病學數據，樣本數都很大，BMR 可以選用 1%、甚至 0.1%，所以 BMR 的選擇要看樣本數對統計解析度的影響，另外這種狀況是實驗數據顯示，在低劑量不良效應的發生率快速增加，尤其最低劑量與對照組比不良效應發生率顯著增加很高，這時候 BMR 可以選擇低於 10%。因此 BMR 的選取除受樣本數限制，實驗動物對化學物質的易感性，BMR 常選在實驗數據分布範圍的下限附近。

　　因基準劑量軟體內建九個劑量效應關係模式，雖然每個模式都有其基本假設，在使用手冊上與圖 5-6 都建議選擇描述數據最好的模式，這是早期的軟體

需要每個模式逐一模合，但是現在的軟體已改善很多，一次就可以將九個模式很快的模合完成。因此目前的作法，基本上每個模式都需要模合數據，模合結果出來後，再來選擇模合最好的模式。目前這九個模式，生物機制的基礎並不是很高，所以不一定需要基於生物機制選擇合適的模式。暫時可以不考慮使用能模擬飽和反應的模式，也暫時不需要考慮模式的參數的數目不能超過劑量組數（因為超過模式就無法模合出結果，自然就不會選用這個模式）。根據模合結果選擇描述數據最好的模式，選擇最佳的 $BMDL_{10}$。如何選擇最佳模合的模式？首先看整體模合的評估，其模合度檢定 P 值要大於 0.1，代表模式模合實際數據的結果，P 統計值越大代表模合越好，也代表著這個事件為非隨機發生的因素產生的模合效果；接著看模合的模式數值與實際數值之間的差異之絕對值要小於 2 (Absolute value of scale residue＜2)；需要模合九個模式，比較九個模式的模合結果 確認模合結果能良好的描述實際數據，並希望在低劑量處模式能良好的描述實際數據；另外當然可以藉由目視檢查模式模合實際數據的情況。

比較過模式的模合度後，針對多個模式都符合實際數據模合良好的條件，如 P 值＞0.1 與 scale residue 絕對值小於 2，因此會有多組的 $BMDL_{10}$ 需要作選擇。首先比較每個 $BMDL_{10}$，看他們之間的差異是否超過三倍？如果各模式模合結果 $BMDL_{10}$ 之間相差大於三倍，則選取最小的 $BMDL_{10}$。如果如果各模式模合結果 $BMDL_{10}$ 之間相差小於三倍，那就比較哪個模式對實際數據模合度比較好。可以用目眼檢視，比較 Scale residue 的絕對值，或是 AIC 值越低越好，AIC 越小代表模型的解釋能力越好（用的變數越少，或是誤差平方和越小）。模式間的模合度也很接近，接下來建議選擇具有生物意義的模式。也可以考慮模式的「彈性」，選擇彈性比較大的模式，一般項次比較高或是比較多的模式彈性比較高。圖 5-7 所示，Multistage 的模式的模擬區間比另一個 Quantal Quadratic 模式要大。表示劑量的微小變化就可能導致模式結果不同。最後如果仍有幾個模式都有相同的模合度，就將這幾個模式的 $BMDL_{10}$ 相加取平均的 $BMDL_{10}$。

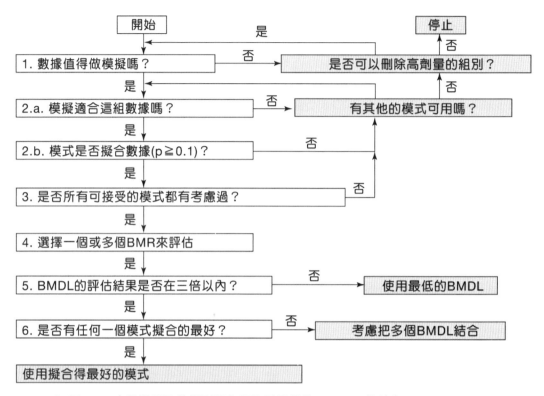

以BMD軟體分析終點效應(Endpoint)

❥ 圖 5-6　介紹從選取數據到最後選取最是當的 BMDL10 的流程圖(US EPA, 2001)

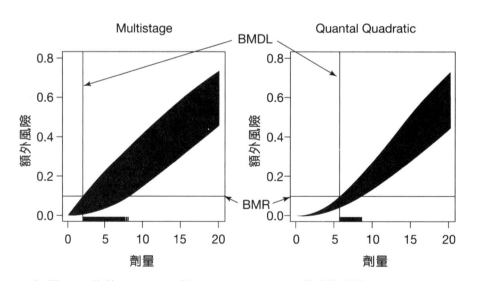

❥ 圖 5-7　比較 Multistage 與 Quantal Quadratic 模式的彈性(US EPA, 2019)

練習題 5-4

　　利用表 5-4 三聚氰胺(Melamine)動物實驗數據，對大鼠誘發膀胱結石的數據，根據這組數據，使用 Benchmark dose 軟體計算 BMDL$_{10}$。

表 5-4　三聚氰胺對 F344 大鼠 135 週暴露引起膀胱結石的數據

三聚氰胺在飼料中濃度	IARC 劑量換算	OECD 劑量換算	EFSA 劑量換算	發生率
0	0	0	0	10% (1/10)
750	37.5	63	73	20% (2/10)
1,500	75	126	144	50% (5/10)
3,000	150	252	292	70% (7/10)
6,000	300	502	567	90% (9/10)
12,000	600	1,000	1,221	100% (9/9)

總結

　　本章主要講解根據動物實驗與流行病學數據，利用基準劑量方法估算 BMDL$_{10}$，接著根據估算的 BMDL$_{10}$ 執行外插，再根據有害物質的作用模式 (MOA)決定外差的方法，再估算致癌係數或是安全劑量（RfD 或是 ADI）。也介紹傳統方法過渡到基準劑量方法的原因，目前基準劑量方法已廣為國際相關團體組織接受用以執行健康風險評估。當然如果受限於動物實驗數據，無法執行基準劑量模擬，仍然回到傳統方法，利用 NOAEL 或是 LOAEL 估算安全劑量。這整個流程並不難，最重要的仍然是在於練習。建議有興趣者應該要上網，下載基準劑量軟體，試著使用這個軟體。

一、問答題

1. 有兩種方法可以執行高低劑量外插時，請問怎麼決定採用哪一種方法執行評估？

2. 傳統使用 NOAEL 估算安全劑量的方法有什麼缺點？

3. 傳統的致癌物質劑量效應關係評估方法有哪些限制？

4. 使用基準劑量方法執行劑量效應評估有什麼優點？

5. 請比較致癌風險評估與邊際暴露評估的優缺點。

二、選擇題

1. 動物致癌實驗結果，化學物質處理的動物在多個器官腫瘤發生率顯著的高於對照組，這個時候應該選擇哪一組數據以執行高低劑量外插呢？(A)選擇發生率最高的那一組　(B)選擇與對照組比發生率最顯著增加的一組數據　(C)選擇 MOA 與人相關又最敏感的那一組　(D)選擇背景值最低與發生率顯著增加的那一組　(E)以上皆非。

2. 在什麼情況下，可選擇使用線性外插？(A)會致癌的物質都應該使用線性外插方法　(B)環境荷爾蒙干擾性質的致癌物質　(C)可能對幼童致癌的物質　(D)具基因毒性的致癌物　(E)以上皆是。

3. 一化學物質在動物實驗中，誘發動物非致癌性的不良效應，雖不良效應發生率隨著劑量提高而增加，但未得到 NOAEL，最好應該如何估算安全劑量？(A)使用 LAOEL 除以 10　(B)使用基準劑量方法估算 BMDL　(C)使用 NOEL 估算　(D)使用統計的最大可能方法(Maximum likelihood)　(E)以上皆是。

4. 下列哪一項不是選取基準劑量軟體模擬結果、最佳 BMDL 的準則？(A) P＜0.1　(B) Scaled residue 絕對值＜2　(C) AIC 越小越好　(D)所有模式估算的 BMDL 相差超過三倍，選最小的 BMDL　(E)以上皆是。

5. 估算安全劑量：ADI＝BMDL/SF 或 RfD＝BMDL/UF，其中 SF 或 UF 包含：(A)考慮物種的差異：10　(B)考慮人與人之間易感性的差異：10　(C)考慮已有疾病者的易感性　(D)物種的差異可以視為毒物動力學與毒效動力學間的差異　(E)以上皆是。

三、是非題

1. 執行劑量效應評估，需要選擇最敏感的效應作評估的基礎，又稱關鍵效應。

2. 凡致癌物質都沒有安全劑量，就用線性外插的方法估算致癌係數。

3. 凡非致癌物質都有安全劑量，就用估算 NOAEL 或是 BMDL 除以安全因子或不確定性因子估算安全劑量。

4. 在估算安全劑量時，安全因子或不確定因子中，人與人間的易感性差異用 10 不考慮已有疾病的人。

5. 從 NOAEL 改為基準劑量方法估算 BMDL 以估算安全劑量，主要在促進科學的進步。

解答　二、CDBAC　三、×××○○

Bailer, A. J., Stayner, L. T., Smith, R. J, Kuempel, E. D., & Prince, M. M. (1997). Estimating benchmark concentrations and other noncancer endpoints in epidemiology studies. *Risk Analysis, 17*(6), 771-780.

Budtz-Jørgensen, E., Keiding, N., & Grandjean, P. (2001). Benchmark dose calculation from epidemiological data. *Biometrics, 57*(3), 698-706.

California Environmental Protection Agency (2009). *Technical support document for cancer potency factors: Methodologies for derivation, listing of available values, and adjustments to allow for early life stage exposures.*

Chen, C. J., Chuang, Y. C., Lin, T. M., & Wu, H. Y. (1985) Malignant neoplasms among residents of a blackfoot disease-endemic area in Taiwan: high-arsenic artesian well water and cancers. *Cancer Research, 45*(11 Pt 2), 5895-5899.

Crump, K. S. (1984). A new method for determining allowable daily intakes. *Fundamental and Applied Toxicology, 4*(5), 854-871.

Dewanji, A., Venzon, D. J., & Moolgavkar, S. H. (1989). A stochastic two-stage model for cancer risk assessment II. The number and size of premalignant clones. *Risk Analysis, 9*(2), 179-187.

Gaylor, D. W., Chen, J. J. (1996). Precision of benchmark dose estimates for continuous (nonquantal) measurements of toxic effects. *Regulatory Toxicology and Pharmacology,* (1 Pt 1), 19-23.

Ginsberg, G., Hattis, D., Miller, R., Sonawane, B. (2004). Pediatric pharmacokinetic data: implications for environmental risk assessment for children. *Pediatrics 113*(Suppl), 973-983.

Ginsberg, G., Hattis, D., Sonawane, B., Russ, A.,. Banati, P,. Kozlak, M., Smolenski, S., Goble., R. (2002). Evaluation of child/adult pharmacokinetic differences from a database derived from the therapeutic drug literature. *Toxicological Sciences, 66,* 185-200.

Gori, G. B. (1992). Cancer risk assessment: The science that is not. *Regulatory Toxicology and Pharmacology, 16*(1), 10-20.

JECFA (2004). *WHO food additives series: 53, ractopamine (addendum)*.Technical report, Joint FAO/WHO Expert Committee on Food Additives.

Kuljus, K., von Rosen, D., Sand, S., Victorin, K. (2006). Comparing experimental designs for benchmark dose calculations for continuous endpoints. *Risk Analysis, 26*(4), 1031-1043.

Moolgavkar, S. H., Dewanji, A., Venzon, D. J. (1988). A stochastic two-stage model for cancer risk assessment I. The hazard function and the probability of tumor. *Risk Analysis, 8*(3), 383-292.

Moolgavkar, S. H. (1988). Biologically motivated two-stage model for cancer risk assessment. *Toxicology Letters, 43*(1-3), 139-150.

NRC (2006). *Health risks from dioxin and related compounds: Evaluation of the EPA reassessment.*

NRC (National Research Council). *Science and Judgment in Risk Assessment.* National Academy Press, New York.

Renwick, A. G. & Lazarus, N. R. (1998). Human variability and noncancer risk assessment -an analysis of the default uncertainty factor. *Regulatory Toxicology Pharmacology.* 27:3-20.

Rhomberg, L.R. & Wolff, S.K. (1998). Empirical scaling of single oral lethal doses across mammalian species base on a large database. *Risk Analysis, 18,* 741-753.

Rhomberg, L. R. & Lewandowski, T. A. (2006). Methods for identifying a default cross-species scaling factor. *Human and Ecological Risk Assessment, 12,* 1094-1127.

Shao, K., & Gift, J. S. (2014). Model uncertainty and bayesian model averaged benchmark dose estimation for continuous data. *Risk Analysis, 34*(1), 101-120.

Shao, K., & Small, M. J. (2011). Potential uncertainty reduction in model-averaged benchmark dose estimates informed by an additional dose study. *Risk Analysis, 31*(10), 1561-1575.

Shao, K. (2012). A comparison of three methods for integrating historical information for Bayesian model averaged benchmark dose estimation. *Environmental Toxicology and Pharmacology, 34*(2), 288-296.

Slob, W. (2002) Dose-response modeling of continuous endpoints. *The Journal of Toxicological Sciences*, 66(2), 298-312.

Technical Support Document for Cancer Potency Factors (2009). *Methodologies for derivation, listing of available values, and adjustments to allow for early life stage exposures.* California Environmental Protection Agency.

US EPA (1986). Guidelines for Carcinogen Risk Assessment. *Federal Register, 5,* 33992-34003.

US EPA (1992). Draft Report: A cross-species scaling factor for carcinogen risk assessment based on equivalence of mg/kg^3/4/Day; Notice. *Federal Register, 57,* 24152-2424173.

US EPA (2000). *Integrated risk information system: Benzene.* CASRN 71-43-2.

US EPA (2002). A Review of the Reference Dose and Reference Concentration Processes. EPA/630/P-02/002F. *Risk Assessment Forum*, Washington, DC.

US EPA (2005). Guidelines for carcinogen risk assessment. EPA/630/P-03/001F. *Risk Assessment Forum.* Washington DC.

US EPA (2005a). *Supplemental guidance for assessing susceptibility from early-life exposure to carcinogens.* EPA/630/R-03/003F. Washington DC.

US EPA (2006). *A framework for assessing health risk of environmental exposures to children.* Washington, DC. EPA/600/R-05/093F.

US EPA (2011). Recommended use of body weight 3/4 as the default method in derivation of the oral reference dose. EPA/100/R-11/001. Notice. Fed Reg 76 FR: 10591-10592.

US EPA (2019). *Benchmark dose user manual.*

Wang, Y. H., Wu, C. F., Liu, C. C., Hsieh, T. J., Tsai, Y. C., Wu, M. T, & Chen, C. C. (2020). A probabilistic approach for benchmark dose of melamine exposure for a marker of early renal dysfunction in patients with calcium urolithiasis. *Ecotoxicology and Environmental Safety, 1*(200), 110741. doi: 10.1016/j.ecoenv.2020.110741.

Wignall, J. A., Shapiro, A. J., Wright, F. A., Woodruff, T. J., Chiu, W. A., Guyton, K. Z.,& Rusyn, I. (2014). Standardizing benchmark dose calculations to improve science-based decisions in human health assessments. *Environmental Health Perspectives, 122*(5), 499-505.

暴露評估

本章大綱

楔 子

　　暴露評估在探討環境汙染，與研究食品中有害物質對人體健康的影響扮演非常重要的角色，所謂「沒有暴露就沒有風險」。因此需要從基本的暴露定義，探討執行健康風險評估應該使用的暴露劑量，逐一討論執行暴露評估的方法，與不同評估方法的優缺點。雖然國內從事暴露評估研究的學者專家很多，但是很少人闡述暴露評估的基本觀念。其中針對每種評估結果，需要說明執行評估根據的假設與不確定性。這些不確定性究竟對評估的風險影響為何？更需進一步說明，如此才能幫助管理者與一般民眾理解評估結果與意義。

6-1 　 前言

　　暴露評估(Exposure assessment)在環境科學、環境衛生、工業衛生、健康風險評估、食品安全評估、與流行病學等學門領域，扮演非常重要的角色，正如一般常聽到的沒有暴露就沒有風險。然而隨著科技的進步，暴露評估多元化與複雜化，從單一物質與單一途徑、單一物質多途徑、多物質同一途徑、與多物質多途徑的暴露，視評估物質的物理化學性質、評估的對象、評估的工具、與執行暴露評估的目的與用途等而異。科技上的進步也帶動暴露評估的演進，從採樣分析與（或）數學模式模擬的暴露評估、進步到結合生物指標(Biomarkers)的暴露科學(Exposure Sciences)、到考慮暴露於外來物質與內生性物質的暴露體學(Exposomics)。研究的工具也隨著科技的進步而日形複雜，從氣象層析儀(Gas chromatography)、液相層析儀(Liquid chromatography)、液相層析質譜儀加質譜儀(Liquid chromatography coupled mass spectrometry)，甚至結合利用最新的基因體學(Genomics)、蛋白體學(Proteomics)、與代謝體學(Metabolomics)。

　　暴露評估的基本觀念在各領域看來好像都一樣，在應用上各領域差異甚大，難易程度也相去甚遠。在食品安全評估的應用，主要評估來自飲食經口腔途徑(Oral route)的暴露。因一般職場禁止飲食，在職業衛生主要暴露途徑呼吸途徑(Inhalation route)暴露，除非化學物質能經皮膚吸收(Dermal absorption)才會評估皮膚暴露；以評估農夫噴灑過程的農藥暴露為例，常常需要評估經呼吸與皮膚吸收兩途徑的暴露劑量。在環境衛生的暴露評估比較複雜，如評估焚化爐鄰近居民暴露於其排放戴奧辛時，雖然主要是經由飲食的途徑暴露，但是評估內容相當複雜，需要考慮戴奧辛自煙囪排放後，在大氣傳輸、轉化、與沉降，在土壤、水體、與生物體中的分布與累積等，才足以描述戴奧辛在各種農漁牧產品與食品的殘留濃度。戴奧辛代表著半揮發性有機物(Semi-volatile organic compounds; SVOCs)甚至可包含重金屬，在大自然環境中非常複雜的傳輸、分布、轉化、累積的過程與到受體接觸的情境。這種又稱為多介質(Multimedia)與多途徑(Multi-route)的暴露情境(Exposure scenario)，圖 6-1 為簡化描述半揮發性有機物從排放至受體的情境。單純的採樣分析已無法達到評估暴露的目的，需要借助數學模式模擬，包含空氣擴散與多介質模式模擬。

在流行病學的應用，最主要的目的在能明確鑑別出暴露者與暴露量高低差異，不一定要準確評估劑量，當然能得到明確暴露劑量最好。但常常在許多因素的限制下，能得到定性的評估結果，區分暴露劑量高低即可。因此發展出暴露劑量替代物(Surrogate)，如分析體液、頭髮、指甲、與唾液等中的生物指標，生物指標可以是原型物(Parent compounds)、代謝物(Metabolites)、蛋白質胺基酸鍵結物(Protein adducts)、基因鹼基的鍵結物(DNA adducts)、或是核糖核酸的鍵結物(RNA adducts)，分析這些生物指標可明確推定暴露哪些化學物質，又稱為特定化學物質的生物指標(Chemically-specific biomarkers)。甚至可以使用非特定化學物質的生物指標(Non-chemically specific biomarkers)，但是至少可以得到與暴露的物質有很好的相關性。在職業流行病學的應用，可以使用工作的時間（年）與環境採樣濃度，或環境濃度與工作職稱和工作時間等作為替代指標，作為區分累積暴露劑量的高低。

因化學物質的濃度會有隨著時間空間變化(Temporal and spatial variation)，採樣分析常常無法反映出暴露濃度的變化。隨著科技進步，有些直讀式採樣器，或是遙測式(Remote sensing)分析儀能執行即時採樣。也有移動式的採樣分析儀器，可執行密集採樣分析，都可以得到隨時間空間變化的濃度數據，但對評估暴露不一定有幫助。雖然國際上在風險評估的內容與方法已隨著科學資訊進步而改善，暴露評估的評估方法學與原理並沒太多改變。美國環保署的暴露規範從 1992 年公告至今一直沒有修正(US EPA, 1992)，表示暴露評估方法學已相當完善或是存在一些不易克服的限制。執行健康風險評中的暴露評估仍仰賴一些預定假設，因為需要評估終生的總暴露劑量以估算健康風險。

另外在日常生活從我們喝的水、吃的食物、呼吸的空氣，可能同時暴露許多的有害物質，隨著科技的進步，利用各式質譜儀、分子技術、生物技術、電腦計算模擬、與生物資訊等科技，可以估算或推估暴露與風險。美國國家科學院於 2012 年出版《21 世紀暴露科學：願景與策略(Exposure Sciences in 21 First Century: A Vision and a Strategy)》(NRC, 2012)，基本觀念請參考圖 6-2，希望藉由先進科技以完整評估人體與自然生態各種有害物質的暴露，進而能精準探討各種有害物質對人體健康與生態的影響，與提升執行各種有害物質的風險評估品質，當然這是我們的願景，希望不久的將來能實現。然而暴露評估範圍與複

雜度要視其目的而定，就有害物質或環境汙染物的管理，不一定需要用到暴露科學或暴露體學(Exposomes)，暴露體學是非常複雜與高成本的工具(Wild, 2005; Rappaport & Smith, 2010; NRC, 2012)。因此本章的內容著重於傳統的暴露評估，主要內容參考美國環保署暴露評估規範(US EPA, 1992)，以執行健康風險評估供制定食品安全、環境汙染物管理、或有害物質管理等相關的政策為主(NRC, 1983)。

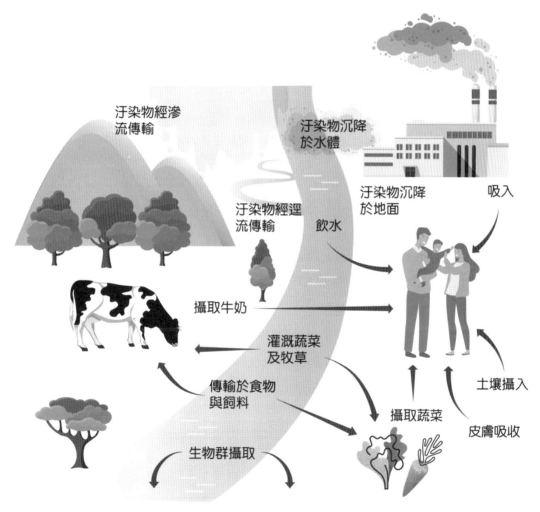

● 圖 6-1　環境汙染物經多介質傳輸與多途徑暴露

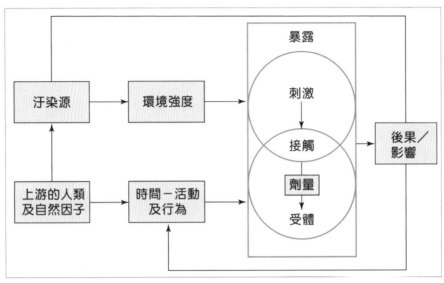

● 圖 6-2　21 世紀暴露科學：視野與策略
（暴露科學的主要元素相關於人體與生態的觀念架構）(NRC, 2012)

6-2　暴露評估基本觀念

　　暴露(Exposure) 常常在環境職業衛生、職業醫學、流行病學、和食品安全等領域使用的一個名詞，即使是字面看起來完全相同，常因不同人、不同主題、或不同場合的使用導致實際的內涵可能會差異很大。因此有必要將暴露作明確的定義，暴露評估是執行化學物質健康風險評估中非常重要的一個過程，本書採用美國環保署公告的暴露評估規範(US EPA,1992)中對暴露的定義。暴露指的是化學物質與人的外表接觸而進入人體的部分。這樣的定義才能適切的探討「沒有暴露就沒有風險」的意義。當然主要的意義為化學物質可以與人接觸，只要它不進到人體內，就不會對人造成危害或是不良效應。這樣的定義也符合實務工作，環境職業衛生、救災、與消防等從業人員，在工作場所如遇到有害物質，必要時須要穿戴個人防護具(Personal protection equipment; PPE)。其目的在於阻隔與人體接觸的有害物質進入人體，因此就可降低暴露劑量以保護人體健康。

　　暴露評估(Exposure assessment)可以被定義為估算化學物質與人體的外表接觸而進入人體的劑量，請注意這個時候並沒有討論到化學物質是否會被吸收。

估算時需要考慮化學物質的在各種介質的濃度、與人體接觸頻率、與接觸的期間、暴露途徑、與介質的攝取量等，為了可以比較人與人間暴露的影響，所以用體重進行劑量標準化(Normalization)。在討論如何計算劑量前，先就各種劑量名詞作明確定義以便於討論：

1. 吸收(Absorption)：用以形容化學物質穿過人體接觸面而進入循環系統。

2. 攝取(Intake)：指化學物質經人體外表開口處整體進入人體。

3. 攝取率(Intake rate)：指人體在單位時間攝取化學物質的量。

4. 擴散攝取(Uptake)：指經由擴散方式經由皮膚、或其屏障進入人體或由循環系統進入入器官。

5. 擴散攝取率(Uptake rate)：指單位時間的擴散攝取量。攝取與擴散攝取的差異為前者是與經介質整體由開口處進入人體，而後者是經由擴散方式進入人體，因此不需要有介質而是藉著濃度差。

6. 施用劑量(Applied dose)：指化學物質在人體接觸面的劑量（包含皮膚、腸胃道、肺部）。

7. 潛在劑量(Potential dose)：指化學物質經口腔攝取、鼻子呼吸、或施用在皮膚上的總量。潛在劑量等於動物試驗中施予動物的劑量，所以相當於劑量效應評估時所用的劑量。以經皮吸收的暴露途徑而言，潛在劑量等於施用劑量，但經口腔攝取與呼吸暴露的兩途徑，潛在劑量不等於施用劑量，應該是都高於施用劑量，因為在有害物質抵達至吸收界面，可能在鼻腔與氣管中或是在口腔與食道的輸送過程，化學物質就會因水解、吸附、攔截、甚至擴散等導致劑量減少。

8. 內在劑量(Internal dose)：指化學物質經吸收進入循環系統的劑量，一般在體液中量到的化學物質原型物或是其代謝物的量，都可以稱為內在劑量。

9. 遞送劑量(Delivered dose)：指化學物質經吸收進入循環系統後，經血液循環輸送至器官的劑量。

10. 生物有效劑量(The biologically-effective dose)：指化學物質在器官內被代謝活化後與蛋白質或是基因鹼基等生物大分子形成共價鍵結物的劑量，一般

稱基因鹼基共價鍵結物(DNA adducts)與蛋白質共價鍵結物(Protein adducts)為生物有效劑量。

11. 劑量率(Dose rate)：指化學物質在單位時間內進入人體或被吸收的劑量。

表 6-1 暴露與各種劑量的定義和常用的單位

名詞	定義	常用單位
暴露	化學物質與人體外表接觸而進入體的部分，例如皮膚、鼻、口	濃度 *濃度單位： 水：mg/L 空氣：ppm; mg/m³ 土壤：mg/g 食物：mg/g
潛在劑量	化學物質經口腔攝取、呼吸吸入或施用皮膚上的劑量	mg/kg/day
施用劑量	化學物質接觸到吸收界面（例如皮膚、肺、腸胃道）的量	mg/kg/day * 經皮膚暴露則施用劑量等於潛在劑量，其餘暴露途徑的潛在劑量則會因為水解、沉積等反應，導致化學物質抵達吸收界面前會有損失
內在劑量／吸收劑量	化學物質經由物理或生物途徑進入吸收界面的量	mg/kg/day * 需考量吸收效率
遞送劑量	化學物質經由循環系統傳輸至特定器官的量	mg/kg/day * 需考量傳輸效率

　　既然暴露評估就是計算化學物質與人體接觸而進入人體的劑量，這裡指的應該是計算潛在劑量，當然根據潛在劑量可以進一步估算內在劑量或生物有效劑量等。如果化學物質經皮膚吸收，那潛在劑量就等於施用劑量，主要原因是化學物質被吸收處就是進入人體的界面。如果經呼吸或口腔攝取暴露，則潛在劑量會高於施用劑量，因為化學物質經由呼吸道進入肺泡或經食道與胃進入腸道的途中，或化學物質可能因各種機制的作用、如水解、吸附、沉積、或被攔截等，而導致潛在劑量高於施用劑量。如果要評估施用劑量，則必須量測或估

算吸收接觸界面處的劑量，除經皮膚暴露途徑外，就其他途徑要量測施用劑量則困難度相當高，而且不確定性也高。

　　以評估臭氧暴露施用劑量為例，美國環保署的研究單位就曾用支氣管鏡量測臭氧的施用劑量。如要評估內在劑量則更不容易，因化學物質被吸收後進入血液循環系統，直接估算則需要考慮吸收效率、分布、代謝、與排出，最好的方式是建立擬評估化學物質的藥物動力學估算之，另外的方法就是分析體液的原形物或代謝物作生物指標以估算內在劑量。因此暴露評估如果評估施用劑量或是內在劑量，不僅評估困難，不確定性高。所以在健康風險評估中執行暴露評估就是要評估潛在劑量，利用潛在劑量以估算風險，這也與執行劑量效應關係評估時所使用的劑量一致。

　　因為在健康風險評估中所執行的暴露評估就是用於估算有害物質可能造成的健康風險，因此需要考慮執行劑量效應關係評估時所用的劑量是什麼劑量，如此劑量單位才能一致可以互相抵銷，所估算的風險就自然沒有單位。在前一章，執行劑量效應評估時，一樣是根據空氣中、飲用水中、或是飼料中的化學物質濃度。以三聚氰胺的動物實驗為例(Melnick et al., 1984)，根據飼料中三聚氰胺濃度以估算劑量，供執行劑量效應關係評估，以估算安全劑量，這與評估人體暴露的劑量完全一樣，是潛在劑量。如此才能釐清執行健康風險評估中需要使用潛在劑量，因各種劑量的單位都相同，都是 mg/kg/day。需要分清楚每個劑量所代表的物理意義，用錯劑量就可能會低估風險，請參考圖 6-3 至圖 6-5 解釋不同途徑暴露，各種劑量間的關係。

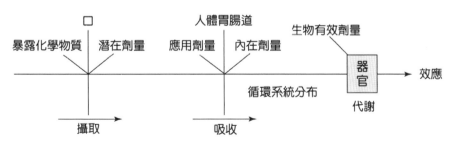

◉ 圖 6-3　經口腔途徑暴露各種劑量的定義簡圖(US EPA, 1992)

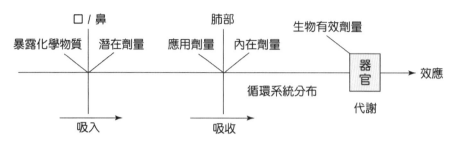

◐ 圖 6-4　經呼吸途徑暴露各種劑量的定義簡圖 (US EPA, 1992)

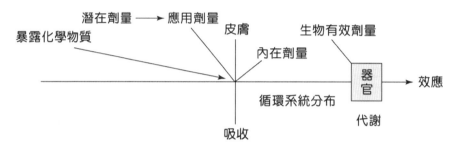

◐ 圖 6-5　經皮膚途徑暴露各種劑量的定義簡圖 (US EPA, 1992)

　　潛在劑量要如何估算呢？理論上估算化學物質與人接觸進入人體的劑量，首先應該取得介質中的化學物質濃度，就環境中的汙染物而言，空氣、土壤、與水體中的汙染物的濃度理論上隨著空間時間而變化，汙染物濃度為動態變化，也就是介質中汙染物濃度為時間與空間的函數，因此評估暴露需要考慮時間空間的因素才能反應出真正的暴露。然而要量測汙染物在一介質中隨著空間時間變化的濃度非常困難，雖然現有的採樣分析設備因科技的進步，已有即時採樣分析或是快速採樣分析的設備，這些設備主要是針對空氣汙染物的濃度，如對一氧化碳(CO)、氮氧化物(NO_x)、臭氧(O_3)、硫氧化物(SO_x)、與懸浮微粒(PM)等有即時採樣分析設備。但針對其他汙染物不一定有即時採樣分析設備，尤其對土壤與水體的汙染物的即時採樣分析設備更少。因此一般計算暴露劑量時，採用平均濃度或是濃度的分布，除非使用數學統計模式模擬結果，才可能得到隨時間空間變化的汙染物濃度。

　　為估算劑量主要是根據介質攝取量乘以介質中的汙染物濃度，以估算汙染物進入人體的量。接著以體重(Body weight; BW)作標準化，將劑量標準化(Normalization)才能根據相同劑量單位作為比較的基礎。介質攝取量(Intake rate; IR)如一個人平均每天呼吸空氣的量、喝水量、與食物攝取量等。以每個人的空

氣呼吸量為例，常隨著一個人的工作負荷量、甚至因吸入刺激性的化學物質而改變，也可能隨著空間時間因素而改變，但非常困難取得因時間空間改變的數據，因此常使用測量靜態下的人群呼吸量。接著暴露劑量會隨著暴露期間(Exposure period; ED)與暴露頻率(Exposure frequency; EF)而改變，暴露越長的期間與與越頻繁暴露都會增加暴露劑量。

　　風險評估的暴露評估的暴露評估，一般可分為評估致癌機率與估算危害指數(Hazard index)。評估致癌風險的暴露評估，以評估終生的致癌風險，作為致癌物質的管制標準，因此一般估算終生平均每天暴露劑量(Lifetime average daily dose; LADD)，LADD 根據平均餘命計算。而針對非基因毒性致癌物與非致癌物造成的不良效應，估算其危害指數時，計算暴露劑量的期間應該採用從暴露到疾病發生的時間，這段期間也稱為平均時間(Average time; AT)，估算所得的稱為每天平均暴露劑量(Average daily dose; ADD)。一般將介質攝取量、暴露期間、暴露頻率、與平均時間等稱為暴露因子(Exposure factors)，美國環保署定期檢討更新暴露因子，並公告暴露因子手冊(USEPA, 2011)。

　　估算潛在劑量，雖然介質中化學物質的濃度會因時間空而改變，因執行評估時常受限於時間與資源，能拿得到的介質中化學物質的濃度數據非常有限，為順利估算研究對象的暴露劑量，常使用平均化學物質濃度或是濃度的統計分布，暴露期間與暴露頻率也常用平均值或是統計分布，平均時間則視評估致癌風險或是危害指數而定。理論上估算暴露劑量時要考慮濃度隨時間空間的變異，和人與人間暴露因子的差異，因此估算一個人的 LADD 需要對時間空間做平均，可以使用以下對時間空間的積分方程式估算之：

$$LADD = AVG\left(\iint \frac{IR(t,s) \times C(t,s) \times ED \times EF}{BW(t) \times LT} dt ds \right)$$

　　此方程式因受數據限制很難計算，因此需要簡化，假設 ED、EF、與 LT（為終生餘命）對一個人而言是常數，應該可以合理假設為不隨空間變異，BW(t)代表評估對象的體重為時間的函數，IR(t,s)為某一介質的攝取量、C(t,s)代表濃度為時間與空間的函數。

如果評估一人群在某個時間點的 LADD，則可以用以下方程式來描述：

$$LADD = AVG\left(\sum LADD_i\right) = AVG\left[\sum AVG\left(\iint \frac{IR_i(t,s) \times C_i(t,s) \times ED_i \times EF_i}{BW_i(t) \times LT_i} dtds\right)\right]$$

LADD 為一人群的終生每天平均暴露劑量，AVG 為平均值函數，$LADD_i$ 為某個人 i 的終生平均每天暴露劑量。但因某一介質攝取量 IR(t,s)與在此介質的化學物質濃度 C(t,s)，因缺乏隨時間空間變異的數據，雖然可以取得體重隨時間變化資料，但是將體重隨時間變化的因素考慮進來，估算暴露劑量變得會很繁瑣，因此可將人群根據年齡層分組，在某一年齡層的平均體重可以視為一常數，或是非時間的函數，這應該是合理的假設。因此以上的方程式就可以簡化如下：

$$LADD = AVG\left(\sum LADD_i\right) = \frac{\overline{IR} \times \overline{C} \times \overline{ED} \times \overline{EF}}{\overline{BW} \times \overline{LT}}$$

一般可以寫成　$LADD = \dfrac{IR \times C \times ED \times EF}{BW \times LT}$

當暴露評估與致癌係數分開考慮，就是假設暴露劑量與致癌係數沒有相關性，也就是互相獨立(Mutually independent)。在低劑量暴露時，執行劑量效應關係評估時，就是假設低劑量的癌症發生風險為一線性關係，代表發生癌症風險隨著暴露劑量增加而成一線性的增加，這增加的比率就是致癌係數。

以暴露於具基因毒物性的致癌物質而言，在低劑量暴露情況下，誘發的基因傷害確實與暴露劑量成比例關係(Wu et al., 1999)，這也與執行劑量效應關係時，假設具基因毒性致癌物的健康風險在低劑量為線性。但如暴露於間接致癌物質，需要代謝活化才會致癌，如果所暴露的劑量高於代謝飽和劑量時，暴露劑量與癌症發生率就不再是線性關係。根據這個方程式，代表在同一暴露途徑下，可以將隨著時間空間變化的有害物質濃度加總而平均分配於終生餘命的每一天的暴露劑量。這樣的評估方法隱含著在不同時間或地點暴露於高濃度與低濃度的化學物質造成的不良效應都一樣，但從實際案例顯示暴露於高濃度的化學物質可能會造成急毒性中毒，這樣的效應與長期暴露於低濃度相同的化學物質造成長期慢性的不良效應完全不同。

　　另外根據動物試驗結果的觀察，實驗動物暴露於比較低劑量時，可能造成標的器官產生不良反應，隨著暴露劑量增加，常常會造成多個器官的不良效應。就像某個化工廠的排放量都很低，環保署檢測也都合格，對環境不會造成影響，但是萬一這化工廠發生工安意外大量排放有害化學物質，可能只要一段很短的時間，附近居民就可能因暴露高濃度的有害物質造成急性中毒。最好的例子就是 2008 年 12 月底高雄縣大寮鄉大發工業區，排放化學物質，附近居民覺得不舒服，可能急性中毒，多人到高醫就診，環保單位雖查不到是哪家工廠排放，但這些觀察可以說明短時間高濃度的暴露造成的危害效應，與低濃度暴露確實不同。

　　針對非致癌物質或是非基因毒性致癌物質，因具有安全劑量，執行健康風險評估就是估算危害商數或指數（Hazard quotient 或 index；HQ 或 HI）。代表只要暴露劑量不超過安全劑量，就不會有不良效應，因此估算暴露劑量就不一定要以終生餘命來計算，目前是計算平均每天暴露劑量(Average daily dose; ADD)。

$$ADD = \frac{IR \times C \times ED \times EF}{BW \times AT}$$

　　平均每天暴露劑量＝（濃度×攝取量×暴露期間×暴露頻率）÷體重÷平均時間。AT 代表平均時間，也是一群人從暴露到疾病發生的平均時間。一般 AT 都是取 70 年相當於估算平均終生暴露，通常指得是癌症或是慢性疾病。但有些疾病如氣喘或過敏，可能暴露後，在短時間內疾病就可能發生，這時候 AT 就可以不用取 70 年。幾年前臺灣發生打 H1N1 疫苗而導致十個小孩往生，當時衛生署組委員會鑑定說打疫苗與小孩死亡沒有關係。如果 AT 用 70 年，那終生平均每天暴露劑量一定很低，很難判斷暴露與疾病發生的關係。但是如 AT 取為施打疫苗後到疾病發生的時間，因從施打疫苗後到疾病發生的時間不長，譬如說 10 天，這樣估算的平均每天暴露劑量可能高出 365 天／年×70 年／10 天＝2,555 倍，劑量高出這麼多，可能有助於判斷暴露與疾病的關係。為了釐清 AT 代表的意義，曾經特別請教美國環保署暴露評估的專家，他們建議 AT 不一定要取 70 年，要從毒理與臨床症狀以觀察暴露到疾病發生的時間。

　　由此可見雖然暴露評估的公式被簡化到非常簡單，但千萬不能只會代公式而已，一定要了解每個參數的意義，與公式背後的假設。像是 AT，學術界很少人探討 AT 的意義，但是執行暴露評估或是健康風險評估者，應該質疑為何一定要用 70 年？可以使用其他的數值嗎？建議需要了解化學物質帶來的不良效應的症狀，如果是短期的效應，像過敏與氣喘等短期效應，AT 不應該是 70 年，而是要使用從暴露到疾病發生的時間。因為執行健康風險評估的目的，就是要提供作為制定政策參考，以保護民眾在 AT 的這段時間內不會因暴露造成增加一次的健康危害。如果帶入不適當與過長的平均時間，將會無法保護評估對象的健康安全。

　　另外一個議題是國人平均壽命增長到 80 歲，LT 是否要增加到 80 年？LT 代表的意義其實比較接近平均餘命(Life expectancy)，因平均壽命為初生嬰兒的平均餘命(Life expectancy at birth)，不等於一個人群的平均餘命，所以國際上 LT 一般還是採用 70 年。ED 為暴露期間，在評估職場暴露劑量時，ED 可以帶 30 或 40 年。實際上在私人企業工作，因臺灣多數是中小企業，要能連續在同一家企業工作 30 或 40 年的從業人員並不多，當然在大企業或具規模的企業工作者比較可能。

　　在環境影響評估所使用的評估方法，一般使用特定位置(site-specific assessment)，ED 可以使用擬興建設施或工廠的營運時間，這樣是否合理呢？可能需要視評估的有害物質而定。如果評估的有害物質為揮發性有機物，在環境介質與人體不易累積，因此 ED 代營運時間是合理，因該設施或工廠停止營營運後，附近民眾可能再暴露於該設施或工廠排放的揮發性有機物的機會很低。如果評估的有害物質是重金屬、戴奧辛、或持久有機物等類，這些物質在環境介質與人體中穩定與容易累積，即使該設施或工廠停工營運後不再排放這些有害物質。但是過去排放累積在環境介質中的有害物質，仍然可能經由多各種農漁牧產品與水體進入人體。因此民眾仍然會持續暴露到這些有害物質，所以 ED 應該是該設施或工廠營運期間加上其排放的有害物質在各環境介質降解 95%以上所需的時間，約 4~5 個半衰期比較合理。

　　要了解暴露評估在估算那個劑量？可以從使用的暴露評估的公式是否加了一個吸收效率的係數(Absorption factor; AF)？評估暴露是否應該要考慮吸收效

率？要釐清這個問題，應該先了解是要評估潛在劑量或是內在劑量？當考慮吸收效率時，不論暴露途徑為皮膚、口腔、或是呼吸，代表的是評估內在劑量。因劑量單位都一樣的關係，所以不論使用哪個劑量，暴露劑量乘以致癌係數或是除以安全劑量以計算致癌風險或危害指數時，單位都可以互相抵銷，得到沒有單位的風險值。但是因為吸收效率的數值永遠小於一，如果使用的致癌係數或安全劑量未經用吸收效率調整過，貿然用內在劑量估算致癌風險或危害指數，那估算結果將低估風險。建議回顧第五章，不論致癌係數與安全劑量，都是根據潛在劑量估算，所以執行健康風險評估時，需要根據潛在劑量估算風險才不至於低估風險。因此當看到計算暴露劑量的公式有加上吸收效率時，就請注意執行的評估是否為多途徑暴露，需要加總不同途徑暴露的內在劑量，再估算風險？一般在這種情況，才會估算內在劑量。這個時候，建議請確認致癌係數或安全劑量是否已使用吸收效率調整過？如此的計算才不會低估風險。

在評估環境風險時，會考慮到暴露頻率，譬如一個人住在焚化爐附近，暴露期間可能是 40 年，但每年暴露幾天？這就是暴露頻率，如評估對象星期假日都外出遊玩，就少了 104 天，暴露頻率就不會是 365 天，而是(365－104)天＝261 天。所以暴露頻率可以使用 261÷365。職場的暴露頻率，因勞工有週休二日，另外還有要扣除每年的特休，這些都要考慮。在臺灣額外需要考慮的是每天的工時，現場工作人員加班可以報加班費 4 小時，有些公司幹部不能報加班費，很多科技業執行所謂責任制，實際每天的工時需要比較完整調查分析。故執行職場的暴露評估，暴露頻率不容易精準估算。相關的暴露因子，後續章節再詳細討論。

6-3　定量評估的方法

在上節，介紹計算暴露劑量的公式與使用公式的基本假設，公式中最重要的項目就是用來計算暴露劑量的濃度，究竟要如何得到各介質或食品中的化學物質的濃度資料呢？常用的方法有三種：

1. **直接量測**(Measurement)：尤其是量測人體的接觸點(Point of contact)或暴露介質的化學物質濃度，或是化學物質衍生的生物指標濃度以估算暴露劑量。

2. **情境評估**(Scenario evaluation)：主要根據評估對象可能暴露於化學物質的情境，含經那些介質與途徑暴露，分別量測或模擬介質所含汙染物或化學物質的濃度。

3. **暴露重建**(Reconstruction)：主要是根據各種生物指標估算暴露的劑量，常用在流行病學研究，暴露早已發生，擬探討暴露是否造成暴露族群的不良健康效應，必須進行暴露重建。

　　例如探討某化學工業區從營運到現在是否對鄰近民眾健康造成影響，因為時間已過去了，唯一能作的就是重建暴露才能探討對健康的影響。但要重建暴露是很具挑戰性，可用生物指標與內在劑量等進行重建，或是根據職務、職稱、環測資料、與年資等少數資重建暴露。

　　量測一般可分為直接量測與間接量測兩種，直接量測仍針對擬評估的化學物質、或其生物指標進行採樣分析。當然針對介質與人體的接觸界面進行採樣分析，分析結果最能反映出化學物質進入人體的濃度，估算的劑量就是人體的暴露劑量。然而直接量測方式通常用於職場的暴露評估比較多，因職場的主要暴露途徑為呼吸暴露，人數有限，相對的容易執行。如果是環境採樣，則需要選擇具代表性的採樣點，需要事先妥善的規劃採樣策略。尤其針對特定場址的採樣，規劃採樣策略，除須要完整的掌握此特定場址的特性，甚至需要考慮該場址的氣候條件，如風向。

　　另一種直接量測的方法為分析人體的內在劑量，如分析人體內流體或組織內可能暴露的化學物質之原形物(Parent compound)、代謝物(Metabolite)、或衍生物(Derived compounds)以估算暴露的總劑量。如以評估苯的暴露為例，針對職場暴露勞工，可以執行個人採樣，估算苯經鼻子的暴露劑量，同時也可以收集職場工作人員的尿液或血液樣本，分析這些樣本中苯或是苯代謝物的濃度，就可以根據尿液或血液樣本中的苯或是苯代謝物濃度以估算研究對象苯的總暴露劑量。根據個人採樣結果與生物指標估算暴露劑量的差別，在於前者只估算經呼吸暴露，後者代表經由各種途徑的總暴露劑量，所以理論上利用內在劑量估算的暴露劑量要大於個人採樣的暴露劑量。

　　一般間接量測為利用數學模式模擬、環境資料、替代物質濃度、或問卷等資料，以推估暴露劑量。特別適用在尚無實體設施與回顧式的評估，如職業流行病學的研究，因從業人員已工作相當一段時間，過去的暴露已無法量測評估，只能根據工作年限、職稱、作業環境測定濃度、工作內容等問卷資料來重建暴露。另外的例子為執行環境影響評估時，實體的設施還不存在，只好根據設計的排放量利用數學模式進行模擬汙染物在環境中的流布，進而執行健康風險評估。另外如要利用流行病學資料執行劑量效應評估，因為缺乏暴露資料，故需要進行暴露重建。以美國環保署公告苯的致癌係數，乃根據重建苯的暴露再進行劑量效應評估(US EPA, 2000)。

　　直接測量的優點是不確定性最低，缺點是採樣分析的樣本有限與成本高，不容易選擇具代表性採樣對象或採樣點。一般採樣加分析一個樣本成本高，像分析一個戴奧辛的樣本約需要 2~5 萬臺幣，所以分析戴奧辛的樣本數不會很大，因成本太高。但風險評估就是要評估長期低濃度暴露的風險，評估長期暴露需要長期採樣分析的資料，如此往往需要樣本數大、導致直接量測成本過高並不可行。故暴露評估常需要用短期量測的資料以估算長期暴露劑量，這樣的作法就會高估長期暴露劑量。最好的例子就是空氣品質標準，國家 $PM_{2.5}$ 的 24 小時平均標準是 35 mg/m^3，年平均標準就只有 15 mg/m^3，如果因缺乏長期監測數據，就用 24 小時量測濃度代表年度平均濃度，就會高估年平均的暴露濃度。

　　情境評估的優點是利用數學統計模式模擬介質的化學物質濃度，樣本數隨執行者的設定可以很大，而且成本低，因此成為風險評估中常用以評估長期暴露的方法。使用情境評估時，第一要了解化學物質本身的物理化學特性，才能釐清評估對象經由那些介質與途徑暴露。再針對不同的介質選擇直接量測或是間接量測以估算各介質的化學物質濃度。譬如評估物質為揮發性有機物，沸點低與分子小，在室溫下，飽和蒸氣壓比較高，常以氣體存在，也不會在其他介質中累積，主要經由呼吸途徑暴露，其他的途徑暴露劑量相對的不重要。如果是半揮發性有機物或是重金屬，沸點高與分子比較大，在室溫下主要以液態或或固態存在，在空氣中可能會被吸附在懸浮微粒上，容易在環境各介質累積，主要暴露途徑為飲食經口腔攝取，經呼吸途徑的暴露劑量相對不重要。以戴奧辛為例，戴奧辛穩定性高不具活性，容易在環境介質中累積。戴奧辛經由汙染

源排放後，經環境傳輸進入食物鏈累積，主要經飲食途徑暴露，戴奧辛經呼吸暴露劑量相對於飲食暴露劑量約低於 5% (Cangialosi, et al., 2008)。

另外在暴露重建方面，也需要了解評估化學物質的物理化學特性，分析其暴露的情境與途徑，才能完成重建的工作。以土壤重金屬汙染為例，彰化縣過去因灌排共溝的關係，電鍍廢水常經由灌溉溝渠排出，被農民引作為灌溉用水，導致在彰化市、和美、與鹿港這一帶的農田常常被發現為重金屬汙染場址。當地民眾關切土壤重金屬汙染是否對他們健康造成不良影響，如要研究探討汙染物對鄰近民眾健康的影響，首先需要評估當地民眾暴露於汙染場址的重金屬劑量。直覺上，可以分析住在汙染場址附近居民血液與尿液中重金屬的含量，甚至與住離汙染場址比較遠的居民體液重金屬含量比較。但深入分析，就會發現量測人體內的重金屬已無法重建汙染場址重金屬暴露。因為重金屬沸點高，常溫下主要以固態存在，可以在農作物中累積，主要暴露途徑是飲食，而不是經呼吸途徑暴露。但是根據環保署土壤地下水汙染防治法，一塊農地被鑑定為汙染場址後，地面上的農作物就需要完全銷毀，而且在整治完成前不得耕作。因此除非在農作物銷毀前，立即收集農作物樣本進行汙染重金屬分析，同時也收集民眾血液與尿液進行重金屬分析，根據分析所得到重金屬含量估算暴露劑量與作暴露重建。如果在場址被鑑定後一段時間後，再收集民眾血液與尿液樣本分析重金屬含量，擬重建暴露則須要非常謹慎詮釋重建結果。因為這時候當地民眾已經過一段時間未再食用汙染場址種植的農作物，也就是已有一段時間未再暴露於汙染場址的重金屬，即使過去曾經暴露，進入體內的汙染場址的重金屬早已完全排出體內。如果由民眾血液與尿液樣本量測到重金屬，那代表暴露到其他來源的重金屬，可能與汙染場址的汙染無關。因此在 2005 年確實執行過相關計畫，發現量測的汙染廠址附近居民的血液與尿液中重金屬濃度與工廠密度相關，但是已很難解釋民眾暴露於汙染場址重金屬的相關性(Chang et al., 2006a; Chang et al., 2006b)。因此要根據暴露重建評估環境汙染物的暴露劑量，需要先釐清汙染物的暴露途徑。

　　一般來講，風險評估以評估族群的風險(Population risk)為主，比較少評估個人風險(Individual risk)，然而在兩種情況下，需要評估個人風險：

1. 比較敏感的人群，或是所謂易感性高的人群(People with high degree of susceptibility)：某些人因體內可能對某些化學物質的代謝、去毒、與修復酵素基因變異或缺乏等等因素影響，導致某些化學物質的暴露比較容易誘發不良健康效應，這些人群具有不同的劑量效應關係，執行評估時如果能分辨這樣的人群，則應視為不同族群而分別評估。但這不同於在執行特定場址風險評估(Site-specific risk assessment)時，需要特別針對孕婦、幼兒、與慢性疾病患者等要分別執行暴露評估，因此需要評估場址鄰近的幼兒園與國小學生和醫院病患的暴露與風險。

2. 潛在相對高端的暴露族群，在評估的對象中，有些人實際高度暴露的個人(Highly exposed individual)應該優先執行評估，如此可以提升管理效率。如果評估結果，高劑量暴露者的風險都可以接受，或是風險低於可接受或可忽略風險(Acceptable or negligible risk)，那代表其他暴露劑量較低者的風險也都會低於可接受風險。因此在執行過程作一些比較保守的假設，選擇合理高估風險的參數。例如在執行汙染場址與特定場址的風險評估，一般會先執行篩選式的評估，以評估最高暴露的人群。在實務上，根據場址汙染物濃度分布數據，選擇最高濃度或是高於 95%上限的濃度進行評估(US EPA, 1989)，並假設評估對象長期居住在汙染場址上，每天 24 小時終生暴露的情境，以評估可能高端暴露人群(High-end exposure)。根據這種情境執行評估，如果評估結果風險是可以接受或是可以忽略，那就不用再進行細緻的評估。如果評估的風險高於可接受風險，那就需要投入資源詳細調查汙染物在汙染場址的分布，甚至需要調查附近居民的時間活動型態(Time-activity patterns)，收集研究對象的暴露因子，再執行風險評估，以降低評估的不確定性，這種方法一般稱為多層次(Multi-tier)的評估方法。有時候不易鑑定出高暴露族群，所以常常用高端暴露的人群代表之，就統計分布而言，指的是實際暴露劑量高於 90%的評估人群，但低於 98%的實際高暴露者，又稱為合理最惡劣的暴露(The reasonable worst case exposure)。

另外最惡劣情境的暴露(The worst case exposure)與高度暴露的個人(Highly exposed individual)並不是同義詞，因前者不一定代表真正的暴露情境，而是假設在極端條件下的暴露情境，所以前者的暴露劑量會高於後者。一般在執行汙染場址與特定場址的風險評估，利用篩選式的健康風險評估，以評估最惡劣情境下人群的暴露。在實務上，最惡劣的暴露情境可能不會發生，在執行過程作一些最惡劣情境的假設，選擇高估風險的參數與暴露因子。例如在前面執行汙染場址的評估時，假設評估對象長期居住在汙染場址上，每天 24 小時終生暴露的情境，終生每天食用汙染場址生產的農漁牧產品。因根據臺灣土壤與地下水汙染防法，汙染場址的農作物都要銷毀，更難找到居住在汙染場址的住家。

另外的例子，為根據臺灣環境影響評估法，新投資興建的工廠使用某數量以上的致癌物質，則需要針對這個工廠執行特定場址風險評估。最惡劣的情境就是根據該工廠的設計操作條件，假設這工廠發生最嚴重工安事件，同時工廠中致癌物質大量外洩的情境(US EPA, 2005)，評估廠址附近居民急毒性風險與長期效應。評估這種情境可以稱為最惡劣情境下的暴露劑量，結果將比高端暴露劑量高，可提供權責管理單位作緊急應變準備。

所以評估個人暴露與風險時，常常需要仰賴一些假設的情境，尤其在進行評估時，因暴露情境資料不足或是缺乏，為順利完成評估更需要作一些暴露情境的假設。這種情況在臺灣常見，例如執行環境影響評估的健康風險評估，這時候排放或逸散汙染物的設施可能已完成規劃尚未開始興建。這樣的評估結果仍值得的參考，不一定代表實際的暴露情境。這種情況下，無法根據實測結果進行評估，只能根據電腦模式模擬結果進行評估。因此建議撰寫評估報告時，應該特別說明所作的假設與討論和實際暴露情境的差異，並說明其隱含的不確定性。

就評估人群暴露與風險而言，暴露基因毒性致癌物時，一般人有興趣了解在某個時間內評估人群的致癌風險多高，如 1×10^{-6}、10^{-5}、或 10^{-4}，或是將會有多少癌症病例。就暴露非致癌物而言，評估人群中有多少比例的人群暴露劑量高於安全劑量。就評估人群中的各次團體進行評估，鑑定出比較敏感或易感的人群，並評估其暴露劑量與風險，估算高度暴露個人的暴露劑量和風險。比較簡單的作法，可就地域、年齡層、性別、與人口學資料等將評估對象作適當

的分類，以評估高度暴露族群的風險。如果執行機率評估，就能描述某些人群高於安全劑量的比例、或高於某一風險的機率，及高度暴露人群的暴露劑量與風險，也可以計算評估人群平均與 95%信賴區間的暴露劑量與風險。當然這些數字包含平均值、95%信賴區間上限、與多少比例高於安全劑量等，不代表真正的風險或是精準估算的數字，因為這些結果與評估過程選用的數據和所作的假設息息相關，也含有相當的不確定性，建議評估報告應詳細說明評估所使用的假設與所含的不確定性。

6-4 利用監測數據進行暴露評估

根據實測結果執行暴露評估，需要視評估的用途而定，一般常用於職業衛生、流行病學、或是健康風險評估使用，也因目的不同進行採樣分析的介質與分析的化學質差異可能很大。當然藉以評估暴露劑量的方法相似，可分為情境評估(Scenario evaluation)、接觸界面(Point of contact)採樣評估、與暴露重建(Exposure reconstruction)的方法。

以評估職場暴露為例，因職場主要經呼吸途徑暴露，評估暴露應以接觸界面評估、根據個人採樣結果評估暴露，不確定性最低。如改用情境評估、根據職場環境空氣採樣結果與工作人員的呼吸量評估暴露，評估結果則受採樣點的代表性與工作人移動性的影響，將增加許多不確定性。如果改用量測工作人員血液或是尿液的生物指標，以重建暴露，則受生物指標的來源與暴露化學物質特異性(Chemical specificity)的影響，謹慎選擇適當的生物指標才能減少不確定性。另外針對擬評估的化學物質可以經皮膚吸收，皮膚吸收可能是重要的暴露途徑，像農藥的噴灑者身體可能暴露於高劑量農藥，利用生物指標評估內在劑量，再重建估算總暴露劑量應該可降低不確定性，但是缺點是無法回推暴露途徑，除非有個人採樣資料作輔助。

當然執行環境或是職場流行病學研究，研究對象常缺乏個人採樣資料，一般常用情境評估方法，根據有限的環境採樣數據與暴露期間，執行回顧式暴露評估；或是根據有限的環測資料，利用數學或統計方法重建暴露，量測生物指標也可用以重建暴露。在流行病學研究中研究因樣本大，在時間與資源限制

下，暴露評估結果可作為研究對象依據暴露量高低作為分組，以探討研究對象因暴露高低與不良效應發生率或疾病死亡率，有無統計上顯著差異、與暴露量有無顯著相關或是具有劑量效應關係？因此流行病學對暴露評估結果可以允許含相當不確定性，只要能作暴露分級，甚至替代暴露(Surrogate)指數或指標都可以接受。

在健康風險評估中，暴露評估比較複雜，以下分別就接觸界面評估、情境評估、與暴露重建詳細說明。以接觸界面評估而論，最理想的數據當然就是在化學物質與人體外表接觸面採樣分析。在前面章節已描述過，能在接觸界面採樣僅能就呼吸途徑暴露作個人採樣，大部分用在揮發性有機物，不論在職場或生活環境中，主要經由呼吸途徑暴露。在實務上，一般還是僅能就各種介質採樣分析，以食品安全評估為例，針對即食食品或是煮好的飯菜採樣分析化學物質的殘留濃度，與一般的總膳食調查評估類似。在環境衛生的應用，則分析空氣、水、與農漁牧產品中有害物質的濃度，以供執行暴露評估。利用量測接觸界面各種介質的汙染物濃度，其目的在於降低評估人群暴露的不確定性，並可以供給其他評估方法，如數學模式模擬結果作驗證，以降低模式模擬結果的不確定性。

當然根據接觸界面的採樣分析方法以執行暴露評估，其結果所含不確定性最低。但其缺點是成本高，及如何採具有代表性的樣本以供分析？因此採樣點的選擇與採樣策略的設計非常重要，尤其環境汙染物的濃度為時間空間的函數。在臺灣，執行環境汙染物的採樣分析應該選用環保署環境檢驗所公告的標準方法，食品中有害物質的採樣分析應該採用食品藥物管理署公告的標準方法。而且負責採樣分析單位應該取得認證，數據品質應該符合相關單位的規定。

情境分析方法為暴露評估最常用的方法，執行暴露評估，首先根據汙染物的基本物理化學性質、參考文獻資料、與當地的環境現況，建立各種可能的暴露情境。每一個暴露情境應該包含汙染物的來源、傳輸的介質(Pathways)、與暴露途徑(Route)等，針對傳輸的介質採樣分析，利用暴露因子估算暴露劑量。採集接觸界面的介質以供分析汙染物的濃度，估算的暴露劑量所含的不確定性最低，所採的樣本如果距離接觸界面越遠則不確定性越高。為完整描述介質中汙

染物濃度的變化，可以借助數學或統計模式模擬估算汙染物在各介質中的濃度。影響介質中汙染物濃度可能隨著時間或空間變化的因素，如汙染物的排放量改變、或是受環境因素影響改變汙染物傳輸等。用情境分析方法，採樣分析以量測介質中汙染物濃度的例子很多，如空氣品質偵測站，量測空氣中的 SOx、NOx、CO、與 O$_3$ 濃度，量測飲用水消毒副產物濃度，後市場檢測農產品農藥殘留量，與檢測民生用品塑化劑殘留量等。

　　分析生物指標以重建暴露，因這節的重點在於利用重建暴露以執行健康風險評估；指的是執行環境、職場、與食品中化學物質等風險評估。因此生物指標的選擇非常重要，需要選擇具有高度化學特異性(Chemical specificity)的生物指標，就是分析的生物指標能明確代表暴露的原型物(Parent compound)。

　　以丙烯晴(Acrylonitrile; AN)為例，經代謝與去毒，最後經尿液排出三個代謝物；N-acetyl-S-(2-cyanoethyl) cysteine (CEMA)、N-acetyl-S-(2-hydroxyethyl) cysteine (HEMA)、與 N-acetyl-S-(1-cayno-2-hydroxyethyl) cysteine (CHEMA)，其中 HEMA 在代謝過程中已失去 CN 的官能基，環氧乙烷的代謝也可以形成 HEMA，所以化學特異性沒有 CEMA 與 CHEMA 高，因為仍保有 CN 官能基。但因 AN 經過 CYP2E1 代謝酵素氧化後，再經谷胱甘肽 S-轉移酶 (glutathione-S-transferase theta; GST)去毒，而與谷胱甘肽(glutathione)結合後，再被代謝成 CHEMA，請參考圖 6-6 丙烯晴代謝機制(Wu et al., 2012)。因人體內丙烯晴代謝途徑經 CYP2E1 活化的比率不高，主要是丙烯晴直接經谷胱甘肽 S-轉移酶作用，與谷胱甘肽結合的途徑，所以尿液中 CHEMA 含量比 CEMA 低。因此人體暴露丙烯晴的生物指標，選擇具高化學特異性與含量高的 CEMA 最佳。

　　在選擇生物指標後，接著要選擇適用的化學分析方法，在臺灣，環保署環境檢驗所很少公告生物指標的分析方法，勞動部勞動與職業安全衛生研究所曾公告一些生物指標分析方法，但為數不多，因此必要時可以參考文獻上的方法，甚至自行建立分析方法。選用分析儀器方面，分析生物指標常常利用液相層析儀串聯式質譜儀(High performance liquid chromatography-mass spectrometry; HPLC-MS/MS)，如果分析重金屬常用電感耦合電漿體質譜(Inductively coupled plasma mass spectrometry; ICP-MS)。利用這些方法分析優點是敏感度與化學專一性都非常高,缺點則成本高,因此需要視所選擇的生物指標的含量高低選擇適當分析方法。

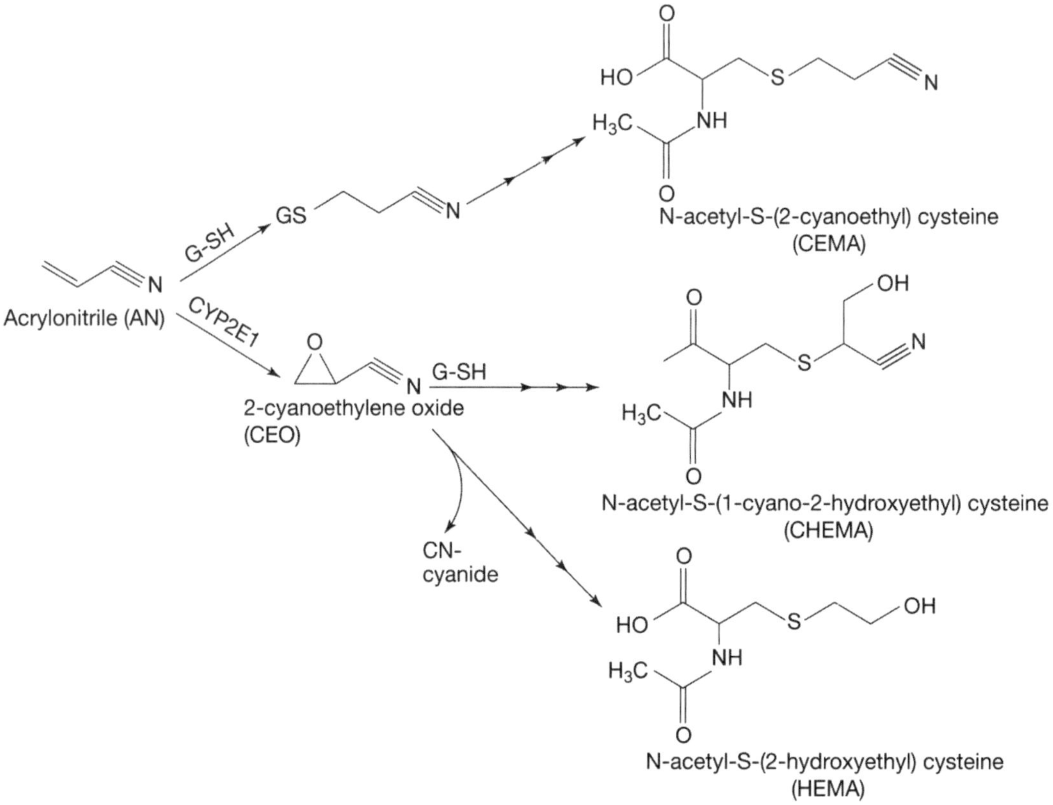

❷ 圖 6-6　丙烯晴(Acrylonitrile; AN)的代謝圖解:丙烯晴(AN)在人體內可被 CYP2E1 氧化成 CEO 或者在 GST 的作用下直接與谷胱甘肽結合,再進一步被代謝降解為 CEMA,而 CEO 也會在 GST 的作用下直接與谷胱甘肽結合,再進一步被代謝降解為 HEMA 與 CHEMA (Wu et al., 2012)

　　因應生物指標的選擇,生物樣本的收樣時間也非常重要,需根據研究對象選取適當收樣時間。以評估職場暴露為例,常選擇分析尿液的生物指標,如果半衰期約 2 小時內,則收集上班前與下班後的尿液樣本,如果半衰期長,則需考慮在 4~5 個半衰期才能接近達到穩態(Steady state)。如果評估一般居民或食品消費者的暴露,如果假設每天暴露,則收樣時間比較不用限制。

　　於 2011 年,臺灣發生塑化劑事件為例,一些可能受害者,在消息經媒體報導後幾天,才收集尿液樣本分析塑化劑代謝物,因這些代謝物的半衰期約 4~5

小時，因此在停止暴露後且在 4~5 個半衰期後，約高於 95%的塑化劑代謝物已排出體外，再分析尿液樣本中的代謝物濃度，結果發現受害者與一般人尿液中塑化劑代謝物濃度並無明顯差異。另外生物樣本的儲存，則需要視樣本穩定性而定，如果分析新的生物指標，建議執行在不同儲存溫度下的穩定性試驗，找出生物樣本的適當儲存條件。在實務上，樣本收集後，可以短暫儲存在冰塊中，在運送回實驗室的過程盡量放在乾冰中，收到後可以儲存在−20℃，或視樣本穩定性而定，必要時也可以儲存在−80℃。

　　在分析生物指標後，如何利用生物指標的濃度重建潛在劑量？在職業衛生的應用，一般常用線性回歸(Linear regression)的方法。先將個人採樣的結果與生物指標濃度作線性回歸，如果統計上有顯著的線性關係，那這個線性關係就可以用來作暴露重建。另外比較複雜的是根據毒物動力學方法，當然毒物動力學可以區分為區間模式(Compartmental model)與生理機制為基礎的模式(Physiologically-based toxicokinetics; PBTK)，前者比較簡單主要可以探討生物指標隨時間變化的趨勢，後者比較複雜將身體分為好幾個區間，並且利用人體血流速率與器官的重量等參數建立，目的可以估算標的器官的生物劑量。

　　一般可能不需要用到 PBPK 模式，因為早期利用標的器官的生物劑量執行健康風險評估可以降低不確定，但是自劑量效應關係評估改用基準劑量方法後，已少用利用標的器官的生物劑量以評估風險，因此利用區間藥物動力學模式重建暴露劑量既可。一般線性回歸方法為區間模式的特例，也就是當生物指標濃度趨近於達到穩態時，也就是持續暴露已不大會改變體內生物指標濃度，這時候區間模式就可簡化成為生物指標濃度與外在暴露濃度成正比關係，所以才會存在線性關係。

　　利用採樣分析以執行暴露評估，一般可以應用在篩選式的評估(Screening-level assessment)、詳細的評估(Detailed assessment)、或特定場址的評估(Site-specific assessment)。一般篩選式的評估希望採到最高濃度的結果，以供執行篩選式的評估，希望能針對高端風險的對象進行評估。以汙染場址為例，選取潛在高汙染濃度的採樣點與選擇適當分析方法，能夠定量分析樣本中汙染物含量為最重要的工作。詳細的評估則需要設計採樣策略，希望能夠取得足夠樣本數，以探討汙染物濃度隨時間與空間的變化，結果將可以提供驗證比較複雜數

學模式。特定場址的評估基本上是針對某一設施或工廠可能對附近居民的影響，在規劃採樣策略時，應該需要執行模式模擬作參考，並考慮環境因素如氣候條件與其他影響汙染物分布的因素。為解釋這三種評估方法在實務上的應用，因此用下列實例說明之。

篩選式評估案例，在 2002 年，臺灣環保署調查國內土壤受重金屬汙染的概況，當時篩出相當大面積的重金屬汙染土壤，其中約 70%的面積在彰化。主要原因在於電鍍廢水非法經灌溉溝渠排放，而被引為灌溉用水造成汙染。雖然這些汙染場曾被整治，但後續的調查仍然持續發現新的汙染場址，主要是篩選式評估，篩選面積大，無法在一次篩選評估中查出所有汙染場址。另外的例子，在汙染場的健康風險評估中，初步是根據場址調查的最高汙染濃度進行評估，考慮民眾終生居住在場址上，每天 24 小時暴露、與終生暴露，食用汙染場址生產的農漁牧產品，這是最惡劣的暴露情境。如果根據最惡劣暴露情境的風險高於可接受風險（Acceptable risk 或是 Negligible risk），若超過可接受風險則需要對汙染場址進行詳細評估。

因民眾關切彰化汙染場址附近居民健康是否受汙染的重金屬影響？附近民眾如何暴露於汙染場址的重金屬呢？除了吃到汙染場址生產的農產品、吸入汙染場址揚起的揚塵含重金屬、與可能暴露於汙染場址含重金屬地下水。經實地對汙染場址附近居民的調查，因為根據土壤地下水汙染防治法，在確認為汙染場址時，場址的農作物立即要被銷毀，因此在一段時間後再執行調查研究時，場址附近民眾已經不會再吃到汙染場址生產的農產品而暴露場址的重金屬汙染物。

為評估汙染場址附近民眾是否經呼吸暴露含重金屬的揚塵？因此規劃一系統性的採樣策略，首先選取一受嚴重汙染的場址，執行詳細的汙染場的採樣；包含採汙染場址的深層土壤與地下水樣本以分析重金屬。接著規劃採樣策略，以探討汙染場址的重金屬汙染物隨著揚塵揚起後是否能擴散出汙染場址、甚至擴散至附近居民住家？如果揚塵能擴散出去，場址附近居民就可能經由呼吸途徑暴露汙染場址的重金屬。採樣點的選擇如圖 6-7 所示，分別在場址上風處的田埂、中間點、下風處的田埂、與離下風處田埂 100 公尺處，採集各種粒徑分布的樣本，重複三次採樣，並量採樣時當地的溫度、濕度、與風速與風向。採

樣分析結果顯示，在當天風速 1.0 公尺／秒下，發現汙染場址的重金屬不容易擴散出去。這些結果顯示，除非風速很高與微粒很小，否則重金屬汙染物並不容易被風吹出汙染場址。

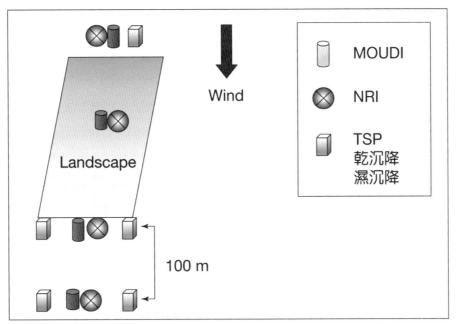

❷ 圖 6-7　針對一嚴重汙染場址，在上風處的田埂、汙染場址中央、下風處田埂、與距離下風出田埂 100 公尺處，各放置各種粒徑採樣器，然後針對各種粒徑樣本分析重金屬

　　就特定場址評估，規劃採樣策略探討焚化爐染燒垃圾經煙囪排放的汙染物，以戴奧辛與重金屬是否對周遭環境造成影響為例。首先根據當地氣象資料模擬從煙囪排放的汙染物隨著風傳輸擴散的濃度分布，並模擬最大沉降量的座標。模擬結果顯示最大沉降點在下風處、約距焚化爐煙囪 1.0~1.5 公里間。因此採樣點的位置規劃，請參考圖 6-8，採樣時間是在 2002 年的 2 月，為消除時間因素的影響，所有的採樣器同時運作採樣，因為空氣中戴奧辛濃度不高，所以不同粒徑的戴奧辛採樣，每個樣本需要連續採樣 3 天，重金屬與戴奧辛樣本分開採樣，並進行三重複採樣。也進行煙道採樣，分析重金屬與戴奧辛，便與周界環境樣本分析結果作比較(Hu et al., 2003; Chao et al., 2003; Chao et al., 2004)。採樣結果與煙道排放的重金屬指紋比較，與距離焚化爐 1.0~1.5 與 3.0 公里的周遭環境樣本含重金屬的指紋，發現各重金屬濃度變化驅勢有一致性。從戴奧辛數據的分析也發現，戴奧辛離開煙囪後，因受大氣溫度影響，會隨著

離開焚化爐距離增加，戴奧辛會被懸浮微粒吸附導致微粒粒徑稍微增加。根據這些結果，應該可以推測焚化爐排放的戴奧辛與重金屬可能對周就環境有影響 (Hu et al., 2003; Chao et al., 2003; Chao et al., 2004)。

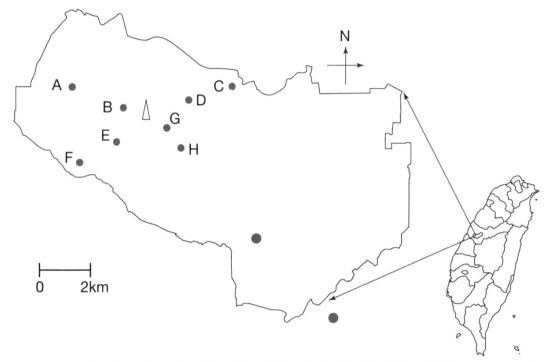

▶ 圖 6-8　採樣分析以探討焚化爐煙囪排放的汙染物對周遭環境的影響；選取臺中市南區焚化爐（標示三角形處），在距離焚化爐下風處約 1.0~1.5、3.0、6.0、與 10 公里，上風處 1.0~1.5、3.0 公里，與左右兩方離焚化爐約 1.0~1.5、3.0 公里處放置各種粒徑採樣器，採樣去放置位置離焚化爐的距離隨著採樣點附近的電源而與原設定的距離稍有變異

　　根據以上的結果，要直接採樣評估暴露，實在不容易。不論是執行篩選式的評估、詳細的評估、或特定場址的評估，一定要完整收集環境資料，完整了解排放汙染源或是汙染場址與汙染源的特性。根據完整的場址資訊與汙染物的物理化學特性，描述各種可能的暴露情境，才能作好採樣策略的規劃。採樣分析結果不僅可以回答許多被社會大眾關切的問題，同時結果也值得發表在國際期刊。

6-5 利用模式模擬執行暴露評估

　　本節內容主要參考美國環保署暴露評估規範(US EPA, 1992)，情境評估 (Scenario evaluation)為執行暴露評估最常用的方法，其中最重要的是建構暴露情境；鑑定每個情境藉著什麼介質與經由什麼途徑暴露(Exposure pathways and routes)。因此只要取得介質中汙染物濃度，與該途徑的暴露因子，即可估算該情境的暴露劑量。

　　前節介紹實地採樣分析方法以量測汙染物在介質的含量，雖實際檢測的數據可靠度與可信度都高，然而因受資源成本、時空變異、與樣本代表性等等因素的限制，導致實際檢測的資料還是很有限。為根據現有資訊執行一比較完善的評估，往往需要根據現有的數據，加上數學統計模式作推論以補充資料的完整性，例如利用空間統計或貝氏統計，或是作為驗證數學統計模式模擬結果的資料。因此利用情境評估方法執行環境暴露評估時，同時使用實地採樣與模式模擬為最常的方法，不僅效率高、符合成本效益、而且相輔相成。當然並不是每次都會有實測資料，這個時候僅能仰賴模式模擬結果作評估的依據。這也是美國環保署在 1980 年代公告模式評估規範，希望提升利用模式模擬進行評估的品質。因此本節主要探討使用數學統計模式以執行暴露評估的最基本要求，如果能做得更多則越值得肯定。

　　利用模模式擬執行暴露評估，為作好模式模擬工作需要執行以下幾個步驟：設定評估目的、選擇適用的模式、取得模式的軟體、執行電腦模擬以校正模式、與除錯和模式驗證。首先要確定排放的汙染源和模擬的汙染物與介質，才能選擇適當的模式，會因汙染源從煙囪或廢水排放而選用不同的模式，以模擬空、水、土壤中、與其他介質中汙染物的傳輸。但是不同性質的汙染物，如揮發性有機物、半揮發性有機物、重金屬、或是粒狀汙染物可能需要使用不同模式，或使用不同模式組合。不同模式常常根據不同假設建立，因此需要了解每個模式的基本假設，模式的假設可以提供判斷可適用模擬的情境，進而才能了解每個模式的適用情境與限制。同時應說明模式的特性，與選擇模式的理由，與妥善預測介質中的汙染物濃度與符合評估的判斷準則。如果使用模式模

擬特定場址排放的汙染物的濃度分布，則應該要收集符合模式使用的該特定場址的參數，如汙染源的特性、場址的尺度與地形地貌、居民與場址的距離、氣候條件、土壤特性、地質水文特性、與汙染物排放量的範圍與分布等。

執行模擬前，應該要確認有完整的場址與評估對象的相關資料，同時已取得模式的參數或者可以使用模式的預定參數，如此才能確保模擬結果滿足原來規劃的目標。這也是美國環保署自 1980 年代持續公告模式選取的準則，不妨可以參考最近公告常用的空氣品質模式技術規範(US EPA, 2017)。

模式的選擇受模式本身假設與複雜程度的限制，另外就是需要考慮手上的資源與取得模式軟體的難易程度與成本高低的限制。有些美國環保單位在網站上發布可以免費下載的軟體，有些軟體是需要向開發單位租用或購買。在資源限制下，可以在網路下載免費軟體使用，甚至有些軟體就是美國環保單位開發給各界使用，例如空氣擴散模式與多介質模式。這些模式相對的簡易容易使用，因此需要考慮在臺灣應該怎麼使用。除考慮模式本身根據哪些假設建構作為選擇模式的準則，這些模式需要輸入的參數，因為在美國建立的模式，在臺灣要如何驗證？這也是在臺灣根據模式模擬環境汙染物分布以執行暴露評估的最大挑戰。

不論汙染場址或是特定場址的風險評估，往往是以模擬汙染物在各介質的濃度為主。如以模擬焚化爐燃燒垃圾所排放的戴奧辛為例，要模擬每年平均最高戴奧辛空氣濃度與最大沉降量(US EPA, 2005)，接著需要連接多介質模式，模擬戴奧辛在各介質的濃度。模式中需要使用的參數，國內並未建立完整的資料庫，要如何使用模式內建的參數呢？空氣擴散模式需要氣象資料，但是有些場址並無氣象資料，要選用哪個氣象站的資料呢？進一步要注意模擬結果要如何驗證(Validation)？如果臺灣環保署也用這樣的模式，驗證工作應該由環保署負責。

環保署除公告技術規範，說明應該如何選擇適當氣象資料與相關參數，同時也應藉由模式校正(Calibration)的工作，讓執行模擬者了解模擬結果隱含的不確定性。所謂模式校正就是調整模式的輸入參數(Input parameters)，讓模擬結果與實驗室測值比較，如果差距在某一範圍內就可以接受。有些模式本身無法考慮空間因素，但模式在實際應用時，其參數可能會隨著空間而變異，特別是環

境參數，如氣候條件、土壤特性、與水文條件等參數，在空間上不可能為一固定值。在實際應用時可能發現缺乏一些本土的參數，當然利用實測資料補足最好，也可以思考根據現有資料如何作外插估算，當然會增加估算的不確定性，但模式經校正後，如果模擬值在可接受的範圍內，應該可以使用。

模式驗證與校正不同，模式驗證是模擬結果與實際場址的數據作比較，來看模式對場址預測值的準確程度。如果模式參數不會隨著場址而改變，就應該使用原來校正的模式參數，才能顯現出來模式本身是否適用於模擬大自然系統。當然試驗室與實際的環境差異很大，需要收集完整的場址相關的參數。這些參數的品質會決定一個模式模擬的效能，模擬場址需要有代表場址特徵所需的參數，目的就是讓模式能模擬汙染物在這個場址實際傳輸的狀況。如果遇到一個複雜與異質性高的場址，收集場址特性參數是一項挑戰，所以用模式來模擬複雜的場址實在不容易。

在很多情況下，可看出模式模擬的結果與實際場址汙染物的分布相差很大，常常可以歸因於使用的參數無法完整代表場址本身的特性。但也有些時候模擬結果的不確定性，很難歸因於模式本身或是其使用的參數。所以模式驗證過程可以幫助模擬者了解在哪些條件下，模式可以適用的範圍與模擬結果的可接受程度，也有助於了解模式不適用、甚至不能用於哪些狀況。所有的模式都有可以適用的範圍與適用的汙染物類別，每一位執行評估者在選用模式的時候應該要了解選用模式的限制。當然使用模式模擬各介質汙染物的含量，為執行暴露評估很重要的方法，但是執行模擬者應該在報告中說明選用模式理由與適用的條件，針對結果應說明其可能含的不確定性。在臺灣，常用的空氣擴散模式與多介質模式，過去在模式驗證與不確定性缺乏著墨，這些應該值得執行評估者深思。

6-6　暴露因子

執行暴露評估常常可分為幾個步驟：(1)鑑定汙染源傳輸的介質；(2)量測或模擬汙染物的濃度；(3)鑑定暴露情境(Exposure scenarios)、暴露介質(Exposure pathways)、與暴露途徑(Exposure route)；(4)決定使用與評估人群相關的暴露因

子：含暴露時間、頻率、與期間；與(5)確認暴露族群。利用情境評估方法估算暴露劑量，不論利用實際採樣分析或是模式模擬，甚至結合兩種方法，得到各介質汙染物的含量。接著估算暴露劑量，需要根據不同暴露情境與各情境的參數，一般根據 6-2 節的公式計算暴露劑量：

$$LADD = \frac{IR \times C \times ED \times EF}{BW \times LT} \quad \text{或是} \quad ADD = \frac{IR \times C \times ED \times EF}{BW \times AT}$$

　　這兩公式中除了代表介質中汙染物或化學物質濃度的 C 外，其他的參數都可以稱為暴露因子(Exposure factors)。所謂暴露因子可以定義為用於估算人體暴露某一汙染物或化學物質的劑量之行為與特性參數(US EPA, 2011)，因此需要使用什麼樣的暴露因子，則需視經由那些暴露情境暴露而定。

　　美國環保署為：(1)整合評估對人體有害的化學物質暴露劑量需要使用的行為與生理特性之參數；(2)建議使用於評估成人與兒童暴露劑量的暴露因子數值；(3)確保評估結果與政策制定的一致性，於 1989 年起公告暴露因子手冊(Exposure factor handbook)，接著 1997 年因暴露評估的進步衍生新的需求而公告新修訂暴露因子手冊。又因美國環保署在 2005 年公告了新修訂的致癌物質風險評估規範，建議應評估人生不同階段的風險，尤其在發育成長的階段(US EPA, 2005a)。因此美國環保署於同年公告評估幼年暴露致癌物質易感性的補充規範(Supplemental Guidance for Assessing Susceptibility from Early-Life Exposure to Carcinogens) (US EPA, 2005b)，為評估幼年暴露致癌物質的風險，因此美國環保署於 2008 年修訂 1997 年的暴露因子手冊，增加兒童特定的暴露因子手冊(U.S. EPA, 2008)。暴露因子手冊又因暴露評估新的需求，美國環保署在 2011 年又公告新修訂版本(US EPA, 2011)，並於 2017 年更新評估泥土與灰塵的暴露因子(US EPA, 2017)。

　　臺灣對暴露因子的處理，主要著重在食物攝取量，因為定期執行營養調查的關係，而將營養調查結果轉換成為食物攝取量。目前已完整建構不同性別與同一性別不同齡層的食物攝取量，並且定期會再進行調查，以了解國人因時間的變化對飲食習慣的影響。基本上這是值得肯定，於 2010 年國際暴露評估研討會發表估算國人攝食量的統計方法與結果，受到在場的美國環保署暴露評估

專家的肯定，因此攝食資料庫數據的品質應該可以接受。目前資料庫網站上，將資料分為兩大類：一般民眾與消費者。建議使用者應了解這兩類的數據在估算時所作的基本假設，思考在什麼情況下使用一般民眾或者消費者的攝取量。否則，可能會有低估或是高估暴露與風險之疑慮。

目前國內食物攝取量食物品項以大類作為分類基礎，是否有需要進一步作食物細項分類呢？國內好像一直有這方面的需求。這個問題在於使用食物攝取量的目的，如果用於執行暴露評估或者風險評估，而執行評估的目的又在於確認國人經飲食暴露有害物質劑量的高低，或執行風險評估之目的在於提供制定有害物質的殘留標準。如果是這方面的用途，基本上需要思考是否每個食物細項需要制定殘留標準？如果制定食品細項的殘留標準，在食品安全的管理上可能會遇到哪些困難？以米為例，制定稻米的重金屬殘留標準，目前看來管理上應該是可行。如果針對各種米製品制定殘留標準，管理的成本與可行性可能需要再評估，也應該考慮是否有助於維護消費者健康？

但是針對國人的每天飲水量與呼吸量，過去調查國人每天飲水量與呼吸量則根據實地問卷與量測的結果估算，得到國人平均每天飲用水量與呼吸量為 2.5 公升與 13.5 立方公尺（吳婉伶，2001），但已有 20 年的歷史了，建議應該更新。當然如果能定期執行時間活動型態(Time-activity patterns)調查研究，以估算暴露期間與頻率、攝取當地生產食物的量等相關數據，並能定期更新這些暴露因子，將有助於減少暴露評估與風險評估的不確定性。

計算暴露劑量，暴露因子扮演非常重要的角色，為了國家政策的一致性，每個國家的暴露因子應該像美國一樣，由一個權責單位負責系統性的整理與更新。特別在民眾關切的議題，如環境、食安、職場安全衛生、農藥管理、化學品管理、與民生用品等，關係到民眾因暴露化學物質可能對健康影響的議題，需要參考健康風險評估制定政策。可以依照化學物質的物理化學特性，如分為揮發性有機物，半揮發性有機物、與重金屬調查評估，可以釐清這些物質的可能暴露情境，包含傳輸介質、暴露途徑、與暴露對象，建構暴露因子資料庫。

以揮發性有機物為例，最重要的介質是空氣，暴露途徑為呼吸，因此評估暴露劑量，則視評估對象與排放源不同需要不同的暴露因子。對評估對象最重

要的暴露因子為每天每人的呼吸量、暴露期間、暴露頻率、平均時間、與體重，目前以執行機率評估為主，每個暴露因子最好為統計分布。但隨著化學物質排放源不同，有些暴露因子會隨時間而改變。以化工廠排放為例，主要是由製程元件逸散有機性揮發物，評估附近民眾暴露劑量，則需要用到每人每天呼吸量、暴露期間可與工廠的營運時間相同，暴露頻率則視評估對象而定，一般應該以評估居家時間比較長的幼童與家庭主婦為主，暴露頻率為每天 24 小時；如果是汽機車排放的揮發性有機物，評估馬路旁的居民，則暴露期間就等於平均時間，暴露頻率仍然可以取每天 24 小時；但如果評估飲料中含的揮發性有機物質，雖然飲料中揮發性有機物很容易揮發至空氣中，因容易擴散而會受環境空氣稀釋導致濃度很低，空氣呼吸量不變，但是暴露期間就等於平均時間，暴露頻率為一年買或喝飲料的天數。

半揮發性有機物與重金屬的傳輸介質與暴露途徑類似，暴露因子可以一起討論，這些化學物質共同的基本特性為沸點高，不易揮發，在室溫為液態或固態，在環境介質中容易累積。所以經呼吸暴露比例相對低，而經由飲食途經暴露相對重要。

執行暴露評估需要使用暴露因子每天呼吸量、與各種食物的攝取量與飲用水量，暴露期間與暴露頻率也會隨著排放源與評估對象而變。如果工廠排放，由煙囪排放的燃燒副產物像戴奧辛與重金屬，暴露期間會長於工廠營運期間，因為化學物質在工廠停止營運後，仍存在當地的環境介質中，鄰近居民仍可能暴露，暴露頻率可以假設每天 24 小暴露。但因主要暴露途徑為口腔暴露，視當地環境而定，如果工廠附近土地可能生產各種農漁牧產品供給當地居民消費，暴露頻率為 1，假設每天食用當地農漁牧產品。傳統上執行篩選式評估，需要假設高端的暴露情境；當地距民每天食用當地生產的農漁牧產品，這時候暴露頻率為 1。同時也需要檢視各暴露情境的合理性，在美國環保署的暴露因子手冊第五章考慮誤食土壤與灰塵攝取量(US EPA, 2017)，在臺灣是否該執行這兩個介質的暴露評估？值得進一步研究，尤其針對幼童的誤食土壤與粉塵攝取量，並估算這兩種介質的暴露因子。

健康風險評估已成為國內環保單位、食品安全、職場安全衛生、與民生用品等管理單位廣泛使用於制定管理環境汙染物或化學物質殘留相關政策，建議

相關單位應該針對自己業務統籌規劃出版臺灣的暴露因子手冊。目的在提供執行健康風險評估者，在釐清暴露情境後，有品質優良的暴露因子可以使用。萬一缺乏相關資料，執行評估時只好作假設而引用美國環保署暴露因子，如果使用美國環保署公告的暴露因子導致潛在的高估風險，對政策制定沒有什麼影響，應該可以接受。如果使用美國環保署的暴露因子，導致潛在的低估風險，進而影響政策，那可能會引發社會爭論，建議最好還是盡量使用國內的暴露因子。

所以建立國內優質的暴露因子，目的是希望維護公共政策的品質與一致性。例如不同部會執行化學物質殘留暴露與風險評估，所使用的食物攝取量的數據，在農產品的分類要與食物攝取量資料庫中的食物分類一致，這樣才能確保不同部會間對食物與食品中化學物質殘留的管制政策一致性。環保單位也一樣，在環境影響評估過程，執行的健康風險評估所使用的暴露因子，在署內其他單位也要完全一致。例如評估工廠排放的有害空氣汙染物，與用於評估汙染場址有害汙染物所使用的暴露因子要一致，甚至對相同汙染物的暴露情境也盡可能一致，才不會引起爭論。所以建議相關單位應該建立自己單位會使用的暴露因子資料庫，不同單位也應該協調，以確保同一單位與不同單位間政策的一致性。

總結

本章從介紹暴露評估的基本觀念到各種評估方法，從簡易的直接量測接觸點到複雜的多介質多途徑的暴露評估。雖然計算暴露劑量的公式非常簡單，但是要理解這個公式背後代表的意義，與簡化成這麼簡單公式所作的假設。為計算暴露劑量需要有各種介質中化學物質的含量，可以藉著量測介質中的含量、利用數學統計模式模擬介質中的含量、或是利用量測生物指標以重建暴露劑量。直接量測面對成本、代表性、與短期濃度估算長期暴露等問題，所以最常用的方法就是結合量測與電腦模擬的情境分析方法。最後影響估算暴露劑量的因素是暴露因子，暴露因子項目多，影響因素也多，也會隨著不同文化與生活習慣而改變，因此建議國內相關單位應建立自已的暴露因子資料庫，才能確保政策的一致性。

一、問答題

1. 請描述潛在劑量、適用劑量、與內在劑量之間的異同，執行健康風險評估應該使用哪一個劑量？請解釋原因。

2. 執行暴露評估的方法有哪幾種？並比較這幾種方法的優缺點。

3. 選用模式模擬進行暴露評估，應該注意哪些事項？有哪些不確定性？

4. 請比較高端暴露情境與最惡劣的情境之間的差異。

5. 請說明利用計算 ADD($= C \times IR \times ED \times EF/BW/AT$)的公式，需要做哪些假設？其中怎麼選用 AT 數值呢？

二、選擇題

1. 利用情境分析執行暴露評估，結合採樣分析與電腦模擬執行評估，其中電腦模擬，下列注意事項何者為誤：(A)電腦軟體能否取得　(B)空氣擴散模式與多介質模式都廣為使用，國內應該已作好驗證工作　(C)建構模式的假設 (D)模式的適用情境。

2. 執行健康風險評估，應該評估哪一種劑量？(A)潛在劑量　(B)施用劑量 (C)內在劑量　(D)生物劑量　(E)生物有效劑量。

3. 在評估食品中有害物質暴露劑量，應該採用哪一種方法最適宜？(A)接觸點採樣分析　(B)情境評估　(C)暴露重建　(D)電腦模擬　(E)抽查檢驗。

4. 評估汙染場址高端風險，應該作哪些情境假設？(A)生活在汙染場址上　(B)每天終生暴露　(C)每天終生食用場址生產的農漁牧產品　(D)採用 95%汙染物濃度分布的上限　(E)以上皆是。

5. 應該如何選取適當的暴露因子？(A)選用國人的暴露因子　(B)利用時間活動型態調查收集當地的暴露因子　(C)如果缺乏本土數據，可以引用國際相關的暴露因子以合理高估風險　(D)引用文獻發表與評估環境與對象相近的暴露因子　(E)以上皆是。

三、是非題

1. 暴露指的是化學物質與人體接觸而進入人體的部分。

2. 以汙染物經呼吸暴露為例,其施用劑量高於潛在劑量。

3. 直接量測進行暴露評估,因不確定性最低,最廣為使用。

4. 利用模式模擬進行暴露評估,成本最省,並可以得到充分數據,但是最大的困難在於模式驗證。

5. 計算暴露劑量,各種暴露因子都應該使用當地暴露因子,以減少不確定性。

參考文獻

Cangialosi, F., Intini, G., Liberti, L., Notarnicola, M., & Stellacci, P. (2008). Health risk assessment of air emissions from a municipal solid waste incineration plant - A case study. *Waste Management, 28,* 885-895.

Chang, F. H., Wang, S. L., Huang, Y. L., Tsai, M. H., Yu, S. T., & Chang, L. W. (2006a). Biomonitoring of chromium for residents of areas with a high density of electroplating factories. *Journal of Exposure Science & Environmental Epidemiology, 16*(2), 138-46.

Chang, F. H., Wang, H. J., Wang, S. L., Wang, Y. C., Hsieh, D. P., Chang, L. W., & Ko, Y. C. (2006b). Survey of urinary nickel in residents of areas with a high density of electroplating factories. *Chemosphere, 65*(10), 1723-1730.

Hu, C. W., Chao, M. R., Wu, K. Y., Lee, W. S., Chang-Chien, G. P., Lee, W. J., & Chang, L. (2003). Characterization of multiple airborne particulate metals in the surroundings of a municipal waste incinerator in Taiwan. *Atmospheric Environment, 30*(20), 2845-2852.

Chao, M. R., Hu, C. W., Ma, H. W., Lee, W. S., Chang-Chien, G. P., Lee, W. J., Chang, L., & Wu K-Y. (2003). Size distribution of particle-bound polychlorinated dibenzo-p-dioxins and dibenzofurans in the ambient air of a municipal incinerator. *Atmospheric Environment, 37,* 4945-4954.

Chao, M. R., Wu, K. Y., Hu, C. W., Ma, H. W., Lee, W. S., Chang-Chien, G. P., Lee, W. J., Chang, L. (2004). Approaching gas-particle partitioning equilibrium of atmospheric PCDD/Fs with increasing distance from an incinerator: measurements and observations on modeling. *Atmospheric Environment, 38,* 1501-1510.

Melnick, R. L., Boorman, G. A., Haseman, J. K., Montali, R. J., & Huff, J. (1984). Urolithiasis and bladder carcinogenicity of melamine in rodents. *Toxicology and Applied Pharmacology, 72*(2), 292-303.

National Research Council (2012). *Exposure Science in the 21st Century: A vision and a strategy.* National Academy Press, Washington, DC.

Rappaport SM, Smith MT (2010). Environment and disease risks. *Science, 330*(6003),460-1.

US EPA (2005). *Human health risk assessment protocol for hazardous waste combustion facilities.* Office of Solid Waste and Emergency Response, Environmental Protection Agency.

US EPA (1992). *Guidelines for Exposure Assessment.*

US EPA (2005a). *Guideline for Health Risk Assessment on Carcinogens*

US EPA (2005b). *Supplemental Guidance for Assessing Susceptibility from Early-Life Exposure to Carcinogens.*

Wild, C. P. (2005). Complementing the genome with an "exposome": The outstanding challenge of environmental exposure measurement in molecular epidemiology. *Cancer Epidemiology, Biomarkers & Prevention, 14*(8), 1847-1850.

Wu, C. F., Uang, S. N., Chiang, S. Y., Shih, W. C., Huang, Y. F., Wu, K. Y. (2012). Simultaneous quantitation of urinary cotinine and mercapturic acids of acrylonitrile with an ultra-performance liquid chromatography-tandem mass spectrometry. *Analytical and Bioanalytical Chemistry, 402*, 2113-2120.

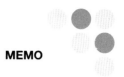

CH
07

風險特性化

本章大綱

　　風險特性化在風險評估中，執行內容似乎不是很明確，從簡易估算風險值、至複雜的估算風險統計分布，好像算完風險值或機率分布就完成風險評估工作。在 1980 年代，健康風險評估還中萌芽階段；探索各種評估方法，缺乏許多評估的數據與資料。因此只要在有限資源限制下，能合理的估算風險，已經非常不容易，就可以國際一流期刊發表論文。但二、三十年來，隨著科學的進步，與統計數學方法的建立，健康風險評估方法越來越成熟，逐漸演變成一門新的專業，成為超領域(Transdisciplinary)的學門。因此風險特性化在風險評估中扮演的角色越來越重要，內容也越來越複雜。執行評估者一定要在開始著手之前，完整了解問題，例如評估結果將用於制定有害物質管理標準呢？或是環境影響評估的投資案未來可能對周遭民眾健康影響的風險？如此風險特性化的結果才能幫助決策者作決策，幫助消費者或是民眾了解風險的意義。因此風險特性化將決定一份健康風險評估的品質與用途，影響品質的要素在於評估者怎麼處理不確定性，而不只是管理風險。

7-1 前言

執行健康風險評估一定很期待得到最後估算的風險數值或是風險的統計分布，並了解評估結果代表的意義，以提供決策者制定政策參考與風險溝通者進行有效率的溝通。因此風險特性化的主要工作如下：(1)整合有害物質鑑定、劑量效應關係評估、與暴露評估的結果，以估算未來疾病發生的可能性；(2)評量整體評估的科學資訊與評估方法的科學性與對評估結果的信心，科學性越高則品質越好和信心越強；(3)根據評估結果描述對評估對象（含個人與人群）造成的不良效應或危害的範圍；(4)幫助風險管理者與風險溝通者了解整體評估結果的優點與限制；(5)定性對科學證據作結論，包含有害物質的暴露途徑，觀察到的不良效應之本質與嚴重程度；(6)根據收集的科學數據，討論關鍵效應的劑量效應關係曲線，有害物質造成其他不良效應的劑量效應關係；(7)討論評估族群的特性與人數，暴露型態、期間、途徑、與暴露劑量的高低，還有有害物質的吸收、分布、代謝、與排泄的毒物動力學性質。

上述這些內容分別在下列各節討論：7-2 節簡易風險估算(point estimation of risk)，基本上就是整合有害物質鑑定、劑量效應評估、與暴露評估的結果，以估算出風險數值（又稱為點估算）；7-3 節機率風險評估(Probabilistic risk assessment)，早期又稱為定量不確定分析，將介紹如何使用蒙地卡羅模擬(Monte Carlo simulation)方法，以估算風險的統計分布；7-4 節定性的不確定性分析(Qualitative uncertainty analysis)，在執行健康風險評估的每一階段，因資料不足或機制不夠了解而作許多假設，需要在風險特性化階段總結評估過程作的假設，盡可能參考科學證據說明假設的合理性、與這些假設對結果的影響，導致高估或低估風險？7-5 節構成一份優質健康風險評估報告的要件，基本上在說明一份健康風險評估報告應該涵蓋的內容，一定要呈現計算的風險，但是最重要的評估者應該呈現評估的科學性、客觀性、與一致性，同時具體說明評估結果的限制與不確定性與可改善之處，如此評估報告將可以透明公開，經得起社會的檢驗。

風險特性化的結果將提供給風險溝通者與風險管理者（決策者）作為與民眾進行溝通與制定有害物質管理政策的參考，幫助風險溝通者了解與民眾溝通

的內容，也讓決策者清楚各種政策選項的風險與所含的不確定性（也許可稱為限制）。因此風險管理者或是決策者參考評估結果制定政策時，需要了解評估風險的不確定性，與制定的政策可能的限制，與社會大眾關切事項。

決策者制定政策時需要考慮不確定的因素或不預期的因素發生時的應變策略，否則一發生就可能變成重大危機事件。因此風險特性化將幫助決策者與民眾了解風險評估的內容，在 1996 年，美國國家科學院出版《理解風險：在民主社會中通知決策 (Understanding Risk: informing decisions in democratic society)》，這本書最重要的目的在說明：「在民主社會中，面對風險制定決策時面臨的困境，決策者與關心政策的民眾並非科學家，他們都了解根據科學資訊與技術制定政策的重要性，可是他們很難了解科學的不確定性因素。」因此風險特性化的主要任務是提供適當且必須要的資訊給決策者與社會大眾，目的就是在越來越科技化的社會中，幫助決策者與社會大眾了解評估的風險，而不是只翻譯科學知識(NRC, 1996)。臺灣政策決策者，教育程度相當高，民眾教育也相當普及，因此評估者需要作好風險特性化工作，而不是只算出風險，就完成一份風險評估報告。

7-2 簡易風險估算(Point Estimation of Risk)

根據聯合國農糧署與國際衛生組組織的定義：「風險特性化就是整合有害物質鑑定、劑量效應關係評估、與暴露評估以估算風險，當然估算的方法隨著的科學進步，健康風險評估方法持續的改善，科學性越來越高。」首先介紹簡易評估法，一般風險特性化的工作包含幾個項目：整合有害物質鑑定、劑量效應評估、與暴露評估結果，以估算出風險數值或風險統計分布，在 1990 年代之前，多數執行點估計的評估(Point estimation)，就是每個參數都用平均值估算風險值，最後估算得到一個風險數值，這又稱點估算。這個方法相對簡單，需要的數據相對的少，當然不確定性相對的比較高。

就暴露於單一有害物質的風險，點估算方法分為致癌與非致癌風險兩種：

致癌風險＝致癌係數(CSF)×終生平均每天暴露劑量(LADD)

註：CSF 代表評估物質的致癌係數，參考第五章的方法估算。

非致癌風險常用危害商數代表，Hazard quotient (HQ)＝ADD/RfD 或是 ADD/ADI

註：ADD 代表平均每天暴露劑量；RfD 代表環境汙染物的安全參考劑量(Reference dose)；ADI 代表食品殘留有害物質的每天可接受的安全劑量(Acceptable daily intake)。

一般在環境風險評估用 RfD，在食品安全評估採用 ADI。在第五章已解釋過兩者代表的意義都為安全劑量，在劑量效應評估中的估算方法完全一樣。LADD 與 ADD 的計算方法，在第六章已有詳細的說明，在這章就不再作解說。

當這樣簡單的估算，計算得到的致癌風險與危害指數究竟代表什麼意義呢？因為在點估算的方法中，估算 LADD 或是 ADD 都採用點估算的方法。也就是：

$$LADD=\frac{IR \times C \times ED \times EF}{BW \times LT}$$

利用這個方程式可以評估一人群的終生每天平均暴露劑量，代表（濃度平均值×攝取量平均值×暴露期間平均值×暴露頻率平均值）÷（平均體重×平均餘命 70 年）。

$$ADD=\frac{IR \times C \times ED \times EF}{BW \times AT}$$

同理每天平均暴露劑量估算也是每個參數都帶入其平均值，如果評估長期暴露造成的不良效應則 AT 可帶平均餘命 70 年，如果從暴露至不良效應發生時間比較短，則 AT 應帶暴露至疾病發生的時間。如果評估致癌效應的風險，則一人群的平均終生暴露造成的致癌風則等於 LADD 乘以 CSF；如果評估非致癌的不良效應，則其危害商數等於 ADD 除以 RfD 或是 ADI。

簡易風險評估的結果是否能反映出一人群的暴露與風險呢？一人群的組成，在日常生活中，有害物質濃度隨著時間與空間而變異；介質攝取量除因人而異，同一個人也會因運動或是工作的負荷量而變化；暴露期間與頻率亦隨人而異；等更不用說體重的差異。面對這些暴露因子或是參數的變異，尤其有些參數變異性大，取得具代表性的值就非常重要。

在執行簡易風險評估，一般都用平均值以評估一人群的風險。在這種情況下，如果假設每個參數或暴露因子都屬於常態分布(normal distribution)，常態分布有一個特性；平均值等於中間值，因常態分布為一指數的數學式，因此相乘除則等於指數項的相加減，最後得到的致癌風險數值或是危害指數仍是致癌風險或是危害商數分布的平均值。如果根據這樣的評估結果以制定的管制標準，則可以保護多少百分比的人呢？平均值等於中位數，中位數代表一個統計分布的 50 分位，所以根據平均值制定的標準代表保護約一半的人群。一般制定政策應該要能要保護多數的人，雖然不可能保護每一個人，因為成本太高，但多數的人常常是以 95%的風險上限作參考。因此在 1990 年代，就逐漸執行機率風險評估，希望能考慮參數的變異性，與提供給決策者比較完整的資訊。

練習題 7-1

經過檢驗分析 100 個稻米樣本，結果平均無機砷的含量為 0.05 ppm，請根據國家食物攝取料資料庫，計算國人每天攝取的參劑量為多少？

7-3 機率風險評估(Probabilistic Risk Assessment; PRA)

機率風險評估 (PRA) 很早就用工程安全的可靠度評估 (Reliability assessment)，在 1957 年美國核能委員會(U.S. Atomic Energy Commision)建立理論評估核能電廠核反應爐主要意外事件發生的機率與後果方法(Theoretical Probabilities and Consequences of Major Accidents in Large Nuclear Power Plants)，特別是在核能電廠的核反應爐融化意外的機率評估(Bernoro, 1984)。

機率風險評估也被廣泛應用於評估大工程系統的安全性，評估工程安全性的數學模式常為一多變數函數，每個變數都具不確定性，在評估過程經不同函數整合導致不確定性的傳播(Model propagating uncertainty)，最後評估結果將呈現整體的不確定性。一般不確定性(Uncertainty)指的是對某個變數缺乏數據或數據不充分(Insufficient or lack of data or information)，也可能代表對某程序或機

制不充分了解、甚至完全不了解(Incomplete or lack of knowledge)。不確定性也包含某變數的變異性(Variability)，常常是本質的變異(Intrinsic variability)(Bogen & Spear, 1987)。機率風險評估的結果就會得到一意外發生的機率分布(A distribution of failure probability)，這個統計分布本身的意義代表不確定的範圍、與最可能發生意外的機率。機率風險評估用在政策分析又可稱為不確定性分析(Uncertainty analysis)，主要原因在根據機率風險評估結果執行政策分析時，需要考慮每個評估函數或模式的參數，其所含的不確定性對評估結果的貢獻度大小。執行不確定分析，可根據敏感度分析(Sensitivity analysis)以評估每個參數的不確定性對評估結果的貢獻(Iman & Conover, 1980)，如此可以有效率的改善工程安全性。常用的機率風險分析方法；數值分析、蒙地卡羅模擬(Monte Carlo simulation)、反應表面法(Response surface approaches)、微分敏感度分析法(Differential sensitivity technique)、與古典的統計信賴區間估算法(Evaluation of classical statistical confidence bounds)等(Cox & Baybutt, 1981)。

　　在 1984 年 Fiering 等人發表文章，建議在執行健康風險評估過程中，使用數學或統計方法預測風險與實際風險值間的不確定性、發生疾病為一隨機的機制以估算人群間的變異性、與人群間對疾病易感性變異性(Variability of susceptibility)，這些變異性造成健康風險應該是一統計分布、而非一定值(Fiering et al., 1984)。基於健康風險評估也需要考慮不確定性與變異性的需求，Bogen 於加州大學柏克萊分校公共衛生學系攻讀博士時，在 Robert Spear 教授指導下，首先在他的博士論文中探討應用統計方法整合不確定性與人群間的變異性，並首先應用環境致癌風險評估(Bogen, 1986; Bogen & Spear, 1987)。Eschenroeder 與 Faeder 在 1988 年發表利用蒙地卡羅模擬方法評估變電箱內多氯聯苯燃燒排放戴奧辛的健康風險評估，文章中針對燃燒造成戴奧辛排放量的變異估算其統計分布，並使用空氣擴散模式模擬以估算暴露劑量與致癌和生殖危害的風險分布(Eschenroeder & Faeder, 1988)。接著是 Stackelberg 與 Burmaster 兩人於 1989 年利用蒙地卡羅方法模擬評估汙染場的健康風險(Stackelberg & Burmaster, 1994)。蒙地卡羅模擬的商用軟體@Risk 於 1989 年與 Crystal Ball 於 1990 年分別上市(Salmento, Rubin, & Finkel, 1989; Burmaster & Udell, 1990)，然而一直到 1992 年，才由哈佛大學的風險中心發表第一篇利用 Crystal Ball 軟體

執行機率環境健康風險評估的文章(Thompson, Burmaster, & Crouch, 1992)。此後機率風險評估逐漸廣為應用於環境汙染與食品安全的評估，Frey & Rhode 在 1992 年建立二維蒙地卡羅模擬方法；如果評估參數的不確定性與變異性為獨立的兩個統計分布，則可以應用二維蒙地卡羅模擬(Frey & Rhodes, 1996)。也因此 Thompson 博士與 Frey 博士陸續被選為國際風險分析學會(Society for Risk Analysis)會長。

執行機率風險評估的流程就如圖 7-1 所示，首先根據計算 LADD 或是 ADD 的方程式，其中濃度、介質攝取量、暴露期間、暴露頻率、體重、與平均餘命或是平均時間等的暴露因子都假設為一統計分布，取代 7-2 簡易評估法，將參數都代入定值以估算單點風險。評估者可以自由選擇方法與軟體執行機率風險評估，但是建議說明包含介質濃度與暴露因子假設為某一統計分布的理由，當然最好能收集足夠數據，根據實際數據以估算統計分布。本書中使用 Crystal Ball 軟體做介紹，此軟體可以與 Microsoft 的 Excel 結合使用，在手提電腦即可執行。初學者先可上網註冊，免費下載使用兩星期。每個參數代入一個統計分布，要如何選這個統計分布呢？

針對計算 LADD 或是 ADD 公式中的每個參數需要選擇適當的統計分布，如果參數的數據充分，可以 Crystal Ball 或@Risk 有內建模合(Fitting)的功能，可以模合一個統計分布。也可以將數據作圖觀察數據可能是屬於那種統計分布，理論上可以執行統計檢定(Statistical tests)以證明數據屬於那種統計分布。這兩種作法應該廣被接受，不確定性低，萬一數據不夠充分，一般而言，常將數據假設屬於常態分布(Normal distribution)或是對數常態分布(Log-normal distribution)。如果設為常態分布，要注意常態分布的特性是以平均值為中線兩邊相互對稱，因此在電腦執行隨機取樣的過程，可能會取到負值。但計算暴露的每個參數都不可能為負值，可以低於偵測接近零。因此需要根據數據估算極小值與極大值，極大值也很重要，雖然隨機取到極端值的機率低，但萬一取到正的極端高值對結果影響很大，因此需要估算截斷的常態分布(Truncated normal distribution)的極大與極小值。在實際操作時，視所選取的統計分布，大多數的統計分布都會要求輸入平均值、極大與極小值、與標準誤差，一般軟體內建的標準誤差為平均值的百分之十。

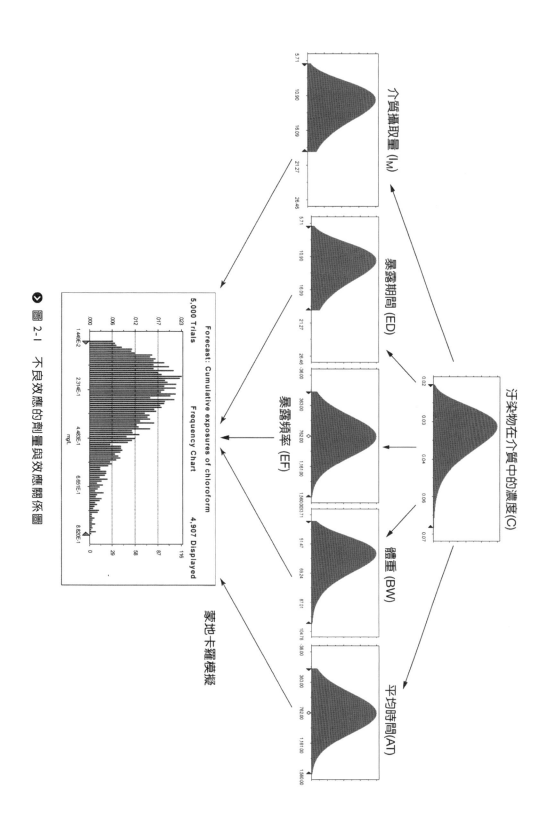

❖ 圖 2-1　不良效應的劑量與效應關係圖

　　一般汙染物濃度或是食品中的有害物質殘留量可以假設設為對數常態分布，因為對數常態分布的數值都大於 0，但需要設定極端值的極大值，實際的濃度或殘留量應該會有一定的限值，不會毫無限制到無窮大，因此建議需要定義其截斷的範圍，也就需要設定極大與極小值。體重也需要注意極大值與極小值，因為人的體重最常用，而且有充分的數據，可以用截斷的常態分布或是對數常態分布。暴露期間需要考慮不同情境，最簡單的是食品風險評估，以農產品的農藥殘留為例，可以考慮終生每天食用農產品，因此暴露期間就等於平均餘命。一般汙染場址的暴露期間也相似，可以假設終生暴露環境有害汙染物，暴露期間就等於平均時間或平均餘命。所以暴露計算方程式可以簡化為終生攝取劑量等於濃度乘以攝取量除以體重($LADD = C \times IR/BW$ 或 $ADD = C \times IR/BW$)。

　　職場健康風險評估比較複雜，在臺灣一般勞工在 60 歲可以退休，在整個職涯可能更換幾次工作，或是即使在同一家企業工作，隨著年資、表現、與經驗累積而升遷，或變更工作單位，也改變職場環境，因此暴露期間並不等於就業期間。一般採最保守的假設，最長的暴露期間可以考慮為 30~40 年間。在缺乏數據情況下，一般可以合理假設最長 35 或 40 年。因此暴露期間可以設定為一截斷的常態分布，暴露期間的標準差不大，使用內建的 10%的平均值應該可以被接受。除非考慮特殊族群的暴露情境，其暴露期間的變異性可能會比較高，可以設為平均值的 20%為標準差。在臺灣環保署環境影響評估中的健康風險評技術規範，在特定位置的健康風險評估(Site specific risk assessment)中，預測評估工廠興建完成營運後對附近居民健康的影響，暴露期間等於工廠營運時間或是更長，建議設為一截斷的統計分布，標準差可以約設為 10%的平均值。

　　暴露頻率在食品安全評估，一般假設為每天吃，所以暴露頻率是 1，這也是國家食物攝食量資料庫估算攝取量的基本假設，因此不能假設為一統計分布。另外執行汙染場址健康風險評估與特定位置風險評估時，家庭主婦、幼童、與年紀大的人可能在日常生活中，比較不會參加或從事離開家裡遠的活動，因此一般情況下可以合理的假設一天 24 小時都暴露，所以暴露頻率為 1。當然有成年人會外出工作，一天不會暴露 24 小時，暴露可以是一個統計分布，然而執行汙染場址與特定場址健康風險評估的目的在於制定場址的整治目標或

是了解開發案對民眾的影響。成年人一般不會是敏感族群，評估婦女、幼童、或年紀大的族群比較適用作決策參考，因此取暴露頻率為 1 應該是合理可以接受。暴露頻率在職場可以設為每天 8 小時，週休二日，所以每年為 261 天。假設 8 小時可能會低估臺灣勞工的暴露頻率，因為加班的資訊缺乏，許多勞工常會加班。因此設為一截斷統計分布應該可以接受，勞動基準法規定每天工作不得超過 12 小時可以作為最大值，標準差 10%的平均值應該可以接受。

　　最重要的暴露因子之一為介質攝取量，一般指的是每天飲用水量、每天呼吸、每天食物攝食量。前兩個參數都可以設為截斷的常態分布或是截斷的對數常態分布，可視數據是否有出現比較特殊的高值而定，如果有少數高值，建議設為對數常態分布。食物攝取量建議參考國家衛生研究院的食物攝食量資料，基本上這個資料庫是根據 24 小時飲食回顧法問卷調查結果換算而來，可以分為一般民眾與消費者兩種資料，後者是問卷當天有食用某種食物或食品的消費者，潛在會高估食物攝取量。而前者以估算全國民眾的攝取量，包含平常不吃與吃某食物都考慮在計算裡，也就是將不吃的的人也假設與吃的人都一樣，一起加起計算食物攝取量，因此可能低估食物攝取量，當然真正的值介在兩者之間。這一點可能很多人沒有注意到。食物攝取量一樣以設定截斷式常態分布或截斷式對數常態分布，但是建議優先可以考慮後者，考慮可能會有人吃得特別多，標準差可以參考資料庫的數據。

　　當然視執行風險評估的層級而定，如果不是執行篩選式的評估，而是進一步要執行比較細緻的評估，需要更完整的暴露因子資料，甚至需要追溯食物與食品的來源，調查評估對象食用當地生產的農漁牧產品所占的比率。這種情況則建議作時間活動型態(Time activity pattern)問卷調查，針對研究對象收集完整的暴露因子資料。調查結果當然可以降低評估的不確定性，但如果在時間與資源限制下，可以參考相關資料，採用合理高估風險的暴露因子也可以接受。例如國內缺乏某些暴露因子，可以參考美國環保署最新版的暴露因子手冊，說明選擇使用某些暴露因子的合理性，評估結果應該可以接受。

　　以執行農產品農藥殘留健康風險評估為例，國內不論食品藥物管理署的後市場的調查資料，或是農藥毒物試驗所去田間採樣，最後公告的數據常常是總收樣數與檢測樣本數多少、多少樣本檢出、多少樣本超過殘留標準、濃度各為

多少。譬如：田間採 300 個樣本，結果 15 個樣本檢出，最大值、最小值多少、多少樣本超標。面對這樣的數據型態，要如何建構農藥殘留的統計分布是一大挑戰。根據超標的數據來估算常態分布或是對數常態分布的平均值與標準差，結果一定高估農藥殘留量的分布。如何處理多數樣本含低於殘留標準或低於偵測極限的數據呢？文獻上幾乎沒有處理介在偵測極限與殘留標準的數值的方法，當然低於偵測極限可以設為 0 或是偵測極限 1/2 的濃度，只要在評估方法中說明所作的假設，基本上都應該可以接受。但是比較不建議低於偵測極限假設殘留量為 0，因為潛在會低估風險。當然為進一步降低不確定性，可以使用統計方法估算農藥殘留的統計分布，如常用的貝式方法(Bayesian statistics)。

目前個人電腦的計算能力相當強，即使設定軟體如 Crystal Ball 模擬 10,000 次的隨機取樣計算，都在一分鐘可以完成。探討不同統計分布的參數或是暴露因子對模擬結果的影響，根據隨機取樣的理論，給定相同的平均值與標準差的前提下，探討設定不同的統計分布對模擬結果的影響，則視統計分布間累積機率函數(Cumulative distribution function; CDF)差異大小而定，若兩者很相似，像截斷是常態分布與截斷是對數常態分布，如標準差小，10%的平均值，模擬結果的統計分布應該很接近。如標準差大，則模擬結果可能會差異比較大。發生這種情況主要是有一個分布在隨機取樣時，取到大值的機會比較高，尤其如果從汙染物濃度或是介質攝取量的分布取到高機端值機會越大的分布，模擬結果的平均值應該會比較高。因此建議對一暴露因子或參數，盡量收集足夠數據，以統計方法或其他模合方法正確指定數據的統計分布。如受限於數據，設定參數或暴露因子統計分布時，建議說明設定這些統計分布的理由或原因。

機率風險評估也是執行已知參數或暴露因子的不確定性分析，以探討每個參數的不確定性對評估風險的貢獻。執行機率風險評估的同時也可以執行敏感度分析，在 Crystal Ball 軟體中已內建敏感度分析的功能。可以選擇相關性(Correlation)或是變異性(Variance)作為對不確定性貢獻的判斷，此結果對風險管理者非常重要，根據敏感度分析結果作為政策管理的參考，或是制定管理的優先順序。相關性或是變異性越高的參數，就是對評估結果影響越高的因素。如果評估的風險高於可接受風險，需要進行管理措施以降低風險，當然要選擇相關性或是變異性最高的參數作為優先管控，降低風險的效率最高。因為機率風

險評的結果提供詳細風險分布，同時也可執行不確定分析或敏感度分析，提供管理者制定公共政策的參考，所以自 1995 年後，機率風險評估逐漸取代傳統的簡易風險評估。

練習題 7-2

　　請上網下載免費試用的 Crystal Ball 軟體，檢測分析 100 個稻米樣本，結果為 0.05±0.02 ppm，請根據國家食物攝取量資料庫數據估算國人每天身攝取劑量統計分布。

7-4　不確定性分析(Uncertainty Analysis)

　　在前幾個章節中，曾重複強調執行健康風險評估過程中，一定會遇到數據不足，或者致病機制不完全了解的狀況。在這個時候需要根據科學證據作合理的假設以完成評估，這些假設一定會影響評估的結果，最後評估的結果一定含有相當的不確定性。因此執行風險特性化需要針對不確定性作描述與分析，不確定性分析可以分為定量分析與定性分析。在上一節介紹機率風險評估，可藉機率風險評估執行定量的不確定分析，這也解釋機率風險評估不等於不確定分析。就定量的不確定分析，在現行的健康風險評估方法學中，在暴露評估階段最可能執行定量不確定性分析。暴露評估的不確定性可分為情境不確定性(Scenario uncertainty)、模式不確定性(Model uncertainty)、與參數不確定性(Parameter uncertainty)。

　　參數的不確定性，包含模式的參數與暴露因子等，也是最常用以執行定量不確定性分析的部分；模式的參數需要花資源收集與量測，建議針對種各暴露情境與各種常用模式應該建立國內的資料庫，如此將有助於降低情境與模式不確定性。尤其許多的模式都是從國外引進，模式內建的參數常視模式發展者的需求建置，使用內建參數可能會增加不確定性。

　　暴露因子也有類似的狀況，目前除食物攝取量外，也缺乏相關單位負責收集建置，必要時可以執行時間活動關係調查研究收集之。如果有這些參數與暴露因子的資料，在執行機率風險評估中，參數與暴露因子都可以設定為統計分布（可能含變異性與不確定性）。利用蒙地卡羅模擬法隨機取樣與重複計算，最後總合得到暴露劑量與風險的統計分布。同時可以執行敏感度分析比較個別參數與暴露因子對評估結果的影響程度。因此機率風險評估提供給風險管理者相當充分的資訊，並提供政策優先管理的順序。執行定量不確定分析，其先決條件為參數或暴露因子能夠量化，如果不能量化，就無法納入定量的不確定分析中。

　　就參數與暴露因子，可以再細分為變異性與不確定性，變異性代表著存在變異的事實，例如汙染場址的汙染物濃度隨著時間與空間而變異，或國人體重因人而異的事實，可以用統計分布來呈現濃度隨著空間或時間變化，也可以形容國人體重分布的情況。例如為估算國人體重的統計分布，只要對全國人作系統性的採樣，收集具代表性的足夠樣本數，所估算的統計分布就足以代表國人的體重變異的現況。再投入資源收集更多的樣本，並不會改善國人體重的變異性。如果不確定性是由於資訊不足或是機制不了解等因素，投入資源收集更多的數據，或是從事研究探討有害物質的致病機制，資料更完整或更深入了解致病機制，將有助於改善評估的不確定性。所以一般而言投入資源無法改變變異性，但是可以改善不確定性。

　　然而藉著機率風險評估執行不確定分析，仍受到許多限制，因為機率風險評估只能針對可被量化的參數與暴露因子執行定量不確定分析。如果一些因素與假設無法量化，其不確定性很難用量化方式來呈現。因此每一份風險評估（含機率風險評估）報告，定量的分析並無法呈現完整的不確定性。主要原因在於有許多的因素與假設無法量化，執行機率風評估並無法包含這些因素的不確定性分析。例如在有害物質鑑定階段相關的不確定性包含：使用的預定假設、不夠充分的毒理機制與資料、MOA 的不確定性、和 MOA 與人的相關性，在劑量效應關係評估的不確定包含：可能是動物實驗的劑量組數不夠多、動物樣本數不足、只有亞慢性試驗的毒理數據、流行病學數據或是暴露資料不充分、與共暴露多種化學物質等等。但這些不確定性只能作定性的描述，無法定量的分析運算，因此在機率風險評估中不可能執行這些項目的不確定性分析。

特別是估算安全劑量 RfD、ADI、或致癌係數 CSF，其中物種間的外差與考量人與人間易感性的差異的不確定性，在目前仍很困難用量化呈現。

即使執行機率暴露評估一樣會面臨數據不足所造成的不確定性，如有限的環境介質的汙染物濃度或是食品中的殘留濃度數據，行政單位監測數據比較具全國代表性，常常只公告超過管制標準的數據。由此可推論機率性評估偏向處理參數的變異性，比較困難處理不確定性。嚴格來講應該要加上使用假設造成的不確定性，這點過去很少被提起，甚至認為理所當然。例如利用短期檢測數據估算長期暴露，導致會高估暴露劑量。即使參數的不確定性相對比較容易執行定量不確性分析，但是參數仍帶有無法定量的不確定性，因此定量的不確定性分析可能無法充分呈現參數與暴露因子的不確定性。

模式的參數取得一般可分為模式推估與根據量測數據推估兩種，利用模式推估，就會有模式的假設與不確定性，推估模式一般都引用自文獻，其假設與模式的適用性含有定性的不確定性。根據檢測結果利用模式推估，量測有採樣代表性的不確定性，檢測分析有誤差，也含隨空間與時間的變異性。

情境不確定性，所謂暴露情境(Exposure scenario)包含傳輸介質與暴露途徑，定量情境不確定性分析，可以額外考慮各種暴露情境進行評估，再與原來選定評估的情境作比較，估算暴露劑量的變化與範圍。如果缺乏相關情境的資料，無法執行定量分析，建議作定性描述分析。就以食品安全與環境健康風險評估為例作說明：食品安全評估主要考慮食品中所含有害物質經飲食攝取的情境，情境比較單純，最重要是能確認哪些食物或食品殘留這個物質。以過去臺灣發生過的三聚氰胺與塑化劑事件為例，含有三聚氰胺或是塑化劑的食品種類樣式繁多，甚至連食品容器都有。因此不論估算危害指數或是邊際暴露，需要逐一估算每種食品的攝取量再加總暴露劑量。分辨食品含三聚氰胺或塑化劑的殘留為一大挑戰，每個細項食品可能就是一個情境，食物攝食量資料庫中有這個食物的細項資料嗎？即使有這個食物攝取量的細項資料，這筆數據的不確定性如何呢？根據這筆食物攝取量數據估算結果將會高估或低估暴露劑量呢？當然評估者如對假設或選擇的情境不完全確定，建議不妨徵詢專業的意見。以上的不確定性很難作定量處理，都建議應該要作定性說明。

　　情境的不確定性在環境風險評估中比較複雜，其複雜程度視評估物質的物理化學性質而定。如果擬評估物質是揮發性有機物，情境相當簡單，主要是藉空氣傳輸經呼吸暴露。如果擬評估物質是半揮發性有機物或重金屬，情境將會相當複雜，因為這些物質會經環境傳輸而進入各種介質、甚至在各種介質中累積，因此不能只考慮呼吸暴露，需要考慮多介質傳輸而經飲食暴露的情境。以焚化爐燃燒垃圾排放戴奧辛的評估為例，根據文獻資料戴奧辛經多介質與多途徑暴露評估研究，結果顯示 95%以上的戴奧辛是經飲食進入人體，相反的是經呼吸暴露的量低於 5%。因此評估其他介質進入人體的暴露量很重要，尤其是食用當地生產的農漁牧產品，其他介質是否重要則可藉著敏感度分析來探討，這是定量上可以處理。在文獻上常評估小孩誤食泥土而攝取戴奧辛，但是在臺灣則看場址坐落在都會區或鄉村，在都會區，小孩幾乎不會有機會誤食泥土，這個情境應該可以不考慮。即使在鄉村，如果廠址附近並無生產農漁牧產品，小孩誤食土壤暴露戴奧辛機率也相當低。如再考慮焚化爐排放重金屬，除汞外，重金屬的沸點與熔點都很高，幾乎不會存在氣態，因為蒸氣壓都很低，因此主要暴露情境為飲食經口腔暴露。如果經呼吸途徑暴露，一定是經由吸入空氣中懸浮微粒，不會是吸入重金屬氣體。

　　從以上可看出情境的不確定性，可以分為幾種情況：

1. **資訊不足造成情境誤差**：無法判斷哪些食物或食品有三聚氰胺殘留，或是哪些介質受戴奧辛或重金屬汙染、與當地生產哪些農漁牧產品受汙染而經口腔攝取暴露等。常常因資料不齊全，特別是需要根據監測資料來作判斷，而每個介質都要實地檢測數據的成本相當高，常常針對比較重要的介質作採樣分析以致資料不全。

2. **總和性的誤差**(Aggregation error)：因介質樣式太多，為了簡化，常將一些介質總合當作一大項的介質來評估，如對農產品的分類以大漿果、小漿果、與葉菜類等，就是將類似的水果蔬菜總合分類，環境多介質模式模擬也僅考慮大類，例如根、莖、與葉等，這樣分類可能隱含情境不確定性。

3. **專業判斷的誤差**：專業的意見很有參考價值，但不代表專家對每種情境都充分了解，社會上有時候對專家的定義也模糊，因此如果有誤差發生也在所難免。

4.　**不完整的分析**：主要可能受限資訊的完整性，或是未考慮在地的特殊情境等因素。而一位評估者很重要的工作，就是要清楚說明評估的結果與推論與執行評估所受到的限制，其實就是要定性的描述不確定性。

　　模式的不確定性，執行環境有害汙染物暴露評估過程中，尤其是利用情境分析方法進行評估，需要利用數學模式來模擬汙染物在環境中的傳輸與隨著時間空間濃度的分布。模式不確定性可以分為使用不同模式模擬的結果變異與模式模擬與實際環境的差異。實際環境汙染物的傳輸現象很複雜，要建構一個模擬實際傳輸現象的數學模式並不困難。但是一個複雜的數學模式即使用電腦來模擬，要解複雜模式會比較困難，電腦程式也會比較複雜，需要的參數一定多，要驗證困難，也就不容易使用。當然可以作一些假設，將數學模式簡化，同時簡化電腦模擬的軟體程式，減少使用的參數，比較容易操作。究竟複雜的模式或是簡易的模式的不確定性比較高呢？並無定論，原因在於複雜的模式使用的參數多，要收集完整的參數不容易而造成不確定性。

　　簡易模式則視其假設而定，使用前需要說明執行評估的情境與模式的基本原理與假設的符合程度，並闡述模式在評估的環境條件與情境的適用性，雖然參數比較少與比較容易收集，模擬結果的不確定性可能比較高，原因在於為簡化模式的假設對模擬結果的影響。定量的不確定分析可以使用所有的模式進行模擬，模擬結果的範圍代表可能的變異，但最重要的是模式的驗證，了解各種模式模擬結果與實際環境濃度的差異。

　　處理或降低模式不確定性的方法約有：

1.　說明模擬的環境條件與汙染物在環境介質傳輸的機制。

2.　檢視每個模式建構的基本原理與假設，確認這些基本原理與假設適用於擬評估汙染物環境條件。

3.　說明選擇模式的理由(Rationale)，以檢視模式的適用性。

4.　最好選擇曾在當地驗證與探討過不確定性的模式。

5.　選擇為學術界廣為接受使用的模式，模式的特性資訊比較多，模式參數比較充分，比較多不確定性研究的模式。如果幾個現有模式都曾被驗證過，

也有相當的研究與數據資料，也滿足基本的適用性，採用這些模式進行模擬比較，進一步可以完整描述模式的不確定性。

以空氣擴散模擬為例，環保署最常用簡單的 ISC 高斯擴散模式，這個模式將空氣汙染物的擴散作假設而簡化，環保署應該負責驗證工作，公告使用這個模式的規範說明適用範圍與標準操作程序，並說明在什麼條件與假設下，模擬結果的不確定性。常用的多介質模式也面臨相同情況，不論簡易或比較複雜的模式，缺乏本土參數，主要參考發展模式單位的內建參數，評估者應該說明模擬結果代表的意義。譬如探討一化工廠區排放的汙染物對附近的影響，因為有多個工廠在工業區內，廠區範圍很大，排放源要假設為點源、線源、或面源呢？排放量怎麼取得？是否包含固定源（煙囪）與逸散源（元件）？模式模擬與實際的狀況就有很高的不確定性。執行評估者應該將相關假設與資料附在評估報告中，並說明模擬結果的不確定性，讓有興趣者可以重複類似模擬與驗證。

另外以 CalTox 多介質模式為例，為一簡單、免費、和易取得的模式，是美國加州環保局發展的模式。目的是用以模擬汙染場址汙染物長期汙染在場址的介質傳輸分布的模式，作了一些假設以簡化模式，模式內建的參數以美國各州為主，如果貿然用來模擬國內汙染場址，或是用在其他情境的評估，應該說明模擬結果的不確定性。當然也可能為了執行評估目的，沒有現成的模式，只好建構一個新模式。新的模式應該驗證，需要收集模式的參數，使用新模式應該詳細說明模式根據的假設，驗證的程序、結果、與不確定性，收集參數的程序與過程，和詳細的數字，都應該附在評估報告中，讓有興趣者或第三方能重複類似模擬。因此模式不確定性分析，如果定量不確定性分析有困難，至少應該作定性不確定性分析；說明模擬結果是高估或是低估汙染物濃度，並解釋造成高估或低估的原因與改善之道。

利用暴露評估與劑量效應關係評結果可以估算出風險的統計分布，這個分布代表人群可能承受的暴露與風險。這統計分布理論上應該包含人群的高端風險(high-end risk)，雖然定義上可以是承受高於 90%以上風險者，但是制定政策需要涵蓋大多數的人，因此一般至少涵蓋人群的 95%為主。常用 95%信賴區間的上限風險代表涵蓋大多數人，執行機率風險評估常常需要呈現 95%信賴區間

的上限風險。在一個社會所謂大多數的人，可以經廣泛討論而取得共識，也需要視這個社會經濟狀況與民眾願意付出的代價而定，當然也可能隨不同的議題與政策而變。在評估過程有時候需要考慮最惡劣的情境(The worst-case scenario)風險，則建議以點估算的方式進行。

另外現行的風險評估的方法學中，無法探討汙染物或是有害物質造成危害的嚴重程度，在執行劑量效應評估時，選取的關鍵效應並無考慮危害的嚴重程度。當然是否需要評估嚴重程度，這是值得討論的議題，回想執行健康風險評估的初衷，就是整合科學資訊以作為制定政策的參考，以維護民眾或是消費者的健康安全。

在評估致癌風險與危害商數過程，常使用的數據多數為危害（疾病）的發生與否，並不考慮危害嚴重程度。因此根據這種數據進行評估的目的在於預防危害的發生，無法分辨危害的嚴重程度。評估結果基本上比較保守，管制標準將比較嚴格，導致不論危害輕與嚴重都在保護範圍。當然假以時間或是提高劑量，危害可能會比較嚴重，這也可以解釋健康風險評估過程為何不討論危害的嚴重程度。美國環保署曾發展劑量效應評估方法，如 Category regression 軟體，這個方法就可以考慮危害的嚴重程度，但現在使用還不普遍。

風險特性化的結果，為執行風險評估者向風險管理者（決策者）溝通的根據，風險管理者需要了解評估結果的限制與不確定性。雖然評估者不一定會直接面對民眾(The general public)或消費者(Consumers)溝通，但是一定會有民眾或消費者有興趣詳讀這本評估報告作為溝通的基礎。建議有興趣執行健康風險評估者閱讀美國國家科學院於 1996 年出版《了解風險：在民主社會中通知決策 (Understanding Risk: Informing Decisions in a Democratic Society)》一書(NRC, 1996)。與風險管理者溝通，溝通的內容不應該只有評估結果的風險高低，應該讓風險管理者了解評估的風險代表意義，並幫助決策者了解定量與定性的不確定分析的結果與意義。對決策者而言可能只想了解評估結果究竟安不安全，他們很希望風險評估者能明確的說出決策怎麼作是安全。對評估者而言是根據科學證據與資料執行客觀的評估，安不安全不是評估者能夠一人能決定，應該是經溝通後而得到社會上多數人的安全性共識(Derby & Keeney, 1981)。

　　建議風險評估報告書的結論應該在某些假設與和有限的數據與科學證據限制下，評估的致癌風險或是危害指數的數值，如果參考評估的結果制定決策，應該管理那些有效降低風險的因素，制定的政策只有在符合假設條件下，才能充分維護民眾健康，但萬一有些事件發生，政策可能需要調整以確保民眾的健康安全。簡單的說必須幫助決策者了解，風險評估的結果只代表著在現有的最佳科學資料下與合理的假設範圍下，所執行的科學性推估結果。因此決策在這些條件限制下理應可以維護民眾健康，但是決策如果超過評估的限制條件，就不一定能維護民眾的健康安全。

　　評估者寫報告時應該預留民眾或消費者會詳讀報告的可能性，這份報告書在風險溝通中將扮演重要的角色。環境或是食品風險溝通基本上是一種雙向的溝通，溝通的時間點應該在政策決策之前，重點在於溝通評估中的不確定性，溝通結果希望能對一些不確定性能產生共識。因此建議除了評估結果，也要將定量與定性的不確定性分析結果用淺顯易懂的文字表達。其目的有二：

1. 首先評估者所使用的資料應該引經據典、根據文獻資料說明為當前能收集的最佳科學資料。

2. 所作的假設也需要科學資訊支持其合理性(Self justification)，以幫助社會大眾了解評估者在評過程所作的假設，與各種不確定性。

　　最好的方法，就根據有害物質鑑定、劑量效應評估、與暴露評估，列表逐一說明在每個階段資料的選擇、作了哪些假設、與哪些資料不足、甚至不清楚、與對評估結果的影響等。如果評估者在執行評估前能了解民眾或消費者關切的不確定性相關議題，建議針對民眾或消費者關切的事項特別說明。當然這是評估者最大的挑戰，希望評估者能了解一份評估報告應該不是翻譯科學資料，風險特性化也不能只呈現所估算的風險數值。需要幫助決策者了解政策與評估風險的關係與限制，與幫助民眾了解評估過程合理克服不確定性的限制，以完成一份優質的評估報告書。

7-5　構成一份優質健康風險評估報告書的要件

　　風險評估雖不是一門完整的科學，但可以說是一個以科學為基礎、有順序推理與整合最佳科學資訊的過程，包含一系列邏輯性的、系統性的、與根據科學的整合分析之活動，目的對政策帶來的相關風險作一系統性的分析解構，並對這些風險與限制盡可能作完整的描述，可以提供風險管理（決策者）對決策相關的問題給予最佳參考資料。所謂決策者可能需要回覆的問題，在 2002 年，Cox 約略整理成以下四個(Cox, 2002)：

1. 風險的來源？

2. 風險的受害對象（含人與物）？

3. 暴露對象可能罹患哪些疾病呢？

4. 什麼樣的機制造成暴露者增加罹病的機率？

　　但切記，執行評估不是在為政策背書，而是在整合當時最佳科學資訊進行評估以產生的科學新知；含科學資訊的優缺點、科學資訊的不足、甚至缺乏的科學資訊、和風險與相關的不確定性。這也是風險評估與風險管理在功能上要分開甚至互相獨立的重要原因，需要不同單位與專業來分別執行風險評估與風險管理的工作，以維護科學的完整性與客觀性(NRC, 1983)。

　　基本上健康風險評估除回覆前面四個問題以外，它是一個有明確步驟和有條不紊的程序，而且是一完善與一致性的評估方法，並提供一完整的呈現評估的風險、相關的不確定性、與整合最佳的科學資訊與知識的過程，所以風險評估具充分的科學基礎。風險評估為科學決策過程中最重要的科學資訊整合步驟，回覆決策者有關風險的問題，並提供決策所需要的客觀資訊，除風險高低，還包含可能會影響決策的相關不確定性。所以一份優質的風險評估需要提供給決策者制定政策明確的需求，包含決策的時間性、品質優良、完整性、公正客觀、對現有科學的公平處理、組織完善、易懂、探討不確定性、與清晰地將科學資訊與結論連結的一份健康風險評估報告書。

　　當然要作到這麼完整的優質評估誠屬不易，但是也不能相差太遠。在過去近二十年間，國內環保、食品安全管理、農政單位、與其他相關單位，應該執

行過數不清的健康風險評估計畫，很多學者專家也被邀請審查這些計畫期中與期末報告書。因為缺乏審查風險評估報告書的相關參考資料，常常只看期末報告書是否完成計畫合約書要求的工作項目為主，但是要如何審查一本風險評估報告書缺乏一致的規範。因此曾經發生過有教授委員，因評估報告書含不確定性，不讓計畫結案；也有學者應邀審查健康風險評估報告書，最後因品質因素而不願意再參與審查會。所以在本章的最後一節討論一本優質的風險評估報告書應該包含的要素，應該相當有意義。這方面的資料非常少，在 Yoe (2019)寫的《風險分析導論：在不確定狀態下作決策》一書中，在第四章風險評估特別講到，值得引用作為撰寫風險評估報告或是審查風險評估報告參考。

在本書中談到影響風險評估品質的重要因素有 14 項之多，但其中團隊、資源、與努力程度在行政單位發包的計畫中，資源已固定，執行團隊就是得標團隊，只能根據公共工程採購法，因此這幾項因素由公開招標制度決定，只能根據招標規範與需求作要求，與聘請的委員來審查決定。當然如果能選擇執行團隊，建議選擇一超領域團隊(Transdisciplinary team)最理想，為一個具備充分整合跨領域科學資訊的能力而能融入風險評估觀念與方法的團隊，次之選擇跨領域的團隊(Interdisciplinary team)能解構不同領域藩籬而根據風險評估程序執行科學性的評估的團隊，當然最常見的多領域結合的團隊 (Multidisciplinary team)、就風險評估各部分執行後再將成果整合，並希望這個團隊對社會大眾具相當的公信力。

執行一份高品質的評估必須要有足夠資源，所需的資源應該由需要使用的資源與問題的重要程度來決定。如果風險評估沒有專業化或是專業不受尊重，被誤認為很簡單，只要任何人想執行就可以作，如此行政單位投入風險評估的資源就會很有限。當然投入資源的多寡，一定與健康風險評估的品質息息相關，也視執行計畫者的專業程度與投入的時間和人力而定。如果投入的資源非常有限，時間也很短，這樣的評估當然也可以執行，只是可以預期結果的不確定性一定會較高，品質就比較難說了。

因此下列為構成一份優質健康風險評估報告的重要元素：對評估問題的了解程度、執行評估者的觀點、所根據的科學資訊、假設、不確定性、影響風險的敏感因素、與文獻資料等，以下就影響風險評估的重要因素分別說明之。

　　評估者對評估問題的了解程度，也就是評估者應該很清楚評估結果將被用作政策制定的參考，對政策內涵應有相當程度的理解。評估結果能幫助決策者對政策相關的風險問題作適當的回應，並有助於決策團隊進行風險溝通，因此最好的評估結果，應該要能簡潔明瞭的回應不確定性的相關問題。但是風險評估不應該是替決策者已決定的政策背書，如果政策已決定就不需要再執行風險評估。如果決策者對政策相關問題已很清楚或心理已有數，理論上也不需要再執行風險評估。

　　風險評估者不能有預設立場，不論誰出錢來執行這份風險評估，結果應該都相同。執行者只能根據科學數據與證據，作公平客觀的數據處理。評估者更不能根據自己的喜惡或好奇心來執行評估，更不能有預設立場。風險管理者或是決策者可以有自己政策的偏好或立場，評估者決不能為了保護環境或是為企業投資的理由，以致偏好的選擇數據或模式進行評估。在執行評估過程更不能根據自我的價值判斷，作數據、模式、或致病機制的選擇，所以在選擇與判斷時應該說明選擇或判斷的科學根據。

　　評估過程應該分辨已知與未知的科學資訊部分，不充分與未知的部分就是造成風險評估結果的不確定的部分。不確定性常常造成評估結果不具再現性與無法驗證的原因，所以有人說不確定性讓風險評估無法成為一門科學。但是科學為風險評估最重要的基石，所以評估者在評估的過程中需要根據高科學性的數據、模式、與致病機制進行評估，才能完成一份具高科學性的評估結果。這就是英文上 "Good risk assessment should get the right science into the assessment, and then it gets that science right."

　　科學為決策者回應社會大眾關切問題的基礎，唯有誠實面對科學不確定性的問題才會贏的民眾的信任。因此優質的數據、驗證的模式、與當時最佳科學資訊奠基一份高科學性的風險評估報告書，評估者應該謹記在心，評估過程一定要說明數據品質與選用評估情境與模式的理由(Self-justification)。當然也要理解並不是所有科學資訊都可以定量，也不是所有的數據都有用的資訊，專業的評估者應該有能力選取有意義的數據用於評估，並提供決策者回覆與政策相關的問題，當決策者的回覆內容可能也代表了風險評估報告的品質。

在處理科學資料不足或是未知的部分,執行評估過程必然需要作一些假設,風險評估才得以順利完成,因此評估結果必然含有不確定性。根據風險評管理的決策典範,執行評估者需要說明作這些假設的理由與根據,以幫助團隊成員、民眾、決策者、與任何使用者了解這份健康風險評估的限制。評估者不應該任意使用自認理所當然的假設,應該舉出科學證據支持說明假設的合理性,也需要讓決策者了解評估結果所根據的假設。

每一個政策都還有不確定性,評估者必須在風險特性化中執行不確定性分析,特別針對政策相關或是決策者關心的議題呈現定量與定性的不確定性,並說明這些不確定性的重要性與不確定性對政策的影響。當然決策本身也都含不確定性,從古至今,決策者在決策過程常常忽略某些不確定性,最後常導致政策失敗或重大災難發生。例如 2020 年初全球流行的新冠狀肺炎(Covid 19 pandemic),雖然作決策時承認還有些資訊不足或未知,可能代表著政策有些弱點而被批評,在防疫成功後,社會大眾欣賞科學專業與果斷的決策者,國家社會也因防疫政策成功帶來正面的效益。所以作好不確定分析時為風險評估的優點而非缺點,一分優質的風險評估更應該說明自然的不確定性(指變異性性;自然的變異)與知識不確定性(因知識不足或缺乏而造成)。

敏感度分析,在決策時探討管理影響風險的因素為一重要工具,可以是定性與定量的分析,每一份風險評估應執行敏感度分析。不只是所使用的參數,對選用的情境與所作的假設都可以執行敏感度分析,以探討情境與假設的重要性,與對評估結果的影響。因為針對決策者關心的問題,結果的內容可能也會隨著參數、情境、模式、與假設等不同而改變。

與相關風險作比較,人在日常生活中充滿各種風險,在現實生活中並不存在零風險。作比較風險能幫助決策者與民眾作有效率的溝通。可能可以比較現存風險、歷史風險、背景風險、風險降低、新的可能風險、未來可能的風險、殘留風險、轉移風險、與轉換風險等。但並不是每一次都要比較這麼多種風險,就健康風險評估而言,常作比較為背景風險與歷史風險。這裡至少應該與發表在國際期刊針對相同有害物質評估的文章,與國際相關單位針對這個物質執行評估評估的結果比較,如需要作降低風險的改善工作,則應該評估改善後的殘留風險。如擬與不同有害物質的風險、甚至不同類的風險作比較,應該要

分清楚為志願承擔的風險(Voluntary risk)或是非志願承擔的風險(Involuntary risk)，因兩者的可接受風險相差超過千倍以上。

文獻與紀錄，執行評估一定需要引用許多的科學資料，所引用的資料與文獻都需要詳細記錄，執行評估的步驟細節與使用的模式都應該要詳細記錄。讓有興趣的第三人或是第三單位可以重複執行風險評估，根據所附的文獻資料能完整的完成一份很接近的評估結果。一般文獻的優先參考的順序：(1)發表在不記名同儕審查的國際期刊；(2)專業的文獻；(3)為填補資料不足特別執行的研究結果；(4)行政單位所作的數據、內部報告、國家單位的監測數據；(5)學術界、政府、工業界、或是非營利組織未發表的研究結果；(6)國家健康調查與實驗室臨床診斷數據；(7)疾病調查的結果報告；(8)國家公告的相關調查研究結果和存查資料與其類似的資料；(9)當缺乏某些資料時所參考的專家意見；(10)其他單位或他人所執行的類似評估報告；(11)當執行評估缺乏資料，可以參考國際的資料庫與國際單位執行風險評估所用的資料。

以上這些重要元素，可以作審查風險評估報告品質，判斷一份評估報告優劣的重點。當然一份優質的風險評估報告基本上應該還要具備的品質要素如下：(1)公平與客觀；(2)坦誠處理不確定性；(3)評估過程透明公開；(4)措詞用字盡可能簡易，但不是過度簡化，實務上額外希望具備邏輯性、完整性、簡潔、清晰易懂、與一致性等。當然要求一份評估報告作到這麼好，對評估者是項困難的挑戰。但是至少應該先滿足基本執行評估品質的八項要素，再逐漸往評估報告撰寫的品質改善。

 練習題 7-3

執行評估前應該對問題作完整的了解，在執行陶斯松農藥殘留的健康風險評估，可能可以找到三種殘留數據：

1. 農藥毒物試驗所（藥毒所）的田間採樣分析結果的數據（藥毒所在全國各地，針對快收成的農作物作採樣分析陶斯松）。
2. 食藥署委託執行總膳食調查研究結果的數據（執行總膳食調查，一般研究人員會陪同消費者去市場買菜，與消費者買完全一樣的一份菜，再照著消費者的作菜方式，作出完全一樣的菜色，再採樣分析陶斯松的殘留量）。

3. 食藥署委託研究到市場作農產品採樣，採集樣本分析陶斯松。

請說明利用這些數據執行風險評估的結果，其意義與政策用途的差異為何？如食藥署制定的食品衛生標準的陶斯松殘留標準，應該是用哪一種殘留量？

總結

本章主要內容為風險特性化，包含介紹風險估算方法，不確定性分析，討論機率風評估與不確定性分析之差異，與影響一份健康風險評估報告品質優劣的因素。風險估算方法可分為點估算與機率風險評估，執行機率風險評估的同時又可以進行敏感度分析。只是執行點估算僅需要參數的平均值就可以進行計算，結果僅提供非常有限的資訊給決策者與社會大眾。執行機率風險評估就需要比較多的資料，至少能描述每個參數的統計分布，如果資料不夠充分，則需要仰賴假設，評估結果可以提供決策者比較充分的資訊。同時又可以執行敏感度分析，對決策者制定政策幫助比較大。

然而機率風險評估並不等於不確定性分析，因為機率風險評估所使用的數據，大部分呈現參數的變異性，資訊不充分或是未知的部分也很困難在機率風險評估中被呈現。原因在於這部分的不確定性不容易量化，只能用定性的描述，但是定性的不確定性分析，在臺灣有很大的進步空間。這些結果適當的呈現將有助於決策者了解決策的優缺點，甚至可以預防重大意外事故發生。更有助於與社會大眾溝通，尤其這個階段溝通將會是以不確定性為溝通的重點。為發揮健康風險評估的功能，需要一份優質的評估報告。因此在本章的最後一節列出一份優質風險評估報告應該包含的項目：需要充分了解決策問題、評估者要獨立客觀不能有預設立場、公平客觀的處理科學資料、清楚的說明各種假設與不確定性、明確說明風險評估的不確定性、解釋敏感度分析結果、充分齊全的文獻紀錄、要與議題相關風險作比較等。

一、問答題

1. 請比較簡易評估與機率評估，兩種估算風險方法的優缺點？

2. 請比較說明評估風險的定量與定性不確定性分析分析。

3. 一般在暴露評估可以將不確定性分為哪三種？請以定量與定性不確定分析方法呈現之。

4. 請說明影響一份健康風險評估報告品質的因素有哪些？

5. 請說明模式的不確定性分析。

6. 請說明機率風險評估與不確定分析相同與相異之處。

二、選擇題

1. 下列敘述何者為誤？(A)在點估算中，每個參數與暴露因子都帶入平均值以估算暴露與風險　(B)利用點估算風險制定的政策可以保護社會上大多數的人　(C)點估算風險能詮釋的資訊比較少　(D)在 1990 年代中期，國際上就逐漸少用點估算風險　(E)點估算方法簡單許多人多可以執行。

2. 下列對機率評估方法的敘述何者為誤？(A)盡量將每一個暴露因子都帶進一個統計分布　(B)濃度一般可以假設為對數常態分布　(C)一般在電腦模擬估算，常用馬可夫鍊蒙地卡羅模擬法執行之　(D)常觀察模擬結果的平均值與95%信賴區間上限　(E)可以同時執行敏感度分析。

3. 在暴露評估階段，哪一種不確定性比較能夠量化？(A)參數不確定性　(B)情境不確定性　(C)模式不確定性　(D)決策不確定性　(E)量測不確定性。

4. 針對暴露評估的情境不確定性的描述，下列何者為誤？(A)情境包含傳輸介質與暴露途徑　(B)在食品安全評估中，針對某一化學物質，就所有檢測的食品殘留數據加以估算，就應該包含可能的暴露情境　(C)對環境汙染物，應該根據汙染物的基本物理化學性質，與擬評估的環境現況建構健康風險評估的情境　(D)以重金屬為例，除汞外，直接呼吸暴露氣態重金屬的情境不重要　(E)除汞外，重金屬的主要暴露途徑為經飲食由口腔暴露。

5. 下列哪個因素影響健康風險評估報告書的品質？(A)執行評估者不能預設立場　(B)評估者應針對未知或不充分的科學資訊，作有科學證據支持的合理假設　(C)評估者應在風險特性化中執行定性與定量的不確定性分析　(D)應該執行敏感度分析　(E)以上皆是。

三、是非題

1. 執行健康風險評估，最重要的就是完成風險估算，提供給風險管理者風險的平均值與 95%信賴區間的上限就完成。

2. 執行風險評估不易，尤其評估汙染物經由煙囪排放後，一般利用美國與臺灣環保署推薦的空氣擴散模式模擬結果進行評估與算出風險後，可以接受並提供給環保機關作決策使用。

3. 模式的不確定性，主要針對現有的各種模式比較模擬，取各種模式模擬結果的範圍應該就是模式可能變異的範圍。

4. 執行評估的過程遇到科學資訊不足或完全缺乏，常常需要作假設以順利完成評估，作假設時應該引用科學證據支持其合理性。

5. 執行健康風險評估過程，應該優先引用發表在同儕審查的國際學術期刊的科學資料。

解答　二、BCABE　三、×××○○

Bernero, R. M. (1984). Probabilistic Risk Analyses: NRC Programs and Perspectives. *Risk Analysis, 4*, 287-297.

Bogen, K. T., & Spear, R. C. (1987). Integrating Uncertainty and Interindividual Variability in Environmental Risk Assessment. *Risk Analysis, 7*(4), 427-436.

Bogen, K. T. (1986). *"Uncertainty in environmental health risk assessment: A framework for analysis and an application to a chronic exposure situation involving a chemical carcinogen," dissertation*. University of California, Berkeley.

Burmaster, D. E., & Udell, E. C. (1990). A Review of Crystal Ball. *Risk Analysis, 10*(2), 343.

Cox, D. C., & Baybutt, P. (1981). Methods for uncertainty analysis: A comparative survey. *Risk Analysis, 1*(4), 251-258.

Cox, L. A. (2002). *Risk analysis foundations, models, and methods*. Boston: Kluwer Academic.

Derby, S. L., & Keeney, R. L. (1981). Risk analysis: understanding "how safe is safe enough?" *Risk Analysis, 1*(3), 217-224.

Eschenroeder, A. Q., & Faeder, E. J. (1988). A Monte Carlo analysis of health risks from PCB-contaminated mineral oil transformer fires. *Risk Analysis, 8*(2), 291-297.

Frey, H. C., & Rhodes, D. S. (1996). Characterizing, simulating and analyzing variability and uncertainty: An illustration of methods using an air toxics emissions example. *Human and Ecological Risk Assessment, 2*(4), 762-797.

Fiering, M. B., Wilson, R., Kleiman, E., & Zeise, L. (1984). Statistical distributions of health risks. *Civil Engineering Systems, 1*(3), 129-138.

Haimes, Y. Y., Barry, T., & Lambert, J. H. (1994). When and how can you specify a probability distribution when you don't know much? *Risk Analysis, 14*(5), 661-702.

Iman, R. L., & Conover, W. J. (1980). Small sample sensitivity analysis techniques for computer models with an application to risk assessment. *Communications in Statistics, A17*, 1749.

National Academy of Sciences (1996). *Understanding Risk: Informing Decision in a Democratic Society.* National Academy Press, Washington, D. C.

Salmento, J. S., Rubin, E. S., & Finkel, A. M. (1989). A review of @ RISK. *Risk Analysis, 9*(2)255.

Stackelberg, K. E., & Burmaster,D. E. (1994). A discussion on the use of probabilistic risk assessment in human health impact assessment. *Environmental Impact Assessment Review, 14*(5-6), 385-401.

Thompson, K. M., Burmaster, D. E., & Crouch, E. A. C. (1992). Monte Carlo technique for quantitative uncertainty analysis on public health risk assessments. *Risk Analysis, 12*(1), 53-63.

Yoe, C. (2019, Jan 18). *Premier on risk analysis: decision making under uncertainty* (2nd ed.). CRC Press.

食品安全評估

本章大綱

　　作好食品安全最重要的目的為預防食因性疾病(Foodborne diseases)，也就是保護消費者每天經飲食攝取的有害物質不至於對身體健康造成危害。一般食品可能含的有害物質可分為生物性、物理性、與化學性有害物質三種，雖然本書中的內容是以評估化學性的有害物質為主，但類似的方法仍可應用於生物性與物理性有害物質的健康風險評估，例如類似方法可以應用對大腸桿菌與放射性物質的健康風險評估。

　　化學性的有害物質像是食品添加物、農藥殘留、動物用藥、或是環境汙染物等，在食品中的含量不可能高到消費者吃到，會立即發生急性中毒。相反的是擔心消費者每天攝取低劑量的有害物質，長期攝取對健康會造成危害。但是因劑量低，加上長期累積，待事件發生時，雖然長期吃可能對健康會造成危害，但是很難建立疾病與有害物質暴露的因果關係，即使對簿公堂，也很難成功求償。因此需要利用預防原則，根據最佳科學資訊，加以整合評估長期暴露對健康危害的風險，再根據評估結果制定食品中有害物質的安全攝取量與殘留標準，目的在於保護消費者的健康安全。

　　健康風險評估為制定安全攝取量與殘留標準的科學根據，臺灣為國際貿易組織的會員國，萬一制定的標準比國際食品法典委員會(Codex Alimentarius Commission; CAC)公告的標準還嚴格，而影響食品國際貿易，那用於制定標準的健康風險評估就須經得起國際專家的檢驗，否則可能會造成國家的經濟損失。這也解釋了國家食品安全管理單位長期以來都遵循食品 CAC 公告的食品中有害物質殘留標準的原因。

8-1　前言

在 2008 年 9 月 12 日，新聞媒體報導，中國生產的奶粉含高濃度三聚氰胺 (Melamine)，食用中國所生產的奶粉，恐會影響嬰幼童腎臟功能，導致腎臟結石，甚至腎臟衰竭死亡。截至 2008 年 11 月底已造成近 294,000 名嬰幼童受到影響，其中有 6 個死亡病例，並超過 50,000 人因泌尿系統問題、尿道閉鎖及腎結石等問題住院治療(WHO, 2009)。隨後三聚氰胺事件延燒臺灣，從中國進口或是在中國生產後輸入臺灣的奶粉產品或是乳製品或多或少受三聚氰胺的汙染。因擔心小孩吃到三聚氰胺汙染的食品而影響健康，臺灣政府免費幫 5 歲以下的小孩作超音波檢驗篩選。當時的署立新莊醫院（現部立臺北醫院）篩了 1,229 位 0~16 歲可能暴露三聚氰胺的兒童，結果篩出 13 位 0~5 歲的小孩腎臟結石。

為維護國人健康，三聚氰胺的安全與殘留標準應該怎制定呢？在當時國際上並未制定食品中三聚氰胺的殘留標準。在 2007 年，因發生寵物飼料受三聚氰胺汙染導致許多寵物腎臟衰竭死亡的事件，美國 FDA 擔心使用含三聚氰胺的飼料餵家禽與魚類，導致三聚氰胺在雞肉、雞蛋、與魚肉等殘留，因此制定一暫行安全標準，可容許標準(Tolerable daily intake; TDI)為 0.635 mg/kg/day (US FDA/CFSAN, 2008a)。因三聚氰胺事件蔓延全世界，國際衛生組織(World Health Organization; WHO)於 2008 年 12 月於加拿大召開國際專家會議。會議中根據三聚氰胺亞慢性動物試驗大鼠膀胱結石的數據，利用基準劑量體估算 BMDL，取安全係數 200，建議 TDI 為 0.2 mg/kg/day。WHO 稱安全係數 200 已考慮嬰幼兒敏感族群，最高殘留量 2.5 ppm，國際專家會議結果為國際食品法典接受並公告為國際標準(WHO, 2008)。

從三聚氰胺的例子，湊巧與本書介紹的評估方法相同，正是國際上採行的方法。當然如美國國家科學院於 1994 年出版的《風險評估中的科學與判斷》一書(NRC, 1994)，稱風險評估為「一持續改善的過程(A continuous improving process)」，也就是當有新的重要科學證據或數據出現時，應重新執行健康風險評估以降低不確定性，進而改善政策的品質，以充分維護消費者與民眾的健康。三聚氰胺就是最好的例子，於 2011 年，一篇根據臺灣在 2008 年篩選出的 13 位腎臟結石小孩的資料，以執行健康風險評估的文章發表後(Chen et al.,

2011)，食品法典在 2012 年修訂 TDI 為 0.08 mg/kg/day。當然最近臺灣又發表一篇針對腎臟已結石的患者，執行健康風險評估，結果建議的 TDI 更低，估算的 BMDL 為 4.89 µg/kg/day (Wang et al., 2020)。這個結果顯示一般所謂安全係數中的人與人間的易感性差異 10，是不包含身體有病的易感族群(Population with the pre-existing condition)。因為估算安全攝取量的動物實驗數據，都是使用健康的動物，代表適用評估的對象為健康的人群。

而國內於 2005 年，健康風險評估就逐漸成為制定食品安全衛生管理政策的工具（林信堂，2005），自 2005 年政府開放進口美國與加拿大不帶骨牛肉，完全根據健康風險評估結果制定政策。2009 年開放美國帶骨牛肉與其相關產品進口，執行健康風險評估過程為國內首次根據狂牛症致病機制建立新的評估數學統計模式，並藉著英國人的狂牛症病例進行模式驗證(Chen, Wang, & Wu, 2013)，這個評估方法陸續用於評估加拿大、日本、與其他許多國家進口牛肉的風險，供政府制定牛肉貿易政策參考，後續相關單位仍然根據健康風險評估的結果制定食品安全衛生標準。雖然社會上對健康風險評估也許有不同的看法，但是截至目前仍沒有其他更具科學性的工具可以取代，健康風險評估於 2014 年修訂食品安全衛生管理法時，正式被修進法中作為政策工具，因此國內制定食品安全政策仍需要仰賴健康風險評估。

執行食品健康風險評估對國人來講似乎很簡單，但仍有一些觀念有待澄清。例如食品安全的安全性代表的意義為何？什麼情況下要執行評估？評估結果代表的意義？因此接下來，將依序介紹食品安全攝取量的推估，指的是推估食品中有害物質的安全攝取量，如 Acceptable daily intake (ADI)或 Tolerable daily intake (TDI)；再根據 ADI 或是 TDI 推估在食品中最高殘留量(Maximum residue level; MRL)；最後以國人最常根據各種監測數據執行風險評估代表的意義；用三聚氰胺作例子解釋本章的重點做收尾。

8-2　推估食品中有害物質的安全攝取量

在國際上，食品中有害物質的管理，國人比較常聽到的衛生標準或是最高殘留標準(Maximum residue level; MRL)，但對 ADI 或 TDI 比較不熟悉。國際食

品法典常針對添加物、動物用藥殘留、或是農藥殘留制定 ADI，對環境汙染物制定 TDI。ADI 或 TDI 怎麼估算得到呢？其實就是根據第五章的劑量效應關係評估得到，當然在執行劑量效應關係之前，需要作有害物質鑑定，如果有害物質對人體或是實驗動造成危害是屬於非基因毒性的致癌物，或是非致癌性的不良效應，除非能夠建構這類有害物質的作用模式(MOA)證明不具安全劑量，若缺乏科學資訊提供反證，基本的預定假設為這些類有害物質都具有安全劑量(Threshold)。所謂安全劑量，基本定義為只要暴露或攝取的劑量低於安全劑量就不會對健康造成任何不良反應（或是不會造成任何的危害），但是只要暴露或攝取的劑量一高過安全劑量就會對身體造成不良效應（或是造成危害）。所以對食品中有害物質的管理標準，最理想的作法當然就是制定在安全劑量。所以國際上包含美國 FDA、國際食品法典、歐盟的 EFSA、日本食品安全委員會等機構都接受根據預定假設而制定安全劑量為安全標準。

不論 ADI 或 TDI，都代表相同的意義就是安全劑量，估算方法完全一樣。估算有害物質的安全劑量，針對有害物質對人或實驗動物造成的不同效應，理論上可以估算出大小不同數值的安全劑量。為確保所制定的標準能保護人體免於受到有害物質的傷害，基本上盡可能選擇最嚴格的標準，也就是選擇最低數值的安全劑量。因此在作法上，如果根據流行病學資料作估算，則就選擇最敏感的不良效應；如果要根據動物試驗的結果估算，希望能夠建構 MOA，則根據 MOA 與人相關下的最敏感效應估算之。如果無法建構 MOA，就根據預定假設，人與最敏感的物種一樣的敏感，直接選擇最敏感的效應執行劑量效應評估。如果有些有害物質造成的不良效應，很難判斷那個效應最為敏感。建議將所有觀察到的不良效應，只要暴露組或是處理組的發生率顯著比對照組增加，同時發生率隨著劑量的增加而增加的不良效應，都應該執行劑量效應評估。根據劑量效應評估的結果，選擇最低的安全劑量。

執行劑量效應評估，建議可以回顧第五章的內容，在這裡僅就重點再說明。傳統上，不論是根據流行病學或是動物試驗結果，都是選取未觀察到不良效應的最高劑量(Non-observable adverse effect level; NOAEL)，不同的效應會有不同的 NOAEL，建議選擇最低的 NOAEL。如果是根據流行病學、或是人體暴露實驗結果得到的 NOAEL，就除以安全係數 10（考慮一健康人群間易感性的

差異）。如根據動物試驗的結果得到的 NOAEL，則將 NOAEL 除以安全係數 100 （10：考慮物種間的差異，與 10：考慮一健康人群間易感性的差異）。如此就會得到安全劑量，也就是 ADI 或 TDI。

因 NOAEL 潛在存有相當的不確定性，如受樣本數的影響，使用動物數目比較少的動物實驗，結果將會得到比較高劑量的 NOAEL，就會估算出劑量比較高的 ADI 或是 TDI，也就是相對比較寬鬆的標準。在某些情況下，萬一由廠商自己執行動物實驗，廠商選擇使用樣本數比較少的實驗方式，可以節省執行動物實驗的費用。實驗結果又可以提供作為制定比較寬鬆的安全劑量標準，節省有害物質的管理控制的成本。另外如使用 NOAEL 方法，萬一動物實驗無法得到 NOAEL，就無法評估，或需要使用 LOAEL 進行評估等的缺點。因此國際上目前普遍接受美國環保署建議的基準劑量方法(Benchmark dose; BMD)。有關基準劑量方法的介紹與使用方法，請參閱第五章的內容。

BMD 方法估算 $BMDL_{10}$ 取代 NOAEL，安全劑量就等於 $BMDL_{10}$ 除以安全係數，安全係數也是考慮物種間差異與健康人群間易感性的差異。在近來針對安全係數相關研究，有所謂化學物質特異性的安全係數(Chemical specific safety factor)，基本上是將每一個安全係數考慮毒物動力學與毒效動力學的差異。如將物種間差異的安全係數 10 開根號得到 3.16，探討物種間毒物動力學與毒效動力學的差異，以調整物種間差異性的安全係數。同理人與人之間的差異性，也分解成人與人間的毒物動力學與毒效動力學的差異以估算人與人之間的易感性差異。基本上隨著科學的進步，幫助改善健康風險評估方法與安全係數的估算，以降低評估的不確定性，都非常值得肯定。但是實務上，目前具有這種物質特異性安全係數的化學物質非常有限，所以推估安全劑量仍採用傳統安全係數 100 為最多。

因為基準劑量軟體的使用已在第五章作過介紹，建議請參考第五章的內容。僅針對使用基準劑量軟體估算 $BMDL_{10}$ 常遇到的問題再作解釋，關於發生率取額外 10%的問題，主要是針對動物實驗樣本數，一般在執行兩年慢毒性或是致癌試驗，每個劑量都常使用單一物種與單一性別的數目為 50 隻，樣本數為 50 時，統計的解析度約為 10%，所以一般基準劑量軟體的 BMR 常以 10%作為模擬估算的目標。因此當樣本數目遠大於 50 時，BMR 可以取 5%、1%、或甚

至低到 0.1%，尤其用以模擬樣本數很大的流行病學數據。另外一種狀況為在低劑量的發生率增加很快，這時候可以將 BMR 降為小於 10%。其他的狀況，不建議改變 BMR，以確保劑量效應評估結果的一致性。

　練習題 8-1

　　請鑑定日日春除草劑的主要成分嘉磷塞(Glyphosate)對人體可能造成的不良效應，並估算其安全劑量(ADI)。

　　前面內容主要針對非基因毒性致癌物質與非致癌物質，因為在執行劑量效應評估中，在低劑量外差時需要根據 MOA 或預定假設，如果 MOA 是屬於非基因毒性致癌物與非致癌物，則假設這些物質有安全劑量。但是食品中還是可能殘留具基因毒性的致癌物質，最著名的就是薯條與洋芋片中含的丙烯醯胺(Acrylamide)與動物用藥殘留的孔雀石綠(Malachite green)。這兩種物質的 MOA 為基因毒性致癌物，因此基本假設為不具安全劑量。在評估上，先利用基準劑量方法，估算 $BMDL_{10}$，再估算其致癌係數(Cancer slope factor; CSF)，與推估致癌風險。如果能執行完善的暴露評估，則也建議估算邊際暴露(Margin of exposure; MOE)。根據致癌風險或是 MOE 判斷食品中有害物質的安全性，兩種估算方法所得到的結果很接近(Chu et al., 2013)。

　　執行劑量效應評估後，需要對 BMDL 或是 NOAEL（又稱為偏離點，Point of departure; POD）執行特性化，應包含下列幾點：

1. 針所引用的動物實驗數據，敘述多種或是單一種不良效應、建構作用模式 (MOA)、和探討 MOA 與人體的相關性等作描述。

2. 萬一無法建立 MOA，也要說明根據預定假設進行估算安全劑量或是致癌係數評估。

3. 解釋為何選擇這組數據以供執行劑量效應評估、說明數據本身的劑量效應關係、數據是否充分以供執行基準暨量模式模擬、或是因數據不足以執行基準劑量模式模擬，所以選用 NOAEL 作為 POD。

4. 如果可以執行基準劑量模擬，說明 BMDL 多少、解釋選擇最佳模合數據的模式與 BMDL 的理由。

5. 根據不良效應的 MOA 針對 POD 作低劑量外插，如果是基因毒性致癌物質，則根據 BMDL 估算 CSF，應說明作物種外插的計算過程與可能的不確定性。

6. 若是其他 MOA，則根據 BMDL 或是 NOAEL 估算 ADI 或是 TDI，應說明安全係數的選取原則與其不確定性。

7. 最後應該針對 POD 與 CSF 或是 ADI（或是 TDI）與文獻比較，討論估算的結果與文獻資料的異同，與造成異同的原因，並說明評估結果的不確定性。

8-3　估算食品中有害物質最高殘留量

　　上一節介紹安全劑量的估算與意義，接著介紹如何管理食品中的有害物質？以確保一般民眾或是消費者在日常飲食中，每天攝取有害物質的劑量一定低於安全劑量，以保護民眾或消費者的健康安全，這才是制定安全劑量的真正意義。在 ADI 或是 TDI 多數根據動物實驗結果，少數根據人的流行病學或是人體實驗數據，不論是經由 $BMDL_{10}$ 或是 NOAEL 估算而得。$BMDL_{10}$ 或是 NOAEL 代表的都是研究對象每天攝取有害物質的總劑量，因此 ADI 或是 TDI 代表的是每天可接受或可忍受的總劑量。用在消費者或是一般大眾，指的是一個人每天攝取的總劑量。因此 ADI 或是 TDI 不應該是代表經一種食品攝取有害物質的劑量，應該代表民眾或是消費者每天經飲食所吃的各種食品而攝取一有害物質的總劑量。

　　要管理每個人每天吃的各種食品而攝取的總劑量，應該是非常困難。如果食品安全管理單位要直接管理一個人每天吃的食品中各種有害物質的總劑量，加上一個人三餐吃的食品都可能不一樣，因此這是不可能的任務，管理每個人每天攝取的有害物質總劑量不可行。但是換個角度來看，如果利用暴露評估中的情境評估(Scenario evaluation)方法，將總劑量換算分配到每種食品，並換算成食品中有害物質的殘留量。藉由管制食品中有害物質的殘留量，最後民眾或

是消費者每天吃的食品中有害物質劑量加總低於安全劑量，如此就可達到食品安全管理的目的。

　　所以制定食品中有害物質的最高殘留標準(Maximum residue level; MRL)，目的藉由管制各種食品中有害物質的殘留量，以達到維護消費者與民眾健康安全的目的。所以制定最高殘留量的管制標準實際上是一種行政管理的工具，單看一食品的最高殘留標準，實際上無法反映出與安全劑量的關係，也就是不一定能看出安全與否。因此根據 ADI 與 MRL 的關係，就可以寫出針對某一食品 i，假設某一人群每天吃終生吃 n 種食品，為了達到食品安全的目的，使用點估算的方法，則這一群人每天吃這 n 種食品中含有一種有害物質的總攝取劑量需要小於 ADI，則 $ADI > \dfrac{\sum_1^n MRL_i \times IR_i}{BW}$ ，$\sum_1^n MRL_i \times IR_i < ADI \times BW$ 。

　　MRL_i 代表 i 種食品中有害物質的最高殘留量(mg/kg)；IR_i 代表這個人群的每天攝取第 i 種食品的平均攝取量(kg/day)；BW 代表這個人群的平均體重。

　　如果使用機率評估方法，針對這個人群估算 MRL 會比較複雜點，可以利用蒙地卡羅模擬法(Monte Carlo simulation)，估算一食品中有害物質最高殘留量(MRL)的統計分布。在假設這個人群每天吃終生吃 n 種食品情況下，只要將前面方程式的 MRL、IR、與 BW 都帶入針對研究人群的參數統計分布，則可以得到如下方程式：

$$\sum_1^n Dis(MRL_i) \times Dis(IR_i) < ADI \times Dis(BW)$$

　　Dis (MRL_i)代表 i 食品中一有害物質的最高殘留量之統計分布；Dis (IR_i)為這個人群對 i 食品攝取量的統計分布；Dis (BW)代表這個人群的體重統計分布。

　　這個方程式無法直接解，也不需要直接解，如果行政單位基於政策的需要可以彈性的先針對某些食品項目設定 MRL 就可以簡化方程式。另外可以簡化方程式的作法，基於管理需要，不要將食品項目分得太細，因為食品種類分得太細與太多，這個方程式就會很複雜，也很難落實監測管理的需求。以稻米為例，如果制定一項米的 MRL 標準，與分別制定米飯、粽子、米糕、飯糰、與

壽司和其他米製品的個別 MRL，哪一種情境比較容易做後市場監測管理呢？不僅需要估算每一種細項食品的攝取量，各種細項的 MRL 也會變得複雜。而估算每一細項米製品的攝取量，會造成不確定性相對提高。最重要的是需要針對每一種米製品抽樣檢驗時，將會徒增許多樣本數，增加監測管理的難度，但無法提升食品安全。在少數情況下可以制定細項食品中有害物質的殘留標準，就是針對加工過程會額外增加有害物質殘留量，與其他同源的細項食品不一定會含有相同有害物質殘留。

除了估算 MRL 之外，很重要的是根據後市場監測數據，如何計算食品中有害物質的安全性？假設從 i 項食品中抽樣檢測得到一有害物質的平均殘留濃度為 C_i (mg/kg)；某個人群對 i 項食品的平均攝取量為 IR_i (kg/day)；人群平均體重為 BW (kg)。如假設這個人群每天吃終生吃 n 種食品，根據點估算法，則該人群的平均每天攝取該有害物質的總劑量 (Average daily dose; ADD)，則

$$ADD = \frac{\sum_1^n C_i \times IR_i}{BW}$$ ；如果 ADD/ADI 小於 1，則代表此人每天有害物質的平均攝取量低於安全劑量應該是安全。要注意這個計算式帶入的是平均有害物質殘留濃度、平均攝取量、與平均體重，計算得到的 ADD，如果以常態分布來看，可能只得到這個人群的平均總攝取量。這種情況下，雖然 ADD＜ADI，但是這樣的估算並無法呈現出此人群中有多少人的有害物質總攝取量可能會高於 ADI？當 ADD/ADI 的比值越小，ADD 會高過 ADI 的機率越小。另外有兩種方法可以協助解決這問題，第一種方法就是計算 ADD 時，不要帶入平均值，而是帶入每個參數統計分布的 95%信賴區間的上限值，讓所估算的 ADD 接近其統計分布的 95%區間的上限值（假設每個參數都屬於常態分布）。因此當此 ADD/ADI 比值小於 1 時，結果就會呈現出這個人群中會有 ADD 高於 ADI 機率已相對的低，代表對這個人群中的大多數人的有害物質總攝取量應該低於安全劑量。

第二種方法就是採用機率評估方法，假設這一群人每天吃終生吃 n 種食品，利用蒙地卡羅方法，每個參數帶入統計分布，每一種食品有害物質殘留濃度的統計分布、每種食品攝取量的統計分布、與人群體重的統計分布，估算結果將得到 ADD 的統計分布。方程式如下：

$$Dis(ADD) = \frac{\sum_1^n Dis(C_i) \times Dis(IR_i)}{Dis(BW)}$$

　　一般仍取 ADD 統計分布的 95%信賴區間的上限除以 ADI 小於 1，代表在這個人群中多數人有害物質的總攝取量低於安全劑量。當然如果整個 Dis (ADD)/ADI 都小於 1 最好，實務上會有困難，因為要管理風險的極端值，投入的人力與物力會相當高而導致偏離成本效益原則。當然在管理上視社會大眾的共識，與不良效應的嚴重程度而定，而決定允許 ADD 高於 ADI 的機率。

　　在 ADD/ADI 比值的計算中，經常會有人問這個比值越小是否代表越安全呢？但是在估算 ADD 與 ADD/ADI 時是屬於暴露評估的階段，單憑著 ADD/ADI 比值的高低是否能夠判斷是否安全呢？ 這是個很好的問題，卻是很難回答。主要是每個人每天從飲食與環境中暴露許多種化學物質或是藥物，如果有一種或是幾種化學物質潛在對人體會造成健康危害，造成危害的機制與作用模式都相同，甚至標的器官也都一樣。在化合物的健康風險評估方法中，這些化學物質的暴露劑量是可以加總，也就是安全與否要是各種化學物質的總暴露劑量而定，而不應該只評估一種化學物質的總暴露劑量，以判斷安全與否。其實在第一章介紹同一種化學物質的累積暴露風險稱為 Aggregate risk assessment，另外多種化學物質的累積暴露風險評估成為 Cumulative risk assessment。因此前面介紹有害物質總暴露劑量的計算指的是一種化學物質的累積暴露劑量評估。但是在判斷安全與否時，建議還是檢討評估對象是否可能同時暴露一些作用機制與作用模式類似的化學物質，當然最好的情況是一開始估算 ADI 與 MRL 時就應該考慮。戴奧辛是最好的例子，戴奧辛的相似物質有 210 種，其中 17 種有科學證據顯示可能對人健康有潛在危害，而且造成危害的機制與作用模式都是經由接受器調解(Receptor-mediator)的模式作用，因此在制定 ADI 與 MRL 時，就一起考慮 17 種戴奧辛類似物質的總暴露劑量。

　　在國內，一般人仍習慣性的根據後市場調查結果判斷食品的安全性，如果檢測結果高於最高殘留標準，就認為食品因含有害物質超標不安全。其實最高殘留標準是一行政管理的工具，只要超過標準就是違法，應該接受法律處分，這不容置疑。然而制定最高殘留標準作為管理工具，就是希望最後消費者每天

食用終生吃各種食品都含某一有害物質的情境下，最後有害物質的總攝取量仍低於安全劑量，以保護消費者與民眾的健康安全。本質上，判斷一食品所含有害物質的安全性，建議參考 8-2 節推估食品中有害物質的安全攝取量。過去國內曾發生農藥殘留超標的爭議，茶葉芬普尼的最高殘留濃度可以參考這節的方程式進行計算而制定，但關切茶葉芬普尼的安全性需要與安全劑量作比較，甚至要與芬普尼作用模式類似的化學物質加總一起比較才可能判斷。前面的最高殘留量的估算主要針對非基因毒性的致癌物與非致癌物，最高殘留量可以根據安全劑量估算之。但是如果是基因毒性致癌物質，則估算每種食品的額外致癌風險，或是估算總攝取量再計算其邊際暴露(MOE)。

8-4　不同殘留量代表不同的意義

在前一章，7-5 節說明構成一份優質健康風險評估報告的要件，就解釋執行健康風險評估之目的是希望評估者對問題能作系統性的了解，並根據科學資訊對評估的風險盡可能的作完整描述，以提供風險管理或是決策者對擬解決問題的最佳預測。在執行評估的過程，需要整合當時最佳的科學資訊以系統性與邏輯性推估而產生科學新知，包含最佳預測的風險、科學資訊的優缺點、與不足的科學資訊和證據、甚至缺乏的科學資訊，與風險相關的不確定性因素。在構成優質健康風險評估的八個要件中，第一項就是評估者要了解評估者擬解決的問題，也就是評估者應該很清楚評估結果將被用作制定政策參考以解決或改善的問題，評估者對政策內涵應有相當程度的理解。根據最佳科學資訊評估的結果，能幫助決策者對政策相關的風險問題，以科學為基礎作適當的回應，有助於決策團隊根據評估結果進行有效率的風險溝通，因此建議評估結果要能簡潔明瞭的描述不確定性相關的問題。

在 7-5 節的練習題，針對食品中不同的農藥殘留數據，包含後市場監測調查殘留數據；總膳食調查的食品中農藥殘留數據；與農委會的田間農作物農藥殘留數據，執行健康風險評估。評估結果如何用於食品中農藥殘留管理呢？評估者一定要了解食品安全管理的內容與措施，否則執行評估結果無法幫助計畫委託單位制定政策與作好食品管理工作。因此以下就常被混淆使用不同系統的

監測資料以執行健康風險評估，其結果所代表的意涵與政策的意義，作詳細介紹：

一、後市場監測調查(Post-market monitoring and surveillance)的殘留數據

在 8-2 與 8-3 節介紹估算食品中有害物質的安全劑量與最高殘留量的推估，以供制定有害物質的安全劑量與殘留標準。食品安全管理單位為掌握上市食品符合最高殘留標準的狀況，與了解在現有殘留管制標準下，消費者的總攝取量是否低於安全劑量標準？因此後市場監測調查資料常被使用以執行暴露與風險評估。目的不僅是幫助食品安全管理單位落實殘留標準法規，並確保在現有的食品衛生標準（殘留標準）管理下，能符合管理的目的一有害物質的總攝取劑量低於安全劑量（ADI 或 TDI），以保護消費者的健康安全。除進口食品，在入關時海關會抽樣檢驗，另外食品安全衛生管理單位會利用後市場調查監測，尤其是地方政府衛生單位負責執行抽樣檢驗，以確保上市與上架食品符合法規標準。這是傳統的根據後市場調查監測數據進行的食品安全管理的措施，以確保後市場管理能滿足食品衛生法規，最終能達到保護消費者的健康安全。

因此制定有害物質最高殘留量標準（現有食品衛生標準），作為法律工具以管理食品中的有害物質，如果超過標準就是違法，則依法律規定處置。如果根據後市場監測調查結果，各種食品中有害物質殘留量都符合法規，執行暴露與健康風險評估結果，如每天總攝取量高過安全劑量，則最高殘留標準已無法提供消費者適當的保護，應該修訂新的最高殘留標準。這種情況可歸因於幾種原因：

1. 最高殘留標準已制定多年，標準比較寬鬆原因也許不可考，可能是將一種食品的有害物質的殘留標準根據該食品的攝取量換算成安全劑量。

2. 因新的毒理資料出現，如新的動物實驗結果發表或是新的 MOA 出現，這時候食品安全管理單位一定要重新執行健康風險評估以估算新的安全劑量，再檢討最高殘留標準。另一種是使用新的安全劑量評估方法，如三聚氰胺原本使用 NOAEL，現在改用 $BMDL_{10}$，導致 TDI 降低三倍多（從 0.675 mg/kg/day 降至 0.2 mg/kg/day）。

3. 國民飲食習慣改變，國內定期執行營養調查並重新估算國人各種食品攝取量，每一次新的食品攝取量出來，特別是某些食品的攝取量顯著改變時，建議食品安全管理單位需要重新檢討最高殘留標準的適用性。

　　根據後市場監測調查結果執行暴露與風險評估，評估結果一般可以作為食品安全管理單位檢討食品中有害物質的殘留標準參考，以落實食品安全管理法規。當然會有人質疑除了即食食品外，市場採購的食材需要經過洗滌與烹飪，最後才可以食用，因此真正消費者有害物質的總攝取劑量一定低於根據後市場監測調查的殘留量所估算的總暴露劑量。這個觀察符合事實，因為有害物質可能在食品洗滌與烹飪的過程流失或溶於水或油中，而導致烹飪過的食物有害物質含量必然低於在市場採購時的殘留量，導致根據後市場監測調查結果估算的總暴露劑量高於真正的有害物質總攝取量。但是對食品安全管理單位而言，制定食品衛生標準必須要能落實法律管理的目標，將殘留標準定在上市上架的食品與食材，管理人員可進到市場進行採樣分析，對食品與食材進行管理。如果將標準制定在烹飪後的食品殘留量，則食品安全管理人員必須要進到餐廳與私人住宅，到餐桌上針對每一道菜進行採樣分析。理論上分析結果出來前不能食用，加上每道菜可能混和了幾種食品，最快可能兩三天可以得到檢驗結果，如果檢驗結果超過殘留標準究竟要管理那個食品呢？結局是無法落實法律標準的監測管理。這解釋為何殘留標準的制定主要是針對上市上架食品與食材的原因，雖然利用後市場監測調查結果進行評估常會高估暴露劑量與風險，就管理目的而言，高估風險更可以確保消費者的健康安全。但因不沾鍋可能會釋出全氟碳化物(Perfluorinated chemicals; PFCs)而增加食物中的含量，或是薯條與洋芋片經高溫烹飪會產生丙烯胺，與肉品經高溫煎、烤、或炸會產生異環胺(Heterocyclic amines; HCA)，執行總膳食調查才能得到真正暴露劑量而不會低估。

二、根據總膳食調查(Total diet study; TDS)結果進行評估

　　根據歐盟食品安全局(EFSA)、國際農糧組織(FAO)、國際衛生組織(WHO)出版的《總膳食調查規範指引：朝向一調和式總膳食調查的作法(Toward a harmonized total diet study approach)》一書(WHO, FAO, & EFSA, 2011)，對總膳

食調查為選擇、收集、與分析在零售上購買的一般即食食品、或是常見加工或烹飪後可食用的食品，然後將這些食品混在一起與分成為具代表性的食物分類，再將這些食物混和均勻，並分析這些食物中所含的各種有害物質。而執行一個國家的總膳食調查，需要涵蓋這個國家人民的總體飲食（包含飲用水與每道菜的湯汁）中可能攝取的各種有害物質，並分別評估在低、中、高食物消費量下，經飲食攝取的有害物質終生暴露劑量，評估的目的是希望有助於了解食品中所含的有害物質的安全性。根據這個定義，執行總膳食調查需要注意的三個重點原則(Essentials principles of a TDS)：(1)能代表一個國家人民的總體飲食(Representative of the whole diet)；(2)混和多種食品(Pooling of foods)；(3)分析一般吃的食品(Food analysed as consumed)。這份規範指南開宗明義說明總膳食調查可以是一種補強傳統的後市場監測調查的作法，因為後者強調符合食品中有害物質殘留的法規標準，前者提供精確估算消費者有害物質的暴露劑量與風險。

　　因為根據後市場監測調查數據，這些數據潛在比較容易超過殘留標準，而且抽樣分析食材樣本中的有害物質與社會大眾每天食用菜餚中的有害物質不一定有直接關聯，評估結果無法代表社會大眾真正的有害物質暴露劑量與風險。雖然總膳食調查的結果進行可食食品有害物質暴露與風險評估，能精確代表社會大眾經飲食真正暴露的有害物質劑量與風險。然而總膳食調查的結果，食品中有害物質的含量無法適用於法規標準，主要是抽樣檢驗的樣本為煮熟與混和的食物樣本，更無法判斷有害物質來自哪一種食材原料。因此後市場監測調查與總膳食調查各有其優缺點，也有互補的功能，尤其在確認符合食品安全衛生法規，與確認民眾攝取食品中有害物質劑量低於安全劑量，確實需要仰賴總膳食調查，因此必要時兩者都應該執行。因此建議食品安全管理單位應視食品安全管理的目的，決定應該執行後市場監測調查、總膳食調查、或是兩者一起執行。

　　故執行食品中有害物質風險評估者應該了解執行食品風險評估的目的，與擬解決的問題。如果要提供食品安全權責單位執行食品風險管理與制定食品安全政策，那就需要根據人體或毒理數據估算食品與食材中有害物質的安全劑量與最高殘留量。如果要了解各種食品符合殘留標準，與維護消費者健康安全的

現狀，一定需要執行後市場的監測調查。如果要精確的了解社會大眾經飲食攝取的有害物質劑量與風險，那需要執行總膳食調查。當然執行完善的總膳食調查，並能完整分析國人每天整體飲食的代表性菜餚中之有害物質。亦可根據這樣結果依有害物質暴露劑量與風險，設定食品中有害物質的優先執行後市場監測調查的順序，以維護消費者的健康安全。所以根據總膳食調查結果執行暴露與風險評估，結果無法直接應用在食品安全政策制定與食品安全管理上。權責單位也應該了解總膳食調查的限制，不像後市場監測調查能用於政策制定、食品安全管理、與檢視市場上的食品與食品原料符合法規的程度，但也須了解後市場食品中有害物質監測調查的限制。

三、根據田間採樣數據評估

以農藥殘留的數據，農委會下的農藥毒物試驗所會針對國內將可收成的農作物採樣分析農藥殘留。如果根據這些農藥殘留數據執行暴露與風險評估，執行評估者應該需要了解根據田間採樣農作物農藥殘留數據進行評估結果意義與可能的應用。因是田間採樣的農作物樣本，不代表上到市場的農作物，從採樣到採收上市的這段期間，如果沒有再噴灑農藥，則農作物上的農藥殘留會降解，導致上市農作物的農藥殘留量一定比較低。萬一在收成前還再噴灑農藥，就很難了解上市農作物的農藥殘量的狀況。很多消費者擔心收成前再噴灑農藥，導致農藥殘留會比田間採樣的結果高。因此根據田間採樣結果執行暴露與風險評估結果，比後市場監測調查結果更無法反應出消費者農藥的總暴露劑量。這個評估結果應該是提供給農藥管理單位作農藥管理的參考，如果能與後市場採樣檢驗農藥殘留的數據比較，就可以了解農民在農藥的使用與農藥管理單位對農藥管理的異同程度，差異大則農藥管理單位可能需要考慮修正管理方式或政策。當然田間採樣分析結果也值得食品安全權責單位參考，如果田間採樣分析結果與殘留量法規標準間的差異小，或超過法規標準的比例偏高，可能需要加強後市場的監測調查，以維護消費者健康安全。

8-5　以三聚氰胺為例

　　三聚氰胺(1, 3, 5-Triazine-2, 4, 6-triamine, Melamine)（圖 8-1）在工業的應用範圍相當廣泛，而且使用的時間已非常長久。除廣泛用於製造食品容器外，舉凡工業生產樹脂、塑膠、耐熱材、發泡材、造紙與紙板等的原料，或為染料的主要成分外，也能作為纖維、黏著劑、或防火材料等用途，也是殺蟲劑cyromazine 的代謝物。而三氯三聚氰胺(trichloromelamine)為少部分食物加工處理設備與器皿的消毒劑，會分解成三聚氰胺。三聚氰胺很重要的用途，是用於製造美耐皿材質的食品容器，使用美耐皿食品容器盛熱的食物容易造成三聚氰胺溶出，特別是使用盛熱的湯品與湯麵等食物，在熱湯中被偵測出高含量三聚氰胺，其範圍為 6.97~19.03 g/ml (Chien et al., 2011)，近年來高雄醫學大學吳明蒼醫師團隊的研究顯示低劑量的三聚氰胺暴露可能與成人的腎臟結石風險相關(Liu et al., 2011)。

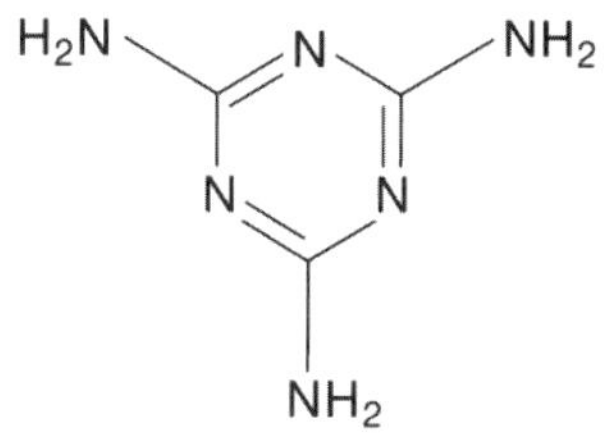

● 圖 8-1　三聚氰胺化學結構式

　　然而，當時中國三鹿奶粉公司為提高奶粉中蛋白質的含量，因一般利用檢驗氮含量以作為快速篩奶粉蛋白質含量之標準，因此三鹿公司添加三聚氰胺來達到提高奶粉中蛋白質含量；三聚氰胺事件發生後，中國政府檢測三鹿公司生產的奶粉，證實含有高含量的三聚氰胺，同時也檢驗其他公司生產的奶粉三聚氰胺含量，結果在中國的 175 家嬰兒奶粉公司中，66 家被停工禁止生產。當時公布檢驗 491 件奶粉樣品，其中由 22 家公司所製造的 69 個樣本驗出三聚氰胺，含量範圍為 0.09~2,563 mg/kg。另外檢驗 1,202 個牛奶樣本，有 24 個樣本驗出三聚氰胺，濃度最高為 8.6 mg/kg。另外由中國疾病控制與預防中心的營養與食品安全研究所檢驗 111 個三鹿奶粉樣本，結果三聚氰胺的平均含量為 1,212 mg/kg，濃度範圍為＜0.05~4,700 mg/kg，如表 8-1 所示(WHO, 2009)。因此需要

針對三聚氰胺執行科學性健康風險評估，以供制定三聚氰胺安全劑量與食品中的殘留量標準，以維護消費者健康安全為當時候非常重要的工作。

表 8-1　2008 年中國政府檢測嬰兒奶粉三聚氰胺含量(mg/kg)

	樣本數	平均濃度 (mg/kg)	中位數 (mg/kg)	最大值 (mg/kg)	濃度範圍 (mg/kg)
A	111	1,212	1,000	4,700	＜0.05~4,700
B	62	1,674	1,700	4,700	＜0.05~4,700

註：A：全部三鹿奶粉樣本；B：中國其他公司生產的奶粉樣本。定量極限：0.05 mg/kg。

於三聚氰胺事件發生時，不只台灣未制定三聚氰胺的安全劑量與食品中的殘留標準，連國際食品法典也無國際標準可供參考。當時國內衛生署與食品衛生處根據美國食品藥物管理局(U.S. Food and Drug Administration, US/FDA)於 2008 年根據 13 週的動物實驗結果(Melnick et al., 1984)，估算的暫行安全劑量 TDI 為 0.63 mg/kg/day (US FDA/CFSAN, 2008a)，制定三聚氰胺的殘留標準。為制定三聚氰胺的國際標準，WHO 於 2008 年 12 月在加拿大召開專家會議。當時專家會議建議流行病學資料尚無法進行劑量效應評估，就根據動物實驗數據利用基準劑量方法估算 $BMDL_{10}$ 為 35 mg/kg/day。因為三聚氰胺不具基因毒性，當時國際衛生組織未將三聚氰胺歸為致癌物，因此取安全係數 200 以估算 TDI 為 0.2 mg/kg/day (WHO, 2009)。因此加拿大衛生部(Health Canada; HC)就根據國際衛生組織專家會議建議 0.2 mg/kg/day 的安全劑量標準，假設嬰兒的體重為 5 公斤、每天食用嬰兒奶粉達 2 公斤，為保護嬰兒連續每天食用而健康不會受影響，因此嬰兒奶粉的三聚氰胺殘留標準訂為 0.5 ppm (Health Canada, 2008)。

當這個 0.2 mg/kg/day 的安全劑量標準一公告，國際仍有一些爭議，因為時間上有點緊迫，所以劑量效應關係評估，並沒有完全遵照基準劑量軟體使用手冊，將各種模式都模合過，因此以下就以三聚氰胺為例執行劑量效應評估與估算最高殘留量。

一、有害物質鑑定

根據文獻 Ames 試驗結果顯示三聚氰胺不具致突變性(EFSA, 2010)，1983 年美國國家毒理計畫(National Toxicology Program; NTP) (Melnick et al., 1984)執

行三聚氰胺急毒性、亞慢毒性、與兩年的慢毒性與致癌動物實驗。針對 F344 大鼠與 B6C3F1 小鼠執行 13 週的亞慢毒性實驗。針對大鼠與小鼠分別執實驗，將三聚氰胺與飼料混和餵實驗動物，分別餵以實驗動物，劑量分別為：0、6,000、12,000、15,000、與 18,000 ppm，每個劑量使用兩個性別的大與小鼠各 12 隻。結果顯示，在三聚氰胺處理的大公鼠，每個劑量都顯著增加膀胱結石發生率，且隨著劑量增加而發生率提高。大母鼠則在劑量 15,000 ppm 時，才能觀察到膀胱結石發生率顯著的增加，B6C3F1 小鼠則在劑量 12,000 ppm 時，才觀察到膀胱結石的發生率顯著增加。因此再針對大鼠執行劑量比較低的三聚氰胺亞慢毒性實驗，劑量分別為 0、750、1,500、3,000、6,000、與 12,000 ppm，每個劑量使用大公鼠與母鼠各 10 隻。結果顯示大公鼠在劑量 1,500 ppm 時膀胱結石的發生率顯著增加，而隨著劑量增加發生率顯著提高（表 8-2）。

　　而在兩年 104 週的慢毒性實驗，分別給予 F344 大公鼠：0、2,250、4,500 ppm，F344 大母鼠：0、4,500、9,000 ppm，及 B6C3F1 小鼠：0、2,250、4,500 ppm。實驗結果顯示，大公鼠膀胱結石的發生率在 4,500 ppm 三聚氰胺處理下顯著增加，與控制組比較，膀胱結石發生率統計上顯著的提高。大母鼠在兩年的三聚氰胺處理，結果顯示大母鼠的膀胱結石沒有顯著提高，但是觀察到腎臟慢性發炎發生率顯著的比控制組提高，並隨著劑量增加而提高，具劑量效應關係。由此可見三聚氰胺對大公鼠與大母鼠的標的器官不同，大公鼠的標的器官為膀胱，而大母鼠的標的器官為腎臟。小公鼠在兩年 2,250 與 4,500 ppm 三聚氰胺處理下，結果顯示與控制組比較，小公鼠的膀胱結石發生率非常顯著的增加，並隨著劑量增加急速增加。經同樣處理的小母鼠，卻未觀察到膀胱結石、與發炎的發生率顯著增加，小鼠也顯示三聚氰胺的效應具性別的差異性。

　　NTP 的動物試驗，結果顯示三聚氰胺可能會導致食量顯著減少、體重顯著降低、膀胱結石、結晶尿(Crystalluria)、存活率降低、腎臟結石或腎臟衰竭等效應(Melnick et al., 1984)。除此之外，當同時暴露三聚氰胺及其類似物三聚氰酸(cyanuric acid)，對於貓及狗等寵物會導致急性腎臟病變，在餵含三聚氰胺飼料的豬、貓及魚腎臟也發現三聚氰胺與三聚氰酸的結晶物(US FDA/CFSAN, 2008; Dobson et al., 2008)。雖然在摻雜三聚氰胺的嬰兒奶粉並未發現含三聚氰胺的類似物質，因此需要探討膀胱結石或是腎臟結石的作用模式，其實在 1985 年，就

曾就未斷奶的大鼠進行三聚氰胺結石的機制研究，發現結石的組成由三聚氰胺及蛋白質、微量的磷酸、草酸鹽及尿酸形成的結晶(Guan & Deng, 2016)。

以上動物實驗均顯示暴露三聚氰胺及三聚氰酸時會導致腎臟與膀胱等器官的危害，在流行病學研究主要是針對臺灣、香港、與中國因食用嬰兒奶粉而受到傷害的兒童進行的調查研究。在香港的流行病學研究調查中，針對 2008 年 9 月 25 日至 10 月 30 日，3,170 位平均 6.4 歲的孩童，因每日飲用兩次三聚氰胺牛奶且連續 1 個月以上，每次攝取量為 250~1,500 mL，進行橫斷研究(Cross-sectional study)。以超音波作腎臟結石的篩檢，並分析尿液樣本的三聚氰胺含量，結果篩出 8 位孩童有腎臟結石或腎臟有三聚氰胺沉積物，並估計三聚氰胺的攝取量約 0.01~0.21 mg/kg/day，遠低於美國 FDA 公告暫行的 TDI 為 0.63 mg/kg/day (Lam et al., 2008)。暴露高濃度三聚氰胺，則有明顯腎結石臨床症狀，Guan 等 2009 年的研究針對小於 36 個月的嬰兒，以問卷方式調查過去是否有暴露三聚氰胺以及是否出現不良健康影響，此外，也進行相關的臨床檢測，如尿液分析、腎功能、肝功能等以及超音波診斷。將暴露族群分為三組，分別為高暴露＞500 ppm, 中暴露＜150 ppm 及未暴露者。在 589 位研究對象中，僅 8 人未食用摻雜三聚氰胺的奶粉，有 50 位被診斷出腎結石，當中 112 人被懷疑有結石，其他 427 位無腎結石。此研究提出若暴露高濃度(＞500 ppm)三聚氰胺，則腎結石發生率為未暴露者的 7 倍，早產兒的腎臟結石發生率相對於足月出生者高 4.5 倍 (Guan et al., 2009)。

另外，在臺灣則針 1,129 名曾食用受三聚氰胺汙染奶粉的兒童進行超音波篩檢，將研究對象分為：食用含三聚氰胺超過 2.5 ppm 奶粉的高暴露組、含 0.05~2.5 ppm 三聚氰胺奶粉的低暴露組及控制組（三聚氰胺含量＜0.05 ppm）三組。結果顯示食用含有三聚氰胺奶粉為造成嬰幼兒腎結石的主要危險因子，在高暴露組有較高的腎結石發生率，且發生腎結石兒童的年齡均較未得腎結石兒童來的小，平均年齡均小於 3 歲，其平均暴露時間為 7.19 個月(Wang et al., 2009)。

根據上述文獻回顧的結果，顯示不論是根據動物實驗，或是人體流行病學研究結果，都觀察到的不良效應的主要標器官為腎臟。實驗動物在比較高劑量的三聚氰胺處理下，都觀察到神經、干擾荷爾蒙、與生殖發育等的不良效應

(Dorne et al., 2012)。而三聚氰胺在腎小管形成結石進而對腎臟造成傷害的作用模式(MOA)，目前認為是三聚氰胺與尿酸或尿酸鹽的物質形成結石，這種結石在 pH 越高時越容易溶解(WHO, 2009)。在體外實驗證實三聚氰胺與尿酸在酸性溶液 pH（<5.0)下才會形成結石，主要因為在 pH 值高於 5.5 時，三聚氰胺會溶於水與尿酸會水解成尿酸根離子(Grases et al., 2009)。不同物種的動物經三聚氰胺處理後，僅能檢查出少量的結石，因此很難分析這些結石的成分(Jacob et al., 2011; Puschner & Reimschuessel, 2011; Reimschuessel et al., 2009, 2010a, 2010b)。不過利用傅立葉轉換紅外光儀分析取自三聚氰胺受害嬰兒的結石，發現有三聚氰胺與尿酸成分，因此推論三聚氰胺在人體腎小管內可與尿酸形成結石(Grases et al., 2009; EFSA, 2010; WHO, 2009a, 2009b)。三聚氰胺在人體內形成結石則視其本身的濃度與尿液的成分而定（如 pH 值與尿酸含量），人因生理因素的關係相對於其他哺乳類動物，三聚氰胺比較容易與尿酸形成結石，主要原因是人體內的尿酸氧化酶(Urate oxidase)活性比較低導致人的尿液比較酸（pH 值比較低）。特別是新生兒的尿液比成人還要酸（pH 值更低），導致新生兒對三聚氰胺的暴露更為敏感，更容易結石(EFSA, 2010; Dorne et al., 2013)。

為探討三聚氰胺的致癌性，在兩年的慢毒性試驗中，大公鼠在最高劑量組(4,500 ppm)有移行上皮細胞癌(Transitional cell carcinoma, TCC)的發生率也顯著的增加(p<0.002)，進一步分析發現膀胱結石與膀胱腫瘤之間具有統計上的顯著相關(p<0.001)。小公鼠兩年試驗的結果是三聚氰胺導致膀胱急性與慢性發炎發生率顯著增加，雖有輕微良性上皮腫瘤發生率(Epithelial hyperplasia)，但對小公鼠與母鼠都缺乏統計上顯著增加(Melnick et al., 1984)。Ogasawara 等人在 1992 年進行三聚氰胺與三聚氰胺添加食鹽處理大鼠，餵食含 0%、0.3%、1.0 和 3.0% 三聚氰胺的飼料 36 週，而後隨即停止，改餵食不含三聚氰胺的飼料 4 週。結果顯示，經 36 週餵食後，再經過 4 週停止三聚氰胺處理後，TCC 與移行細胞乳突狀腫瘤(Transitional cell papilloma; TCP)都有統計上顯著增加。經進一步病理檢查，發現在含 3.0%三聚氰胺飼料餵食下，在統計分析顯示膀胱結石與腫瘤發生率有顯著相關(p<0.0065) (Ogasawara, et al., 1992)。另一實驗，將 F344 大公鼠分三組接受 0%、1%、與 3%三聚氰胺，結果顯示 TCC 與 TCP 都有統計上顯著增加。在 Ogasawara 等人的實驗同時以三聚氰胺和食鹽處理大公鼠，進一步

統計分析結果發現，隨著食入三聚氰胺比例下降和食鹽比例上升，有助於癌化跟結石情況的減輕(Ogasawara et al., 1995)。根據致癌試驗的數據，有充分的證據支持三聚氰胺對動物致癌，並與膀胱結石相關，但缺乏人體致癌資料佐證，所以國際衛生組織將三聚氰胺歸類為 2B 動物致癌物質(WHO, 2019)。

因三聚氰胺不具基因毒性，而動物與人體數據支持腎臟結石的作用模式為三聚氰胺與尿酸形成類石塊的複合物，因此三聚氰

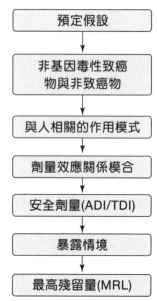

> 圖 8-2 根據動物實驗數據進行劑量效應評估以制定食品中三聚氰胺的 TDI 與 MRL 之流程

胺的致癌性具有安全劑量。因過去針對各種三聚氰胺的動物實驗得到的 NOAEL，則以 13 週的亞慢性試驗得到的 NOAEL 最低。因此過去國際衛生組織與歐盟 EFSA 都選擇這組數據以執行三聚氰胺的劑量效應評估，以估算三聚氰胺的 TDI 與估算 MRL。圖 8-2 為根據動物試驗數據估算 TDI 與 MRL 的流程，根據三聚氰胺導致結石的 MOA，實際上人因尿液比較酸與尿酸含量比較高，這個 MOA 與人相關(Boobis et al., 2008)。因為三聚氰胺在大鼠膀胱形成結石的 MOA 與人腎臟結石的 MOA 相關，所以可以根據動物試驗的數據進行劑量效應評估。而最敏感的 NOAEL 為大公鼠膀胱結石，需要進一步假設三聚氰胺會造成人體結石，但標的器官可以與實驗動物不同，加上 2008 年的三聚氰胺事件已證實人的標的器官為腎臟，因此人體的數據支持可以根據這個預定假設進行評估。因三聚氰胺為非基因毒性的致癌物質具有安全劑量，可以根據 13 週的亞慢性實驗數據，利用基準劑量方法執行劑量效應評估，以估算 $BMDL_{10}$。接著就可以估算 TDI，再根據國人飲食習慣與食物攝取量估算 MRL。表 8-2 將暴露量換算為每單位體重的三聚氰胺暴露劑量，再以基準劑量(US EPA BMDS v.2.1.1)軟體進行 $BMDL_{10}$，進而推算出成人三聚氰胺的 TDI。

國際根據 OECD 將 1984 年國家毒理計畫中動物實驗所使用飼料中的三聚氰胺濃度(ppm)，換算為暴露劑量(mg/kg/bw/day)，換算方法分述如下：

OECD 對每單位體重三聚氰胺暴露量之換算方法：

$$三聚氰胺暴露劑量(mg/kg/bw/day)$$
$$=\frac{平均每日飼料消耗量(kg/day)\times 三聚氰胺濃度(mg/kg)}{體重(kg)}$$

其中平均每日飼料消耗量為 23 g。以 12,000 ppm 飼料濃度為例，進行單位換算為 1,000 mg/kg/bw/day，換算如下：

0.023 kg/day × 12,000 mg/kg/0.276 kg＝1,000 mg/kg/bw/day

其他濃度依序推算出各組三聚氰胺暴露劑量，結果參考表 8-2。

表 8-2 OECD 根據三聚氰胺濃度換算暴露劑量

三聚氰胺濃度(ppm)	膀胱結石發生率	OECD 換算的劑量 (mg/kg/bw/day)[註]
0	1/10	0
750	2/10	63
1,500	5/10	126
3,000	7/10	252
6,000	9/10	504
12,000	9/9	1,000

註：OECD (1998)

當年 WHO 專家會議所提出的 TDI 就是根據這組數據進行模擬得到，但當年並未針對內建的九種模式作完整的模擬。因此在這裡也就以這組數據（表 8-2）為例，利用基準劑量軟體進行模擬與模合，以估算偏離點劑量。因數據屬於不連續型，樣本數為 10，所 BMR 取 10%，根據使用者手冊需要將內建的 Quantal-Linear、Multistage、Weibull、Gamma、Logistic、LogLogistic、LogProbit、Multistage-Cancer 與 Probit 等九種模式都需要模合，因此可以估算出九個 $BMDL_{10}$ 的偏離點劑量(POD)。詳細使用基準劑量軟體估算偏離點劑量的

方法，請參考第五章。模擬結果請見表 8-3，各模式模擬下的 P 值、模式模擬值與實驗值差的絕對值(Absolute value of scaled residue)、AIC 及 $BMDL_{10}$ 整理於表中。九種模式模擬結果 P 值都大於 0.1、模式模擬值與實驗值差的絕對值均小於 2.0，$BMDL_{10}$ 最大值為 41.0（Probit 模式估算結果）與最小值為 15.3（Multistage 模式模擬結果）相差於 3 倍之內，比較各模式 AIC 值，以 Quantal-Linear 模式模擬結果最小，所以建議選用 $BMDL_{10}$ 為 16.3 mg/kg/day。

基本上偏離點劑量可以選用 NOAEL 或是模式估算的 $BMDL_{10}$ 以推估安全劑量，根據整理目前三聚氰胺的毒理數據，顯示因為亞慢性的毒性試驗樣本只有 10，動物實驗作出的 NOAEL 為 63.5 mg/kg/day。NOAEL 會受實驗設計時所選用的劑量、實驗動物樣本數的大小、偵測不良效應的能力或敏感度等的因素影響，此外 NOAEL 判定，忽略不考慮劑量反應關係式的斜率，因此不確定性相當高。反觀經模式模合結果估算的 $BMDL_{10}$ 為 16.3 mg/kg/day，此值與 EFSA 於 2012 執行推估偏離劑量的結果，得到 $BMDL_{10}$ 為 19.0 mg/kg/day 相當接近(EFSA, 2012)。相較於 NOAEL 的限制，執行劑量反應關係評估的結果比較，也驗證不同單位或不同研究者根據相同的數據進行偏離點劑量的推估，估算結果非常接近。這結果也有別於早期劑量效應評估，使用不同的模式推估，結果會差異很大。

表 8-3 利用基準劑量軟體模合九種模式估算的 BMDL10 (mg/kg/bw/day)[註]

模式名稱	|Scaled residue|＜2	P-value	AIC	BMD	$BMDL_{10}$
Quantal-Linear	是	0.95	53.9	24.06	16.3
Multistage	是	0.91	55.7	29.40	15.3
Weibull	是	0.92	55.6	35.92	16.7
Gamma	是	0.93	55.6	35.60	16.7
Logistic	是	0.80	54.7	57.59	39.6
Log-Logistic	是	0.92	55.8	53.10	16.7
Log-Probit	是	0.948	55.6	54.08	18.0
Multistage-Cancer	是	0.91	55.7	29.40	16.6
Probit	是	0.77	54.9	57.20	1.0

註：基準劑量軟體 2-1.1 版。

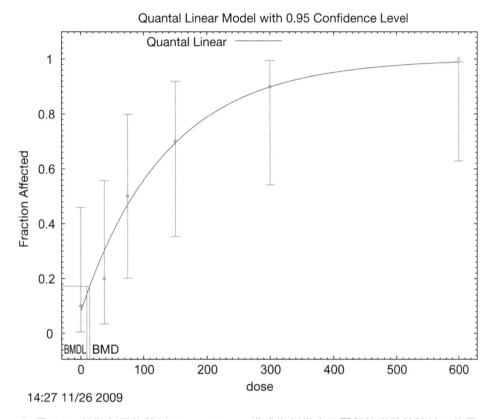

14:27 11/26 2009

❷ 圖 8-3　基準劑量軟體以 Quantal-linear 模式為例模合三聚氰胺導致膀胱結石的圖

　　當利用基準劑量方法進行劑量效應關係評估時，需要設定多大的基準發生率(Benchmark response; BMR)作為評估的基礎呢？在第五章的 5-5 與 5-6 節有詳細介紹，設定 BMR 為 10%的原因在於一般兩年長期慢毒性的動物試驗，使用的動物隻數為 50 隻。也就是樣本數為 50，這時候的統計分析方法的解析度約為 10%，也就是發生率額外增加 10%能夠得到統計上顯著差異。在基準劑量使用者手冊特別說明，僅有在兩種狀況下，BMR 可以設定小於 10%，第一種是樣本比 50 高，第二是在低劑量的發生率相對於對照組增加的很快(US EPA, 2019)。如果根據流行病學數據利用基準劑量方法進行估算，流行病學研究樣本數都很大，BMR 可以選用 1%、甚至 0.1%。

　　在得到 $BMDL_{10}$ 之後，接著就是估算安全劑量(ADI/TDI)，WHO 於 2008 年的專家會議取安全係數為 200，雖稱可以保護易感性比較高的嬰幼兒，因尿液比成人酸較，尿酸含量也比較高，但是未說明安全係數增加 2 的原因。基本上

使用亞慢性的動物數據進行劑量效應評估，如果受試物質的半衰期長，確實需要增加該物質在體內累積，而造成的長期試驗的效應。但是三聚氰胺的半衰期約 4 小時，不易在體內累積，因此並不需要作短期對長期效應影響的調整，因此 EFSA 取安全係數為 100。如此可以得到 TDI 取小數點下一位則仍為 0.2 mg/kg/day，這與本例子的結果非常相似。

這次執行評估的目的為食品安全決策單位制訂管理標準，也就是估算食品中三聚氰胺的最高殘留量(MRL)。因此根據 8-3 節的方程式估算 MRL。

$$\sum_1^n Dis(MRL_i) \times Dis(IR_i) < ADI \times Dis(BW)$$

根據這個方程式，需要每種可能含三聚氰胺的食物攝取量，如此估算 MRL 實際還蠻複雜，為了簡化估算 MRL 的過程，需要盡量將相似食物歸為一類。以美國 FDA 為例，就假設美國人每天食用三公斤的食物，其中一半 1.5 公斤含有三聚氰胺。因此 $MRL \times 1.5$ kg/day < 0.2 mg/kg/day $\times 70$ kg （美國人平均體重）。

$$MRL < 0.2 \text{ mg/kg/day} \times 70 \text{ kg}/1.5 \text{ kg/day} < 8.75 \text{ mg/kg} = 8.75 \text{ ppm}$$

所制定 MRL 為 2.5 ppm 應該可以接受，但是是否適用於嬰幼兒的食品，特別是早產兒是否適用呢？後來根據國人小於五歲兒童的數據執行再評估結果，證實兒童的 TDI 低於 0.2 mg/kg/day (Wang et al., 2011)。

二、風險特性化

因為三聚氰胺事件發生時，國際食品法典並未制訂標準，因此政府需要制定食品中三聚氰胺的最高殘留量(MRL)標準，以管理食品中三聚氰胺的含量。因此需要根據圖 8-2 的評估流程，估算 TDI 與 MRL，作為政府制定食品中三聚氰胺的最高殘留標準。因為三聚氰胺導致結石的 MOA 仍為三聚氰胺與尿酸形成的結石複合物，因人體尿液的酸度更酸、尿酸含量也比實驗動物高，因此 MOA 確實與人相關。此 TDI 乃根據亞慢性毒性試驗的數據，利用基準劑量方法估算。採用這組數據的主要原因乃因其 NOAEL 最低。其中潛在的不確定性

之一為兩年的慢毒性的小公鼠實驗，發現小公鼠在 0、2,250 ppm 與 4,500 ppm 處理下，膀胱結石發生率分別為 4%、85%、與 93%。因為這個實驗未得到 NOAEL，但是如果利用基準劑量方法估算 $BMDL_5$，應該也可以估算另外的 TDI。另外的不確定性為 $BMDL_{10}$ 的值，以相同的數據與根據相同方法模合，不同機關不同人執行評估結果數值仍有差異，這是否與不同版本的基準劑量軟體有關？基本上評估過程中所使用的預定假設，雖可能會高估風險，但因為有充分的嬰幼兒中毒數據支持，因此預定假設不會提高不確定性。

但因嬰幼兒潛在比較敏感，根據國內兒童因三聚氰胺結石數據執行的健康風險評估確實建議適用兒童的 TDI 應低於 0.2 mg/kg/day (Wang et al, 2011)，文章發表後隔年，國際食品法典於 2012 年修訂三聚氰胺的 TDI 為 0.08 mg/kg/day。即使降低 TDI，但是針對成人飲食習慣估算食品中的 MRL，結果並無影響。當然估算 MRL 最好根據國人飲食習慣，但是因逐項考慮變得很複雜，很難估算，另外在臺灣應該特別需要考慮食品容器溶出的含量。因此建議如果沒有特別需要考慮加嚴或放鬆 MRL 的食品項目，為簡單起見，可以學習美國假設國人每天攝取食物總量的一半含三聚氰胺，再利用機率風險評估方式估算，以 95%信賴區的 MRL 下限作為標準。根據新的 TDI，可見安全係數使用 10 倍考慮人與人之間的易感性差異，卻無法包含某些族群如嬰幼兒，特別是在美國 FDA 於 2008 年公告三聚氰胺暫行標準中，特別強調幼兒以奶粉為主食，特別是早產兒的腎臟功能發育尚未完成，10 倍的易感性差異無法評估這些易感族群(US FDA, 2008)。但是在製定食品中 MRL，臺灣目前分別考慮成人與嬰幼兒制定 MRL，應該是合理可以接受。

本節有部分內容摘錄自作者當年執行的三聚氰胺風險評估計畫，這份評估結果也協助完成衛生署食品衛生處委託執行的科技計畫的成果報告（衛生署，2009）。

總結

本章內容幾乎包含執行食品安全評估的主要內容，其中並澄清有害物質安全劑量標準與有害物質殘留標準的差別，另外也說明後市場調查與總膳食調查的用途，同時針對食品項目，就是否分為大項，或是需要分的很細？也稍作說

明，分的很多細項，不僅估算食物攝取量的不確定性高，作後市場調查的採樣分析將會很繁瑣，食品管理上可能會增加困難。其實這些觀念在風險評估與管理的架構下，都能提供完整的解釋。最後以三聚氰胺的 TDI 與 MRL 的估算為例，鑑定建構其 MOA 和鑑定與人的相關性，估算 TDI 與 MRL 的詳細過程，包含最後探討其不確定性，應該可以作參考。

一、問答題

1. 以三聚氰胺為例，曾有文獻根據三聚氰胺的亞慢性的大鼠實驗膀胱結石的結果，執行劑量效應評估，取 BMR 為 5%進行模合得到 $BMDL_5$，以估算三聚氰胺的 TDI。請評論此劑量效應評估結果。

2. 曾有文獻針對含三聚氰胺食品容器，模擬食品容器三聚氰胺的溶出量，請問針對此溶出量應該如何估算三聚氰胺的溶出標準？

3. 請比較後市場調查與總膳食調查的差異，並說明哪種調查結果適合食藥署與各縣市食品衛生單位進行食品安全管理使用？

4. 根據後市場調查與總膳食調查結果，舉一食品中有害物質為例，根據後市場調查的結果作暴露評估，結果可能低估暴露劑量。

5. 在雞蛋戴奧辛含量超過雞蛋的戴奧辛 MRL (3 ng/kg)的標準，請討論雞蛋的安全性。

二、選擇題

1. 根據食品安全衛生管理法所制訂的食品中有害物質的最高殘留量，代表的意義下列何者正確？(A)可以代表食品的安全性　(B)可以代表消費者真正的暴露劑量　(C)食品安全管理單位管理食品安全的法規標準　(D)作為安全與否的判斷標準　(E)以上皆是。

2. 做好食品安全工作的目的，下列何者敘述正確？(A)為維護食品的安全性　(B)為遵守食品安全衛生管理法　(C)為預防食因性疾病　(D)為維護食品良好品質　(E)以上皆是。

3. 根據下列哪個調查資料，進行暴露評估能反映出消費者真正的暴露狀況呢？(A)田間監測資料　(B)總膳食調查資料　(C)後市場監測資料　(D)工廠監測資料　(E)校園監測資料。

4. 根據下列哪個調查資料，適用於食品安全管理單位制定食品安全管理政策？(A)田間監測資料　(B)總膳食調查資料　(C)後市場監測資料　(D)工廠監測資料　(E)餐廳監測資料。

5. 最高殘留量的估算，是利用健康風險評估下列那個步驟呢？(A)有害物質鑑定　(B)劑量效應評估　(C)暴露劑量評估　(D)風險特性化　(E)以上皆非。

6. ADI 或是 TDI 是根據健康風險評估中的那一個步驟估算得到呢？(A)有害物質鑑定　(B)劑量效應評估　(C)暴露劑量評估　(D)風險特性化　(E)以上皆非。

三、是非題

1. 食品安全工作的目的在於預防食因性疾病。

2. 食品有害物質的安全性應該看有害物質的殘留量是否有超過最高殘留量的標準？

3. 食品中的化學物質，經查國際食品法典，並查無安全劑量與最高殘留量標準，所以應該是安全可以食用。

4. 利用總膳食調查的有害物質含量資料進行暴露與風險評估的結果，最適合於制定食品中有害物質的管理標準。

5. 利用後市場監測食品中有害物質殘留資料進行暴露評估，評估結果代表消費者真正的暴露劑量。

6. 根據田間監測農藥殘留資料資料，適用農政單位作農藥管理使用。

解答　二、CBCCB　三、○×××○

參考文獻

林信堂(2005)。從食品安全事件談風險評估及食品衛生管理的發展。*食品市場資訊*，*9*(94)。

衛生署食品衛生處委託執行的科技計畫的成果報告（衛生署，2009）。

Boobis, A. R., Doe, J. E., Heinrich-Hirsch, B., Meek, M. E. (Bette).

Munn, S., Ruchirawat, M., Schlatter, J., Seed, J., & Vickers, C. (2008). IPCS framework for analyzing the relevance of a noncancer mode of action for humans. *Critical Reviews in Toxicology, 38*, 87-96.

Chen, C. C., Wang, Y. H., & Wu, K. Y. (2013). Consumption of Bovine Spongiform Encephalopathy (BSE) contaminated beef and the risk of variant Creutzfeldt-Jakob disease. *Risk Analysis, 33*(11), 1958-1968.

Chien, C. Y., Wu, C. F., Liu, C. C., Chen, B. H., Huang, S. P., Chou, Y. H., Chang, H. H., Pan, C. H., Wu, W. J., Shen, J. T., Huang, C. H., Shiea, J. T., Hsieh, T. J., & Wu, M. T. (2011). High melamine migration in daily-use melamine-made tableware. *Journal of Hazardous Materials, 188*(1-3), 350-356.

Dorne, J. L., Doerge, D. R., Vandenbroeck, M., Fink-Gremmels, J., Mennes, W., Knutsen, H. K., Vernazza, F., Castle, L., Edler, L., & Benford, D. (2013). Recent advances in the risk assessment of melamine and cyanuric acid in animal feed. *Toxicology and Applied Pharmacology, 270*(3), 218-229.

EFSA (2008). Statement of EFSA on risks for public health due to the presence of melamine in infant milk and other milk products in China. *EFSA Journal, 807*, 1-10.

Grases, F., Costa-Bauza, A., Gomila, I., Serra-Trespalle, S., Alonso-Sainz, F., del Valle, J. M. (2009). Melamine urinary bladder stone. *Urology, 73*, 1262-1263.

Guan, X. F., Deng, Y. L. (2016). Melamine-associated urinary stone. *International Journal of Surgery, 36,* 613-617.

International Agency for Research on Cancer (2019). *IARC Monographs: Some chemicals that cause tumors of the urinary tracts in rats*. Lyon, France.

Liu, C. C., Wu, C. F., Chen, B. H., Huang, S. P., Goggins, W., Lee, H. H., Chou, Y. H., Wu, W. J., Huang, C. H., Shiea, J., Lee, C. H., Wu, K. Y., & Wu, M. T. (2011). Low exposure to melamine increases the risk of urolithiasis in adults. *Kidney International, 80*(7), 746-752.

Melnick, R. L., Boorman, G. A., Haseman, J. K., Montali, R. J., Huff, J. (1984). Urolithiasis and Bladder Carcinogenicity of Melamine in Rodents. *Toxicology and Applied Pharmacology, 72*, 292-303.

National Research Council (1994). *Sciences and Judgment in Risk Assessment.*

Puschner, B., Reimschuessel, R. (2011). Toxicosis caused by melamine and cyanuric acid in dogs and cats: uncovering the mystery and subsequent global implications. *Clinics in Laboratory Medicine, 31*, 181-199.

Reimschuessel, R., Andersen, W., Turnipseed, S., Karbiwnyk, C., Mayer, T., Nochetto, C., Rummel, N., Gieseker, C. (2009). Residue depletion of melamine and cyanuric acid in catfish and rainbow trout following oral administration. *Journal of Veterinary Pharmacology and Therapeutics, 33*, 172-182.

Reimschuessel, R., Evans, E. R., Stine, C. B., Hasbrouck, N., Mayer, T. D., Nochetto, C., Gieseker, C. M. (2010a). Renal crystal formation after combined or sequential oral administration of melamine and cyanuric acid. *Food and Chemical Toxicology, 48*, 2898-2906.

Reimschuessel, R., Evans, E., Andersen, W. C., Turnipseed, S. B., Karbiwnyk, C. M., Mayer, T. D., Nochetto, C., Rummel, N. G., Gieseker, C. M. (2010b). Residue depletion of melamine and cyanuric acid in catfish and rainbow trout following oral administration. *Journal of Veterinary Pharmacology and Therapeutics, 33*, 172–182.

US EPA (1992). *Guidelines for Exposure Assessment*. EPA/600Z-92/001.

US EPA (2019). *Benchmark dose software (BMDS) training: Introduction to benchmark dose modeling*. Retrieved from http://www.epa.gov/ncea/bmds /training/

US FDA/CFSAN (2008). *Interim safety and risk assessment of melamine and its analogues in food for humans*. Retrieved from http://www.cfsan.fda.gov/~dms/ melamra.html

Wang, I. J., Chen, C. C., Chan, C. C., Chen, P. C., Leonardi, G., Wu, K. Y. (2011). A hierarchical Bayesian approach for risk assessment of melamine in infant formula based on cases of related nephrolithiasis in children. *Food Additives & Contaminants: Part A: Chemistry, Analysis, Control, Exposure & Risk Assessment, 28*(4), 384-95.

Wang, Y. H., Wu, C. F., Liu, C. C., Hsieh, T. J., Tsai, Y. C., Wu, M. T., Chen, C. C. (2020). A probabilistic approach for benchmark dose of melamine exposure for a marker of early renal dysfunction in patients with calcium urolithiasis. *Ecotoxicology and Environmental Safety, 1*(200), 110741. doi: 10.1016/ j.ecoenv.2020.110741.

WHO (World Health Organization) (2009). *Toxicological and health aspects of melamine and cyanuric acid*. Report of a WHO expert meeting in collaboration with FAO. Supported by Health Canada.

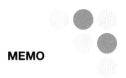

環境健康風險評估

本章大綱

楔 子

　　本章主要為健康風險評估應用在評估環境汙染物對人健康的影響，據說健康風險評估於 1992 年首度被引進臺灣，目的就是用在環境決策。經過近 30 年了，健康風險評估隨著科學的進步，在國際上，評估環境汙染物對人體健康危害風險的內涵已有相當的進步。尤其國內面對環境決策的困境，應該尋求解決方案，理應整合最佳科學資訊執行高科學性的評估，奠基解決經濟發展與環境保護的爭論。因此希望本章的內容有助於國內執行高科學性的健康風險評估，藉由資訊透明公開，不只充分的與關心的團體和民眾溝通，同時也需要幫助決策者了解健康風險評估的限制與不確定性。一份高科學性（高品質）的健康風險評估，方能取信於社會大眾，如此才可能進行有效率的風險溝通與科學決策。如能達到這個目的，則是社稷之福，也是本書最重要的目的。因此閱讀本章時，如有必要請回顧前面幾章的內容。

9-1　前言

　　在第一章就說明環保署幾乎每個局處都需要使用健康風險評估作為制定政策的參考，從早期的毒管處篩選分類毒性化學物質起，接著首先入法的是土壤地下水汙染防治與整治法，後續接著環境影響評估法，與空氣汙染防制法等。民眾為什麼關切環境問題呢？最重要的還是擔心汙染物對健康的影響，所以根據健康風險評估作決策，最能直接回應民眾的關切事項。過去十多年來看到最為爭論的議題還是在環境影響評估（簡稱環評）與有害空氣汙染物的管理上，其中環評的健康風險評估也已執行相當長的一段時間了。然而新投資案偶爾仍在執行健康風險評估後，反而引起社會的爭論。為何如此呢？表面上看來問題在於如何根據評估結果進行與民眾的溝通與根據評估結果作決策，其實最基本的問題在於健康風險評估的客觀性、專業性、與科學性。

　　如果溝通與決策都只看最後健康風險的高低，例如曾經發生過有位決策者說因為致癌風險低於百萬分之一所以就是安全無疑，溝通時也是告訴民眾相同的數據。這樣的溝通與決策流程與方式反而會陷健康風險評估於萬劫不復之地，導致社會普遍對健康風險評估產生不信任。當然要建立一個具公信力的決策流程，首先就須要能執行一份專業與科學性高的健康風險評估，也就是需要仰賴一份優質的健康風險評估報告（請參考第七章最後一節）。也希望決策單位能重視健康風險評估報告的品質，也希望決策者在作決策前，能了解一份健康風險評估在執行過程中究竟有什麼限制？有什麼不確定性？特別是民眾關心的事項與不確定議題，是否將民眾關切的事項納入評估？

　　環境健康風險評估就是整合當時最佳科學資訊，執行系統性的推估預測環境汙染物對人體健康影響的程度或機率，在評估預測的過程需要利用許多科學數據與數學模式以模擬汙染物在各種介質的傳輸。評估結果必然受到選擇的情境、收集與選用的數據、模式、與參數的影響，因此需要交待選用這些情境、數據、模式、與參數的理由與科學原則，在整個過程中都要遵守一致性的原則。尤其在評估過程使用的數學模式常常從國外引用，前提假設也許可以符合，但是模式中設定的參數常常是根據模式建立者在當地收集的數值。如果在臺灣利用這種模式，仍然根據這樣的模式參數模擬，究竟模擬結果代表的意義

為何呢？引進模式時是否已經過驗證？驗證結果為何？根據這樣的數據進行健康風險評估結果，究竟會高估或低估對國人健康危害的機率呢？這些問題在溝通時，要有人能拿出科學證據向關心的大眾解釋清楚，這是權責單位在決定要執行健康風險評估時，就應該作好準備，如果未作準備，將會徒增爭論。

記得多年前曾經有位地方環保單位的主管私下曾說：「致癌風險要低於百萬之一，那還不簡單。」這是實話，因為只要作某些假設或調整模式的參數，就可以讓環境汙染物對人體健康造成危害的機率低到風險可以忽略的地步，也就是沒有影響的意思。因此請權責單位要注意審查健康風險評估報告，也鼓勵從事健康風險評估者秉持科學原則與原理，執行一份高科學性的健康風險評估，才能開創健康風險評的專業。

健康風險評在環境的應用上，將以在環境影響評估的應用為例做介紹，因評估的架構與內容也可以用在有害空氣汙染物的健康風險評估，故內容也可以作為執行有害空氣汙染物健康風險評估的參考。為預防投資案在興建運轉後對環境的影響，需要評估投資案對環境的影響（簡稱環評）報告，並經環保署審查通過後，方可申請執照興建與運轉。但有一些投資案在興建中或是運轉過程，對其周遭民眾健康可能有危害之虞，在民眾關切之下，終於在 2010 年，環保署終於將環境健康風險評估正式納入環評過程。其實最早被要求執行環境健康風險評估的開發投資案為大型焚化爐興建案，第一次正式在環評過程中，被環評委員要求在營運前要補作環境健康風險評估的案子，則為 2005 年中部科學園區第三期開發案。而正式納入環境健康風險評估則為國光石化案，環保署並於 2010 年 4 月 9 日正式公告環境健康風險評估技術規範。因此本章就以環評的環境健康風險評估為例，說明健康風險評估在預防環境保護的應用。

在環評中執行環境健康風險評估，執行者應該要根據環保署公告的健康風險評估技術規範，此規範基本上仍參考美國環保署有害廢棄物燃燒設備風險評估規範撰寫而成(US EPA, 2005)，美國環保署公告這份規範的目的在於評估過程與資訊要透明公開，確保科學資訊利用的一致性，希望能協助執行健康風險評估者、審查環評的委員、風險管理者、與負責風險溝通等人員。原理上為一多途徑暴露(Multi-pathway)與特定位置(Site-specific)的健康風險評估，考慮從汙染源排放或有害物質逸散(Compounds of potential concerns; COPCs)後藉著傳輸到

受體，經暴露而可能對受體造健康危害的機率，在概念上，評估過程需要整合環境工程、環境科學、暴露評估、毒理學、與流行病學等領域的專業知識，請參考圖 9-1。這是特定位置風險評估(Site-specific risk assessment)最常見的案例，在歐洲又稱為風險評估在工業的應用。進一步可以將此概念流程轉變成實際評估步驟流程，請參考圖 9-2，此評估流程根據美國環保署公告的有害廢棄物燃燒設備健康風險評估規範(US EPA, 2005)。詳細內容包含有害物質的排放與洩漏評估(Release assessment of COPCs)、選擇模擬 COPCs 傳輸模式、建立暴露情境(Exposure scenarios)、估算各介質中 COPCs 含量、評估暴露劑量、風險特性化、與不確定性分析等步驟（圖 9-2）。因此 9-2、9-3、與 9-4 節就按照這個流程介紹 COPCs 的排放與洩漏評估、暴露情境與暴露評估、與風險特性化。

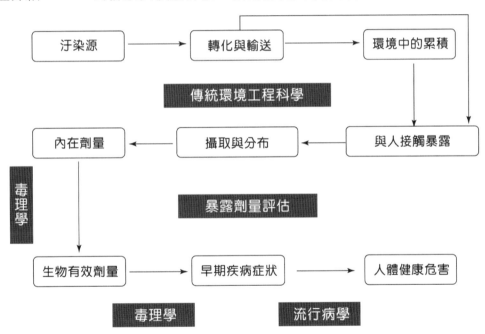

● 圖 9-1　從汙染物排放經傳輸、受體接觸暴露、至疾病發生的概念流程

排放與洩漏評估

1. 基本設施資料　2. 鑑定可能對人體健康造成危害的物質(COPCs)
3. 各種排放及洩漏資料（煙囪、相關機械設備、故障、或意外）

數學模式模擬

1. 設施附近環境描述
　　（地面高度、土地使用、建築分布高度等）
2. 空氣擴散與沉降模擬(ISCST3)
3. 地下水模擬　4. 氣象資料與水文資料

選定暴露情境

1. 描述暴露設定（在6公里內土地最近或
　者是未來的利用、水源或河川、醫院、
　托兒所、幼兒園、小學、養老院、公園
　等）
2. 考慮特殊暴露（小孩、醫院、養老院）
3. 暴露的位置與數學模式中的座標

計算各介質中有害物質(COPCs)濃度

1. 空氣中的COPCs濃度　2. 土壤中的COPCs濃度
3. 地面上及地面下農產品中的COPCs濃度　4. 水與各種海鮮魚類產品的COPCs濃度
5. 家畜、家禽相關產品的COPCs濃度

估算暴露劑量

1. 計算單位時間暴露劑量　　2. 估計暴露頻率　　3. 各介質單位時間攝取量
4. 估計暴露時間　　　　　　5. 平均開始暴露時間　6. 居民體重分布

健康風險特性化

1. 計算致癌風險　　　2. 估算非致癌危害商數　　3. 估算直接呼吸暴露的急性
　　　　　　　　　　　　　　　　　　　　　　　效應指數

詮釋不確定性

1. 描述各種不確定性的來源　2. 定性風險不確定分析　3. 定量風險不確定分析
4. 討論降低不確定性的方法

❷ 圖 9-2　執行特定場址設施排放汙染物健康風險評估的流程

9-2　COPCs 的排放與洩漏評估

　　首先根據投資案的產能設計與製程設備配置圖，收集基本設施、設備、元件、與運轉條件等資料，同時收集製程原物料、製程造生產的中間產物與副產品、最終產品、與廢棄物等資料，接著根據製程條件與前面各種物質的物理化學性質，判斷這些物質可能排放或逸散的管道與元件。收集這些可能排放或逸散物質的各種毒理與流行病學資料，鑑定哪些物質潛在可能對人體造成危害，又稱為潛在關切的物質(Compounds of potential concerns; COPCs)。鑑定COPCs，請參考第三與四章，除了鑑定每個化學物質會造成哪一種危害，也需要建構作用模式。以焚化爐為例，最重要的有害物質為戴奧辛與致癌性的重金屬。曾經有一爭論案例，不鏽鋼材中含有鉻，六價鉻為致癌物質，利用不鏽鋼為原料製造其他產品，如此是否需要針對不鏽鋼中的鉻執行健康風險評估呢？根據 COPCs 的定義，鉻潛在對人體健康會造成危害，為一 COPCs，接著根據不鏽鋼中鉻的物理化學性質，判斷鉻經空氣排放量應該很少，如此則經傳輸與人接觸的機會更低，對人的健康造成危害的機率就微乎其微。

　　接著針對這些 COPCs 需要收集單位時間排放量或逸散量，又稱排放速率(Emission rate)，或是收集排放係數與活動強度以估算排放速率。當然經由管道或煙道排放比較容易估算，如果經由設備元件逸散則不容易估算。特別是化學工廠的設備元件數量多而且複雜，最難估算排放速率。針對經空氣排放的COPCs，估計時需要設備配置圖，如果有設備元件的本土排放係數應該優先使用，如果沒有則建議使用美國環保署公告的排放係數(US EPA, 1995)。並且要考慮製程條件異常時，工廠常會停止運轉，或是工安事件發生時，COPCs 意外大量排放。一般製程意外停車(Process upset)在美國環保署規範是以正常排放量的10 倍作估算，建議取 5%發生頻率(US EPA, 2005)。工安事件導致 COPCs 的大量排放，理論上應該利用製程安全評估的數據，但實際執行確實有困難估算工安意外的 COPCs 的排放量。但就經廢水排放的 COPCs，過去曾有地方環保單位對某一石化廠區排放廢水採樣分析，鑑定出近百種有機汙染物，但缺乏系統性的建立排放量或排放係數，因此估算困難。因在執行環評階段，投資案尚未

開始興建，不可能拿得到實際產量與有害物質排放量資料，即使拿到這些數據，也存在相當高的不確定。在正常操作狀況下，建議應該以高端暴露的情境(High-end exposure scenario)，也就是應該以製程設計的最高產能下的排放量、甚至使用理論估算的最高排放量進行評估，工安意外建議以毒性最高的 COPC 在最大排放量下進行評估。

　　當然在環評階段排放汙染物與排放量的估算僅能理論推估或是根據類似廠放估算，但是在美國環保署有害廢棄物燃燒設備健康風評估規範中(US EPA, 2005)，為了確保投資案在營運過程的有害汙染物排放量能符合法規，特別規範試車採樣(Test performance)。經由試車採樣（含汙染防治設備運轉下）估算有害汙染物的排放量，採樣內容應該根據最大產能設計採樣分析以估算有害汙染物的排放量。另外為執行急毒性健康風險評估的需求，建議做最高排放量測試，也就是製程設備意外停止運轉狀況下，含測試在汙染防治設備故障，繞開汙染防治設備管線(Bypass)下，短時間（一小時）有害物染物的最大排放量。甚至在試車過程，建議根據製程安全評估結果，試著估算在最大產能下，因工安事件造成有害汙染物短時間最大排放量。這些結果將可以驗證執行健康風險評估過程中估算 COPCs 排放量的正確性，並提供未來作為必要的緊急應變的參考，這些資料很珍貴應建立資料庫，以供未來執行新投資案的健康風險評估參考使用。

9-3　傳輸模擬與暴露評估

　　這一節的主要內容包含選用傳輸模式、建立暴露情境、與暴露評估等，以下就分別就這幾項內容作比較詳細的描述與討論，因受篇幅限制，建議想要深入了解者，不妨參考美國的規範(US EPA, 2005)。

一、選擇模擬 COPCs 傳輸模式

　　COPCs 主要可能經由空氣排放或廢水排放，雖然也可能經由固體廢棄物排放，但只要固體廢棄物妥善處理，其含的 COPCs 對環境與人體危害機率相對低很多。因此在選擇 COPCs 的傳擬模式時，主要是以探討經空氣與廢水排放為

主。先討論經空氣排放傳輸 COPCs，不論經煙道或是元件逸散，會經大氣擴散傳輸而沉降，美國環保署與臺灣環保署建議使用工業複合式排放源短期擴散模式(Industrial Source Complex Short-Term Dispersion Model; ISCST3) (US EPA, 2005；環保署，2010)，此模式基於高斯模式，考慮氣候條件，適用於模擬非反應性的空氣汙染物，可以用於模擬點、線、面排放源的汙染物擴散，並可就簡單與複雜地形分別模擬，可以估算汙染物的乾沉降(Dry deposition)與濕沉降(Wet deposition)。相對而言這個模式軟體容易取得，容易使用，並已廣為使用。

另外因考慮時間平均劑量對維護健康的意義不同，取不同時間平均劑量以評估風險，根據過去 5 年氣候條件，逐年模擬的最高年平均氣態與懸浮微粒汙染物濃度以估算直接呼吸暴露劑量，與最高年平均氣態與微粒中汙染物的乾濕沉降量，供估算在各介質中汙染物濃度，以估算間接暴露劑量；急毒性風險則取根據過去 5 年氣候條件，作每小時模擬的最高小時平均氣態與微粒中汙染物濃度，以估算直接呼吸暴露劑量。這之間的時間單位差異，會造成極大不同的電腦模擬的負荷。但主要原因為選取高端暴露或是合理最高暴露(Reasonable maximum exposures; RME)的情境濃度，以期望評估的結果能夠維護民眾的健康。急毒性以小時為基礎進行評估，其理由乃在於保護民眾免於因短時間高濃度的暴露造成的健康危害。

在模擬空氣汙染物沉降後，汙染物會在環境中各介質傳輸，因此在利用擴散模式模擬空氣汙染物的擴散沉降後，接著需要使用多介質的傳輸模式模擬汙染物在各介質的傳輸。因汙染物在環境介質的傳輸非常複雜，最簡單的方式就是假設在兩介質的接觸面達到近乎平衡狀態(Pseudo-equilibrium)，以簡化多介質模式。另外有些模式進一步假設在每個介質的汙染物濃度接近穩態(Pseudo steady state)，以簡化數學模式，每個介質汙染物濃度就不再隨著時間變化。經由簡化模式，可以減少參數的數目，複雜的模式則需要比較多的參數。這是執行模式模擬時，魚與熊掌無法兼得，選擇複雜模式可以考慮汙染物在介質中汙染物濃度隨時間的變化，但是就需要比較多的模式參數。參數越多的模式就越難本土化與驗證，因這些模式都是在國外發展而引進臺灣，模式參數也就根據外國的參數，簡化的模式參數比較少比較容易使用、本土化、與驗證。雖然引

進臺灣的模式，其參數也不一定要完全本土化，至少應驗證使用國外參數模擬結果與實測值之間的差異。當然最好是能合理高估介質中汙染物濃度與合理的高估風險，這樣應該可以接受。例如目前網路上或是市面上有多種的多介質模式，選擇一個適用的模式將有助於執行評估。選擇的條件則需要參考每一個模式的基本假設與適用範圍，盡量接近評估場址的現狀。因本章探討的主要是以新投資案的興建對周遭民眾的影響，興建完成至少應可運轉三、四十年，因此可以看作汙染物質長期排放，在環境各介質達到接近穩態不隨時間改變的假設。

二、建立暴露情境

有數學模式可以模擬汙染物傳輸後，接著就需要討論模擬的內容，模擬的內容則視暴露情境而定。因此首先需要根據汙染物本身的物理化學性質與受體生活習慣與身處的環境，建構受體的暴露情境。在美國環保署的規範中(US EPA, 2005)特別針對農夫與農夫小孩、漁民與漁民小孩、一般居民與其小孩分別建立暴露情境，在臺灣，建議還是以投資案的選址附近環境，探討可能暴露對象（受體；receptors）以建構暴露情境。

如以汙染物的物理化學性質來分類，可以分為揮發性有機汙染物、半揮發性有機汙染物、與重金屬汙染物。半揮發性有機汙染物與重金屬因沸點高，在室溫下常以液態或固態存在。因此在自煙道排放後，半揮發性有機物可能慢慢會附著在懸浮微粒上，重金屬可能除汞外，存在氣態的比例相當低，多數都已存在懸浮微粒中而容易沉降，故主要是藉飲食途徑經口腔暴露。因此多介質模式模擬以估算農作物、魚與水產、與家禽和家畜體內組織的含量，而經呼吸途徑的暴露劑量相對於總暴露劑量所占的比率小於 5% (Cangialosi et al., 2008; de Titto & Savino, 2019)。如果是揮發性汙染物，則以呼吸途徑暴露為主，附著在微粒的比例低。

另外環境因素也很重要，以一般垃圾焚化爐排放戴奧辛的健康風險評估為例，往往根據高端暴露或合理的最高暴露(RME)的假設，請參考表 9-1。如果焚化爐所在地，不一定有農夫或漁民，主要是居民，例如位在都會區的焚化爐，作終生每天食用焚化爐附近土地種植的農作物與飼養的家禽家畜的肉品與牛

奶，與每天會誤食土壤(Price et al., 1996)等假設暴露途徑不一定適當使用這些假設情境，評估位在臺灣的大型垃圾焚化爐排放戴奧辛的健康風險，可能值得討論。建議還是要看焚化爐座落的地點與其鄰近的環境，例如位在臺北市內湖區的焚化爐，作這樣的假設可能會過度高估風險。

在執行環境風險評估，一般空氣擴散模擬考慮 10 公里的範圍，如果鄰近有水域，應考慮汙染物沉降在水體後的傳輸，最遠可以考慮到 50 公里的範圍。建立暴露情境一般會考慮高端或 RME 暴露的情境，根據年度平均最高沉降量的網格點，進行多介質模式模擬，以合理估算高端風險。同時也需要考慮敏感族群，嬰幼兒、小孩、孕婦、與慢性病者，敏感族設施如場址附近有無育幼院、托兒所、幼兒園、小學、醫院、與養老院等。如有都市計畫，需要說明附近的土地未來的用途，應該避免敏感族群聚集的設施用途。在模擬空氣汙染物擴散時，特別是在模擬評估急毒性時，則需要將敏感族群設施的座標作標示，當作一個獨立網格單獨模擬評估，如評估基因毒性致癌物則需要針對不同年齡層作加權（雖然在美國環保署在規範中說明還在研討適當的加權方法），針對具安全劑量的有害汙染物則需要考慮身體已有疾病者比較敏感的問題(Wang et al., 2020)。

針對受體則建議至少應該分小孩、特殊敏感族群、與成人個別評估暴露與風險，需要評估的暴露情境，請參考表 9-1 (US EPA, 2005)。

針對評估急毒危害效應風險時，需要利用空氣擴散模式，根據當地環境土地的實況，選擇模擬的範圍，設定模擬的網格。考慮各種有害汙染物排放的情境，除了正常操作條件，考慮意外停車大量排放有害物染物的情境，與重大工安事件意外大量排放有害汙染物的情境。模擬高端風險與最壞暴露情境(The worst case scenario)下的排放量，包含(1)每小時最高平均氣態汙染物濃度；(2)每小時最高平均空氣中液態或固態（微粒）汙染物濃度；(3)每小時最高平均汙染物附著在空氣懸浮微粒的濃度。執行急毒性風險只考慮短時間直接呼吸暴露，不考慮其他短時間間接途徑暴露。

暴露途徑	農夫	農夫小孩	居民	居民小孩	漁民	漁民小孩	急性暴露
直接呼吸暴露氣態與粒狀汙染物	要	要	要	要	要	要	要
意外吃進土壤	要	要	要	要	要	要	不要
喝來自汙染水源的飲用水	要	要	要	要	要	要	不要
吃自家種的農產品	要	要	要	要	要	要	不要
吃自家飼養生產的牛肉	要	要	如評估範圍內有養牛				不要
喝自家飼養生產的牛奶	要	要	如評估範圍內養乳牛				不要
吃自家飼養生產的雞肉	要	要	如評估範圍內有養雞				不要
吃自家飼養的雞下的雞蛋	要	要	如評估範圍內養蛋雞				不要
吃自家飼養生產的豬肉	要	要	如評估範圍內有養豬				不要
吃自家飼養生產的魚肉	如評估範圍內有養魚				要	要	不要
喝母乳	*	不要	*	不要	*	不要	不要

表 9-1　針對不同受體需要考慮評估的暴露途徑

*指評估焚化爐排放戴奧辛時需要評估嬰幼兒喝母乳而暴露戴奧辛的途徑。

　　估算暴露劑量：這時候應該根據暴露情境分別估算暴露劑量，請注意應配合致癌係數或是安全劑量仍根據潛在劑量估算暴露劑量，故估算的劑量為潛在劑量。如果估算內在劑量，則因吸收效率永遠小於 1，會因低估暴露劑量而低估風險，在此要特別注意。如果使用多介質模式，若該軟體已將不同途徑的致癌係數或按全劑量，作過途徑外插換算成不同暴露途徑的單位，像呼吸途徑，甚至已不需要計算暴露劑量，因此建議一定要了解軟體的內建致癌係數與安全劑量。考慮的暴露情境，首先估算經呼吸暴露於基因毒性致癌物質的濃度，計算公式如下：

$$EC_{air} = \frac{C_{air} \times EF \times ED}{AT}$$

註：EC_{air} 為經呼吸途徑暴露的終生每天平均濃度(mg/ m³)；C_{air} 利用 ISCST3 模式以過去 5 年的氣候條件，模擬每年最高氣態與微粒中汙染物濃度作為空氣濃度（如 mg/m³）；EF 為受體暴露頻率(天／年或小時／天)；ED 為受體暴露期間（年）；小孩為 6 年、居民與漁民為 30 年、農夫為 40 年；AT 為受體平均時間（對致癌物為 70 年；非致癌物質等於暴露期間，代表平均餘命）。

如經口腔暴露基因毒性與致癌性的汙染物，則暴露劑量可以用以下公式估算：

$$LADD_m = \frac{C_m \times IR_m \times EF \times ED}{BW \times AT}$$

註：$LADD_m$ 為經介質 m 途徑暴露的終生每天平均劑量(mg/kg/day)；IR_m 為受體每天攝取 m 的量（公斤／天；kg/day）；C_m 為經多介質模式模擬預測某介質 m 含有害汙染物的濃度（如 mg/kg），但對於土壤中致癌物濃度則取整個暴露期間平均濃度。

　　因為致癌風險評估，根據空氣擴散模式 ISCST3 模擬的年度最高平均氣態與微粒中汙染物濃度(C_{air})估算暴露劑量，因執行 RME 暴露評估，在公式中至少應該有兩項取 95%信賴區間的上限，或是執行機率評估，將公式上每個暴露因子都代入一個統計分布，結果取 95%信賴區間上限的 EC_{air}。如果使用多介質模式模擬介質的汙染物含量也可以得到濃度的分布，多數的多介質模式都應該有內建這個功能，模擬結果應該都可以得到 $LADD_m$ 的統計分布。就如第七章所探討，如果評估的汙染物為揮發性有機物，不易累積在各種介質中，暴露期間就等於投資案的運轉時間，在臺灣對一般居民取 30 年可能不夠長，因為運轉時間可能超過 30 年。但是評估的汙染物為半揮發性有機物或重金屬，則容易在介質中累積，尤其是土壤與生物體，則暴露期間可能要看暴露途徑，在投資案結束運轉後，已經不會有經直接呼吸空氣暴露的途徑，但是要看汙染物在土壤中的半衰期而定。像戴奧辛半衰期很長，誤食土壤、食用農作物、吃牛肉、豬肉、雞肉、雞蛋、與喝牛奶或母奶的暴露途徑還繼續存在，這些途徑的暴露期間就應該等於平均時間。

　　估算直接呼吸暴露非致癌性或是非基因毒性致癌物的暴露濃度(EC_{air})與評估基因毒性致癌物公式相同，如下：

$$EC_{air} = \frac{C_{air} \times EF \times ED}{AT}$$

註：EC_{air} 為經呼吸途徑暴露的終生每天平均濃度(mg/ m^3)；C_{air} 利用 ISCST3 模式以過去 5 年的氣候條件，模擬每年最高氣態與微粒中汙染物濃度作為空氣濃度（如 mg/m^3）；EF 為受體暴露頻率（天／年或小時／天）；ED 為受體暴露期間（年）；小孩為 6 年、居民與漁民為 30 年、農夫為 40 年；AT 為受體平均時間（代表從暴露至疾病發生的時間，等於暴露期間）。

評估經口腔暴露有害汙染物劑量，可以根據以下公式估算：

$$ADD_m = \frac{C_m \times IR_m \times EF \times ED}{BW \times AT}$$

註：ADD_m 為經介質 m 途徑暴露的每天平均劑量(mg/kg/day)；IR_m 為受體每天攝取 m 介質的量（公斤／天；kg/day）；C_m 為經多介質模式模擬預測某介質 m 含有害汙染物的濃度（如 mg/kg）；但對於土壤中非致癌物或是非基因毒性致癌物的濃度為最高的年平均濃度。

前面的計算公式是用評估長期暴露的情境與劑量，但是評估短期暴露的情境，主要考慮直接呼吸暴露。主要是根據最高小時的平均空氣中汙染物濃度，包含各種設備排放有害汙染物的最高排放濃度。根據過去 5 年的氣候條件，模擬得到的每小時最高平均氣態有害汙染物濃度(C_v)、與每小時最高平均有害汙染物微粒濃度(C_p)、或每小時最高平均有害汙染物附著於微粒濃度(C_p)。急性直接呼吸暴露考慮直接經呼吸暴露於氣態與微粒中有害汙染物濃度的總和，也就是 $C_{acute} = F_v \times C_v + (1 - F_v) \times C_p$；其中 F_v 代表氣態有害汙染物的比例，如果汙染物（除了汞以外）為重金屬 F_v 取 0；如果是有害汙染物為元素汞，$C_{acute} = F_{(HgO)} \times C_v + (1 - F_{(HgO)}) \times C_p$，$F_{(HgO)}$ 為 0；如果有害汙染物為二價汞 $C_{acute} = F_{(Hg^{2+})} \times C_v + (1 - F_{(Hg^{2+})}) \times C_p$，$F_{(Hg^{2+})}$ 為 0.85。評估的對象為場址周遭民眾，不包含廠內工作人員。

9-4　估算風險

根據風險特性化的定義，就是整合前面的有害物染物鑑定與暴露評估結果，針對網格中的受體估算致癌風險與危害商數(Hazard quotient; HQ)，並完整的描述評估的不確定性與限制。所在美國環保署的這份有害廢棄物燃燒設施健康風險評估規範中，將風險特性化與限制和不確定性分開兩章撰寫(US EPA, 2005)，因此本章就將風險特性化用 9-4 與 9-5 兩節來討論。本節講的風險特性化其實只是估算風險，因此標題上就直接使用估算風險。為了估算風險就需要針對每一暴露途徑，執行點估算或機率評估以估算致癌風險與危害商數；估算致癌風險則根據 9-3 節估算終生平均每天暴露劑量(LADD)的結果，得到單一高端(High-end)暴露劑量，可以乘以致癌係數以估算高端致癌風險。如果利用蒙地

卡羅模擬方法，得到 LADD 的統計分布，直接乘以致癌係數則得到致癌風險統計分布，取其 95%信賴區間作為該暴露途徑的高端致癌風險。其中有害汙染物的致癌係數或是參考劑量，建議可以參考美國環保署公告的資料，或是根據第五章介紹的方法利用基準劑量方法估算之。

經呼吸暴露的致癌風險＝暴露的空氣濃度(EC)×單位濃度風險(URF)

暴露濃度等於空氣中氣態有害汙染物濃度加上空氣微粒中有害汙染物濃度，這個單位濃度致癌風險是經由途徑外插估算而來，基本假設為經呼吸途徑暴露的汙染物的吸收效率為 50%。

經口腔暴露的致癌風險＝LADD×CSF

CSF 為致癌係數(Cancer slope factor)，可以參考美國環保署公告的致癌係數，也可以參考第五章的估算致癌係數的方法。

另外需要特別說明針對不同人生階段(Life stage)作加權，特別是針對具基因毒性作用模式的致癌性汙染物，但要如何作加權？在這份規範尚未說明，應該在未來新版的規範中應該會說明。

如果是多途徑的暴露，則總致癌風險等於個別途徑的致癌風險總和。如果依受體暴露多種基因毒性致癌性汙染物，則累積致癌風險(Cumulative cancer risk)等於各種汙染物的總致癌風險之總和。如果受體同時暴露於多種汙染源排放的基因毒性致癌性汙染物，則需要將多種汙染源的總致癌風險加總(US EPA, 2005)。

對於非致癌性汙染物與非基因毒性致癌性的汙染物，假設這些化學物質都具有安全劑量（濃度），但是鉛與臭氧可能是少數的例外(US EPA, 2005)，也就是只要總暴露劑量（濃度）低於這個安全劑量（濃度），代表在現有科學資訊與暴露情境下，暴露劑量應該不會造成健康危害。因此傳統上在非致癌物質的健康風險評估，就以計算危害商數為主。在暴露劑量的估算則根據 9-3 節估算平均每天暴露劑量(ADD)。將每個暴露途徑估算得到高端暴露劑量除以參考劑量或是參考濃度則會得到高端 HQ 值。如果利用蒙地卡羅模擬方法，將得到 ADD 的統計分布直接除以參考濃度或參考劑量，則得到該暴露途徑的 HQ 值的統計分布，取其 95%上限作為高端商數。

$$HQ = \frac{ADD}{RfD} \text{ 或是 } HQ = \frac{EC}{RfC}$$

RfD 與 RfC 分別代表一有害汙染物的參考劑量與參考濃度。

在非致癌風險評估中，一汙染源可能會排放多種有害汙染物，經由相同途徑暴露，基本上假設經由相同途徑暴露的有害汙染物的 HQ_i（代表的 i 種有害汙染物）是可加成，不考慮有害汙染物的健康效應與致病的作用模式。一般計算同一暴露途徑的 HQ_i 的總和得到一暴露途徑的危害指數（Hazard index; HI_j，考慮同一暴露途經 j）。如果經由多個途徑暴露多種的有害汙染物，則分別先算出每一途徑的 HI_j，接著將各途徑的 HI_j 相加得到總 HI，代表相同的受體，暴露於同一排放源排放多種有害汙染物、經多個途徑暴露的累積風險。如果有多個汙染物排放源排放多種汙染物，對相同暴露這些汙染物的受體，其累積風險為各汙染排放源的 HI 相加得到多種汙染源的總 HI。

另外估算 HQ 或是 HI 值時，需要考慮背景濃度，因為生物體或是人體系統無法分辨一有害汙染物是來自背景濃度、工廠或是燃燒設備排放。所以最好的方法，將背景濃度當作另一汙染排放源，因此在執行評估前，能夠掌握有害汙染物背景濃度資料，以便於評估背景有害汙染物的貢獻量。以農藥殘留管理為例，目前臺灣常設定一危害目標值(Target hazard level)，一般應該設小於 1。

如果總 HI 值低於設定危害目標值，代表汙染源排放的各種有害汙染物不大可能對受體造成健康危害。但萬一 HI 值高於此目標值，評估者應該找出是否有某一或幾個有害汙染物的 HQ_i 值高於這個值，這代表可能對受體會造成非致癌性健康危害。但是如果所有 HQ_i 值都低於設定的危害目標值，而是總 HI 值高於此目標值。這時候評估者應該詳細檢視每個 HQ_i，才能決定總 HI 值高於目標值是否代表可能會造成健康危害？主要原因是估算總 HI 值過程，作假設各種有害汙染物的 HQ_i 是可以相加，實際上不同有害汙染物的作用模式可能不同，作用的標的器官也不同，並經多種途徑暴露，其實不一定能相加，因此代表總 HI 值高估非致癌危害風險。這個時候建議針對具有相同作用模式或危害相同器官的有害汙染物，或因暴露途徑不同會造成不同的危害或是不同的作用模式，分別計算 HI 值。結果如有 HI 值高於設定目標值，建議不能排除會造成非致癌性的

健康危害。但是新估算的 HI 值仍都小於這個目標值，代表不大可能會造成健康危害(US EPA, 2005)。

　　針對急毒性危害商數(Acute hazard quotient; AHQ)用於評估短時間暴露有害汙染物造成嚴重的不良健康效應，主要是考慮經呼吸直接暴露可能造成的不良影響，而不考慮間接暴露造成的影響。因此建議使用一小時最高平均暴露濃度，包含氣態有害汙染物與微粒有害汙染物濃度計算之。

$\mathrm{AHQ_{inh}} = \dfrac{C_{acute}}{AIEC}$，$\mathrm{AHQ_{inh}}$ 代表經呼吸暴露的急性危害商數；C_{acute} 請參考 9-3 估算方程式，代表 1 小時最高平均氣態有害汙染物濃度＋1 小時最高平均微粒中有害汙染物濃度；AIEC 為有害汙染物急性暴露安全劑量(Acute inhalation exposure criteria)。

　　制定 AIEC 的目的希望能保護職場工作人員、服役軍人、一般大眾、與敏感族群，雖然說是希望從 15 分鐘到 24 小時內的短時間暴露，不會產生包含不舒服、中度的、嚴重到會威脅生命、與死亡等的各種不良健康效應。但是美國環保署的有害廢棄物燃燒設備健康風險評估規範，主要還是考慮 1 小時的暴露，才會建議空氣擴散模擬時特別模擬最高一小時的空氣有害汙染物濃度(US EPA, 2005)。但在國際上，並沒有一組織或單位制訂方法或估算所有有害汙染物的 AIEC，即使美國環保署的 IRIS 網站也只公告部分有害汙染物的 AIEC 資料，因此包括美國環保署在內的一些美國機構都採用分層方法(Hierarchical approach)制定 AIEC。

　　進行評估時，建議可以根據以下的優先順序搜尋與採用 AIEC：第一優先找美國環保署 IRIS 網站急性參考濃度(Acute RfCs)，如果在 IRIS 找不到評估汙染物的 Acute RfCs；第二優先找美國加州環保局(California Environmental Protection Agency; Cal/EPA)的急性參考濃度(Acute RELs)，代表暴露在這個濃度或是低於這個濃度下，一般民眾包含敏感族群不會有不良健康效應，網址為http://www.oehha.ca.gov/air/pdf/acuterel.pdf。如果在 Cal/EPA 找不到評估汙染物的 Acute RELs，請到這個網址 http://www.epa.gov/oppt/aegl/，找急性呼吸暴露規範濃度(Acute Inhalation Exposure Guidelines; AEGL-1) ，AEGL-1 定義為暴露超過這個濃度下，一般民眾含敏感族群預期會有明顯的不舒服、刺激、沒有症

狀、與非感官的效應,這些為短暫的效應。如果這個網站找不到評估汙染物的 AEGL-1,再請到這個網站 http://www.bnl.gov/emergencyservices,找程度一緊急計畫規範濃度(Level 1 emergency planning guidelines; ERPG-1),在這個濃度下為時 1 小時暴露,一般民眾含敏感族群可能有中度短暫的不良健康效應或是聞到特定的味道外,而不會產生其他不良健康效應。如果再找不到評估汙染物的 ERPG-1,請到 http://orise.orau.gov/emi/scapa/files/ Method_for_deriving_ TEELs.pdf 網站,找暫時緊急暴露限值(Temporary emergency exposure limits; TEEL-1),代表暴露在這個濃度下,一般民眾含敏感族群可能產生中度短暫的不良健康效應或是聞到特定的味道外,而不會產生其他不良健康效應。如果評估汙染物再找不到 TEEL-1,最後到 http://www.epa.gov/oppt/aegl/網站找 AEGL-2,代表一般民眾包含敏感族群只要暴露超過這個濃度,就會產生無法恢復的不良健康效應,甚至會影響生存的能力。一般除了評估的汙染物找不到 ERPG-1 與 TEEL-1,才可以使用 AEGL-2。根據定義,可預期 AEGL-2 比 ERPG-1 與 TEEL-1 寬鬆,所以才有優先選用 ERPG-1 與 TEEL-1 的作法。

9-5 風險的不確定性與限制

在臺灣新投資案在執行環評與的健康風險評估時,投資案尚未動土,所以執行評估的過程一定面臨許多資料不足的狀況,需要在評估的每個步驟作許多的假設。如排放的有害汙染物與其排放量,有害汙染物的傳輸與宿命、數學模式、暴露情境、場址附近環境與土地利用現狀與未來規劃,受體的分布與敏感族群、暴露因子、有害物質對人群健康的不良效應、投資規劃與興建完工運轉後的變異、與時空的變異等等。所以本質上評估的風險必含有許多不確定性,因此在評估的過程盡量採用比較保守的假設,也就是合理的高估風險的假設。雖然採用評估高端風險方法,仍然不清楚保守或是高估的程度,因此需要作系統性的不確定性分析,幫助風險評估者、管理者、溝通者、與關切者了解評估結果代表的意義。

一般而言(回顧在第七章風險特性化的部分內容),不確定性可以分為變異性(Variability)與不確定性(Uncertainty),前者指的如人群體重與易感性間的差

異，這是人群本質上既存的事實，因此變異性是不可能藉由投入更多資源作研究可以改變或降低。後者指的是因資料不足或缺乏致病機制的不確定性，如對某些有害汙染物造成不良健康效應的機制不了解，可能因過去缺乏系統性與深入研究，藉由投入資源作研究應改可以改善；又如數據不完整，那投入資源收集數據，將可以改善以降低的不確定性，因此不確定性可以藉由投入資源作研究而改善。這就是在 1994 年，美國國家科學院出版《風險評估中的判斷與科學 (Sciences and Judgments in Risk Assessment)》一書(NRC, 1994)，將風險評估定義為一持續改善的過程(A continuous improving process)。其意義在於執行風險評估過程需要作好不確定性分析，甚至執行敏感度分析，針對可以改善的不確定性，應該投入資源回頭作研究與收集更完整的數據。等關鍵資料證據出現後，應該重新執行風險評估，如此就可以降低風險評估的不確定性，改善風險評估的品質，進而可以改善溝通的效率與政策的品質。當然在資源有限的情況下，可以針對對風險影響大（敏感度高）的不確定因素，先進行研究與改善，如此就可以獲得相當高的成本效益。

不確定性分類依分析的重點而有所不同，像執行暴露評估時，就常將不確定性分為參數不確定性、情境不確定性、與模式不確定。如從整體風險評估與分析來分類，可以分為變數的不確定性(Variable uncertainty)、模式不確定性、決策法則的不確定性(Decision-rule uncertainty)、與變異性(Variability) (Finkel, 1990; US EPA, 1999)。雖然不確定性分類不同，但都包含定量與定性的不確定性。

在暴露評估變數的不確定性與模式不確定性，涵蓋參數、情境、與模式不確定性。但就整個健康風險評估過程而言，變數不確定性包含數據與參數的不確定性，前者有採樣代表性、樣本分析的誤差、與環境時空變異對樣本的影響等。而參數不確定性也包含數據不確定性與參數本身的不確定性，許多參數需要經由估算得到，因此需要作一些假設，甚至利用模式估算。模式不確定性，如在評估過程中利用動物模式評估汙染物對人體健康的影響，隱含著物種間作用模式相關性與易感性差異的不確定性；劑量效應關係以估算致癌係數與參考劑量，各種模式的差異與利用不同方法評估的不確定性，高低劑量外插與物種外插的不確定性；利用數學模式模擬汙染物在環境中的傳輸，利用空氣擴散模

式模擬汙染物在大氣中的濃度與沉降量，接著用多介質模式模擬汙染物在各種介質中的傳輸分布。這些模式都有相當的複雜性，但是缺乏足夠的數據作模式的驗證，電腦模擬簡化這些模式，隱含許多的不確定性。因此建議在健康風險評估報告，需要系統性的作不確定性分析，參考美國環保署有害廢棄物燃燒設備風險評估規範的附錄 C，系統性在評估過程中的每個步驟與模式用列表方式描述不確定性(US EPA, 2005)。

決策法則不確定性為風險分析過程的不確定性，關係到政策與法規制定，應該是風險管理者（決策者）最關切的事項。評估過程的不確定性，如半揮發性有機汙染物，容易在環境中與食物鏈中累積，飲食為重要的暴露途徑；使用相關單位公告的預定暴露因子，如呼吸量、食物攝取量、體重、與暴露期間等；使用美國環保署公告的致癌係數與參考劑量。這些不確定性包含情境與定性的不確定性，但重要的是在評估過程選用合理高估風險的暴露因子與相關的係數，作為決策的基礎，以確保政策能維護民眾的健康。另外與決策相關的不確定性包含執行成本效益分析(Cost-benefit analysis)、技術可行性、與平衡社會關切的可接受風險等。

在執行風險評估過程中，常常遇到數據不足或是缺乏資訊，為順利完成風險評估，只好根據現有的科學資料，作合理高估風險（或是保守）的假設。因此對這種因素很難定量描述不確定性，但可以根據專業判斷作適當描述。另外是使用一些數學統計模式進行評估時，在建構模式的假設與評估的情境可能不完全符合，這時候使用模式帶來的不確定性，也很難用定量方式呈現。建議可以參考參考美國環保署有害廢棄物燃燒設備風險評估規範的附錄 C，用列表方式描述評估過程所作的假設，並說明假設的合理科學依據，與對評估結果影響(US EPA, 2005)。

定量的不確定性分析，如果能收集這些影響因素的範圍，那是可以使用類似機率評估方式(Probabilistic assessment)作定量不確定性分析，這個作法和Finkel 建議的六個步驟非常類似(Finkel, 1990)。將估算劑量與風險的方程式中的參數，帶入一個適當的統計分布，執行蒙地卡羅估算 (Monte Carlo simulation)。問題在於這個運算過程，只能考慮暴露因子與汙染物濃度或介質中汙染物含量的變異與不確定性的影響，甚至考慮暴露因子變異性的可能性最

高。根據現有的暴露因子資料庫主要呈現的還是暴露因子的變異性，不易呈現暴露因子的不確定性。除非在執行機率評估之前，指定每個變數或參數的統計分布時，應該詳加說明每個變數或參數的不確定性與變異性。

　　每分健康風險評都一定會含相當的不確定性，要如何呈現這些不確定性呢？建議可以根據鑑定有害汙染物與其排放量、數學模式模擬、暴露評估、劑量效應評估、與風險特性化的每個段落，在每個階段用列表方式呈現不確定性因素，或是在整個風險特性化之後用列表方式，以完整的呈現每個階段的不確定性。在這個表中列出每個假設，與作每個假設的合理科學證據，說明假設對評估結果的影響將是高估或低估風險、或是對結果影響的大小，如高、中、低。這些不確定性分析，將有助於關心的民眾與決策者總結一份健康風險評估結果，了解保護民眾健康的程度，有助於其他執行風險評估者了解如何執行不確定性分析。進一步詳細了解與探討環境健康風險評估的不確定性與限制，請參考，請參考美國環保署有害廢棄物燃燒設備風險評估規範的附錄 A、B、C (US EPA, 2005)。

　　簡單就以空氣擴散模式與評估急毒性危害風險作例子說明：首先空氣擴散模式預測的準確性，將受限於描述大氣傳輸與汙染物沉降模式的運算能力與輸入數據的準確性與正確性。例如實際上空氣汙染源的排放量與氣候條件會隨時間改變，空氣擴散模擬結果就會有兩種不確定性，本質不確定性就是假設輸入的資料都正確下，模擬的大氣汙染物濃度的變異；不確定性可分為可降低的不確定性，與受模式與輸入數據影響的不確定性。因此即使選擇使用適當的模式與輸入準確的資料，模擬結果仍會帶有本質的不確定性。另外就是評估急毒性危害風險，在估算急毒性危害商數(AHQ)時，可能面臨的不確定性有估算特定有害汙染物的急性呼吸暴露濃度標準(AIEC)，包含保護對象、暴露期間、與毒性效應，可導到高估或低估產生不良健康效應的風險。最大的不確定性在於用以模擬估算直接呼吸暴露濃度，包含投資案特定的汙染物排放量(Q)、模擬的氣態汙染物濃度(C_v)、與在微粒中汙染物濃度(C_p)。

總結

　　本章主要是以國內投資案在執行環境影響評估過程中，執行環境健康風險評估為例，說明健康風險評估在評估環境汙染物潛在對人體健康影響的應用。民眾關心環境汙染問題，最關心的還是汙染物對健康影響程度。這也是國際上許多國家的環保單位與國際環保組織逐漸廣泛以環境健康風險評估作為政策決策的工具的原因。因此專業評估的重要性自不待言，所謂專業評估，除能根據評估流程逐步作好評估外，一定要能詳細說明為順利完成評估，在評估的每一階段做哪些假設與選擇科學資訊。最後怎麼做不確定性分析，定量的分析可以用類似機率評估方法。定性的不確定性分析建議可以用列表方式逐一說明，說明假設或選用的科學資料與模式，並說明假設的科學合理性，與數據和模式對評估結果的影響，究竟是高估或低風險？這些資訊對風險管理者、風險溝通者、與關切投資案的民眾非常重要，將有助於制定妥善維護民眾健康的政策，改善風險溝通的效率。

一、問答題

1. 臺灣環保署公告的健康風險評估技術規範參考美國環保署有害廢棄物燃燒
    設備規範,規範中是否需要補強之處?如果有應該是哪些方面?

2. 根據臺灣環保署公告的健康風險評估技術規範,新投資案的哪些化學物質
    可能需要執行健康風險評估呢?要如何鑑定確認呢?不確定性分析要如何
    執行呢?

3. 參考美國環保署有害廢棄物燃燒設備規範,對背景汙染物是否應該納入評
    估呢?如要評估,應該如何執行評估呢?

4. 針對不確性分析,如何分別執行定量與定性的分析?

5. 評估急毒性危害風險過程,應該怎麼選擇急性呼吸暴露濃度(AIEC)限值
    呢?並說明其不確定性。

二、選擇題

1. 參考美國環保署有害廢棄物燃燒設備規範,不考慮以下哪個暴露情境?(A)
    評估範圍內的農夫　(B)評估範圍內的漁夫　(C)評估範圍內的居民　(D)急
    性間接暴露風險　(E)急性直接暴露風險。

2. 在做空氣擴散模擬時,下列哪個敘述不正確?(A)需要針對評估範圍內的敏
    感族群所在的網格模擬　(B)針對致癌物質,根據過去 5 年氣象資料模擬最
    高年平均乾與濕沉降量　(C)模擬範圍半徑可以 5~10 公里,如有水域範圍可
    以更大　(D)對急毒性危害評估,根據過 5 年的氣象資料模擬最高每小時的
    平均乾與濕沉降量　(E)對急毒性危害評估,根據過 5 年的氣象資料模擬最
    高每小時的平均空氣中氣態汙染物濃度。

3. 風險特性化對風險管理者非常重,下列何者為誤?(A)風險特性化最重要的
    是提供估算的風險值,決策者就根據這個數值作決策　(B)風險特性化應將
    呈現出評估每個過程所含的不確定性給決策者參考　(C)風險特性化作不確

定分析，以作為後續調查研究以作為未來在重新執行風險評估的依據　(D)不確定性分析可以分為定性與定量兩種　(E)定量的不確定分析常常受限於數據，常常只針對暴露因子作定量不確定性分析。

4. 評估汙染物排放量常常受限於現有數據，下列敘述何者為誤？(A)可以根據實測數據，但是應注意其不確定性　(B)如果數據不足，可以參考美國環保署公告的排放係數　(C)設備元件的逸散排放量相對於煙囪排放量低很多，可以忽略不計　(D)質量平衡法亦可以用於估算排放量　(E)亦可以根據最大設計產能作理論估算。

5. 估算風險時，下列何者為誤？(A)估算非致癌性汙染物的危害指數(HI)值時，不需要考慮該汙染物的背景濃度　(B)針對基因毒性與致癌性汙染物，先估算每一暴露途徑風險，再將不同暴露途徑風險加總　(C)評估急毒性危害風險時，並不考慮間接暴露途徑　(D)估算危害指數時，基本假設是所有非致癌性汙染物都具有可加成性，也就是有汙染物的 HI 值可以相加　(E)評估非基因毒性與致癌性汙染物風險時，背景汙染物濃度可以視為一汙染源加以評估。

三、是非題

1. 在執行健康風險評估的每一步驟，都會面臨資料不足甚至完全缺乏的情況，為順利執行，評估者可以判斷作一些假設以順利完成評估。

2. 執行非致癌效應的風險評估時，可以根據排放資料，與場址當地過去 5 年氣象資料，利用空氣擴散模式模擬每年平均最高氣態汙染物濃度，計算經直接呼吸暴露的危害商數，如果危害商數小於一代表對場址附近居民不會造成健康危害。

3. 針對一投資案，執行其特定場址健康風險評估為一非常複雜的過程，為幫助決策者了解，應該簡化評估報告，將評估的風險數值報告給決策者既可。

4. 執行半揮發性有機汙染物與重金屬汙染物的評估過程，利用空氣擴散模式模擬空氣中微粒的汙染物濃度，對整個評估結果將有相當大的影響。

5. 執行急毒性危害風險評估，需要考慮異常排放的最高排放量，並根據過去 5 年的氣象條件，模擬平均每小時的氣態汙染物與懸浮微粒含汙染物濃度，作為估算的基礎。

臺灣環保署健康風險評估技術規範。

Cangialosi, F., Intini, G., Liberti, L., Notarnicola, M., Stellacci, P. (2008). *Health risk assessment of air emissions from a municipal solid waste incineration plant: A case study.* Waste Management 28: 885–895.

de Titto, E., & Savino, A. (2019). Environmental and health risks related to waste incineration. *Waste Management Research, 37*(10), 976-986.

Finkel, A. M. (1990). *Confronting uncertainty in risk management. A guide for decision-makers.* Center for risk management resources for the future.

Price, P. S., Su, S. H., Harrington, J. R., & Keenan, R. E. (1996). Uncertainty and variation in indirect exposure assessments: an analysis of exposure to tetrachlorodibenzo-p-dioxin from a beef consumption pathway. *Risk Analysis, 16*(2), 263-77.

US EPA (1999). *OAQPS economic analysis resource document, section 8.4 addressing uncertainty.* Retrieved from http://www.epa.gov/ttn/ecas/econdata/ Rmanual2/index.html.

US EPA (2005). *Human health risk assessment protocol for hazardous waste combustion facilities.* Office of Solid Waste and Emergency Response, Environmental Protection Agency.

US EPA (1995). Complication of air quality pollutant emission factors (5th ed.). *Office of air quality planning and standards and office of air and radiation.* Environmental Protection Agency.

Wang, Y. H., Wu, C. F., Liu, C. C., Hsieh, T. J., Tsai, Y. C., Wu, M. T., Chen, C. C. (2020). A probabilistic approach for benchmark dose of melamine exposure for a marker of early renal dysfunction in patients with calcium urolithiasis. *Ecotoxicology and Environmental Safety, 1*(200), 110741. doi: 10.1016/j.ecoenv.2020.110741.

New Wun Ching Developmental Publishing Co., Ltd.

New Age · New Choice · The Best Selected Educational Publications — NEW WCDP

新文京開發出版股份有限公司

NEW
WCDP

新世紀‧新視野‧新文京 — 精選教科書‧考試用書‧專業參考書